全国医药职业院校行动导向模式教材

药物化学应用技术

中国职业技术教育学会医药专业委员会　组织编写

李玉华　主编

化学工业出版社

·北京·

本教材由中国职业技术教育学会医药专业委员会组织编写。本书内容打破以知识传授为特征的传统学科模式，转变为以任务引领为主体的课程模式，通过开展200余个活动，完成近80项任务，达到培养学生职业能力的要求。学生通过阅读案例和学习材料，网络知识学习，开展丰富多彩的活动，完成给予的学习任务书。使学生能认识到药物化学知识和技能对药品生产、药品检验、药品调配制剂、药品流通和药品使用等药学岗位的重要性，主动学习掌握药物化学方面的知识和技能，完成本专业相关岗位的工作任务，树立诚信、质量第一和安全工作的意识，为发展学生职业能力奠定良好的基础。

本教材适用于医药职业院校药剂、药品检验、化学制药、药学等专业学生使用。

图书在版编目（CIP）数据

药物化学应用技术/中国职业技术教育学会医药专业委员会组织编写．李玉华主编．—北京：化学工业出版社，2013.8（2022.9重印）
（全国医药职业院校行动导向模式教材）
ISBN 978-7-122-18053-7

Ⅰ.①药…　Ⅱ.①中…②李…　Ⅲ.①药物化学-高等职业教育-教材　Ⅳ.①R914

中国版本图书馆CIP数据核字（2013）第171483号

责任编辑：陈燕杰　余晓捷　孙小芳　　文字编辑：焦欣渝
责任校对：宋　玮　　装帧设计：关　飞

出版发行：化学工业出版社（北京市东城区青年湖南街13号　邮政编码100011）
印　　装：天津盛通数码科技有限公司
787mm×1092mm　1/16　印张17½　字数458千字　2022年9月北京第2版第7次印刷

购书咨询：010-64518888　　售后服务：010-64518899
网　　址：http://www.cip.com.cn
凡购买本书，如有缺损质量问题，本社销售中心负责调换。

定　　价：36.00元

本书编写人员

主　　编　李玉华

副 主 编　伍利锋

编写人员（按姓名笔画排序）

伍利锋（广州市医药职业学校）

孙若兰（上海市医药学校）

孙晓峥（山东医药技师学院）

李元元（河南省医药学校）

李玉华（河南省医药学校）

杨怀瑾（南京市莫愁中等专业学校）

陈永惠（河南省医药学校）

张万隆（北京卫生学校）

主　　审　牛四清

前　言

"药物化学"课程是医药职业院校药物制剂专业、药品检验专业、化学制药专业、药学专业的主干课程，其任务是使学生具备各类药学专业初、中级专门人才所必需的药物化学知识。通过本课程的学习，使学生熟知各类药物结构特点、性质、制备、作用靶点、临床用途等，以及药物在体内体外变化规律，这些变化对机体的影响，对调配制剂、药品运输贮存的影响等，培养学生的药品生产、药品检验、药品贮存与养护、药品质量控制、药品使用等岗位上的知识和技能，使之具有良好的职业道德和药品质量意识，从而将其塑造成一名合格的"药学人"。本课程是在药学各专业学生有一定的化学、生物、药理等课程的知识和技能的基础上开设，也是一门药学实际应用课程。

1. 编写思路

本教材编写打破以知识传授为主要特征的传统学科课程模式，转变为以任务引领型课程为主体的课程模式，让学生通过丰富多彩的活动完成具体项目来构建相关理论知识。本教材编写采取以学生为主体参与教学过程，教师引导、启发的行动导向教学模式，根据职业学校学生的学习特点，科学设计教学过程，培养学生的合作、协作能力，充分开发学生的发散思维和创新能力，并发展职业能力。

(1) 本教材的学习项目是以药品临床使用类型为线索来设计的，项目选取的基本依据是本门课程所涉及的工作领域和工作任务范围，内容紧紧围绕药学专业各岗位对药学人才要求的知识和技能来展开；以工作任务为中心整合各任务的知识和技能点，突出岗位应用性；以活动为载体，将知识和技能通过学生活动，在做中学、学中做，从而掌握知识和技能；同时，通过活动，培养学生的沟通协调能力、语言表达能力、团队精神等。其编排依据是相关专业所特有的工作任务逻辑关系，而不是知识关系。

(2) 本教材的主要任务目标是通过组织企业专家研讨，结合岗位工作实际提出的。主要包括，理解各类药品的结构与药理作用之间的关系，与性质之间的关系，与体内体外变化之间的关系，与毒副作用之间的关系等。使学生能正确地认识药物，胜任药物生产岗位、调配制剂岗位、药品检验岗位、药品流通各岗位和药品使用岗位对药物知识和技能的要求，从而保证药品生产质量、贮存养护质量、药品检验质量和指导患者合理用药、安全用药。

(3) 本课程的职业能力培养目标是具有药物制剂工、化学制药合成工、药物分析检验工、药品贮存养护工、药品购销员、药师所要求的职业道德；掌握各类药物的结构、名称、性质、制备技术、检验技术等；掌握各类药物的体内体外变化规律，及变化过程中产生的物质对机体的作用等；掌握各类药物的药理作用与药物结构之间的关系；掌握各类药物的毒副作用与结构之间的关系；了解药物的研制开发技术。

2. 课程框架

本教材共包括十四个学习项目。通过开展200余个活动，完成约80个任务，达到培养学生职业能力的要求。通过项目驱动和任务引领，使学生通过阅读案例、学习材料、网络知识学习，开展丰富多彩的活动，完成学习任务书，能认识到药物化学知识和技能对药品生产、药品检验、药品调配制剂、药品流通和药品使用等药学岗位的重要性，主动学习掌握药物化学知识和技能，完成本专业相关岗位的工作任务，同时培养学生具有诚实、守信、遵守法规、善于沟通和合作的品质，树立诚信、质量第一和安全工作的意识，为发展学生各专业方向的职业能力奠定良好的基础。

3. 实施建议

在教学过程中，应立足于将药物化学的知识和技能同药学工作岗位要求相一致，融合一体，学以致用。本课程教学的关键是在教学过程中，教师要具有现代职业教育教学理念，采用项目化教学、任务驱动教学、模拟教学、场景教学、案例教学等行动导向的教学方法，始终贯彻以学生为主体，教师为学生提供丰富多彩的学习资源的教学观点。通过活动的开展、任务书的完成，使学生在"做"与"学"的过程中掌握药物化学知识和技能，胜任药物生产岗位、药物检验岗位、药物调配制剂岗位、药品流通岗位和药品使用岗位工作，提高学生的综合职业能力、遵守法规和保证产品质量的意识，并能指导患者安全、合理用药。

在教学过程中，要应用多媒体课件、实物样本、情景教学等教学资源辅助教学，帮助学生理解药物化学的知识和技能。

本教材建议课时：项目一为4学时，项目二为12学时，项目三为10学时，项目四为4学时，项目五为6学时，项目六为12学时，项目七为8学时，项目八为8学时，项目九为6学时，项目十为12学时，项目十一为6学时，项目十二为6学时，项目十三为6学时，项目十四为4学时。拓展学习、自主学习内容根据专业特点而定。各项目学时也可根据不同专业和各学校实际情况灵活调整。

本教材编写过程中，聘请了一线的药学专家对教材编写内容进行了研讨并给予指导，参考并融入了有关职业教育的新理念与新思路。

本教材编者均为执业药师或药品生产、经营企业的高级工程师、工程师或药师等，有丰富的药品知识和技能，并长期从事药学专业教学工作。

具体编写分工如下：李玉华编写项目一、项目七；陈永惠编写项目十三；伍利锋编写项目二；孙若兰编写项目四、项目五；杨怀瑾编写项目六、项目八；孙晓峥编写项目十一、项目十二；张万隆编写项目十、项目十四；李元元编写项目三、项目九。河南辅仁药业开封制药集团副总工程师牛四清和开封豫东医药公司总经理于洪绍给予本书实践上的指导，在此表示感谢。在全书编写过程中，李玉华进行了资料搜集与整理工作，统筹全稿。

由于编者水平有限，时间仓促，因此，教材中难免有疏漏和不当之处，恳请各位专家、学校师生及广大读者批评指正。

编　者

2013年3月

目 录

项目一 认识药物化学

项目说明

本项目共完成两个学习任务，主要通过学生分组进行学习、讨论、实践、教师指导等活动，理解并熟悉药物化学的基本概念、研究内容和任务，学习药物化学的用途。通过对药品质量及标准和药物名称的学习，使同学们具有良好的质量意识，帮助学生很好地认识药物化学及学习药物化学的重要性。

任务一 药物化学的涵义

任务目标 1. 理解药物化学的概念
2. 熟知药物化学研究的内容和任务
3. 熟知药物的体内作用过程

实施过程 1. 学生分组讨论药物化学的概念和内容
2. 学生分组学习药物体内过程的有关知识
3. 教师指导，归纳总结
4. 学生完成任务书

教学准备 1. 教师准备任务书及相关学习资料
2. 学生利用学习资料或网络平台了解药物化学的相关知识

任务书

序号	任务	完成过程说明	成果展示
1	药物化学的概念		
2	药物化学研究的内容		
3	学习药物化学的必要性		
4	药物的体内作用过程,影响药物作用的因素		

完成本任务的学习后，填写上述任务书，并以小组为单位及时交送老师。

活动1 了解药物化学研究内容和任务

案例

【1-1】

(1) 解热镇痛药阿司匹林对胃肠道有刺激性，将羧基成酯得到新的药物贝诺酯，对胃肠道几乎无刺激性，特别适合老年人和儿童服用。

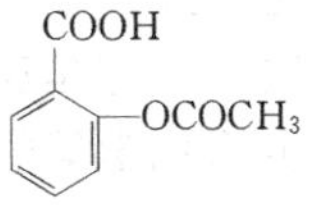

COOH, $OCOCH_3$

阿司匹林

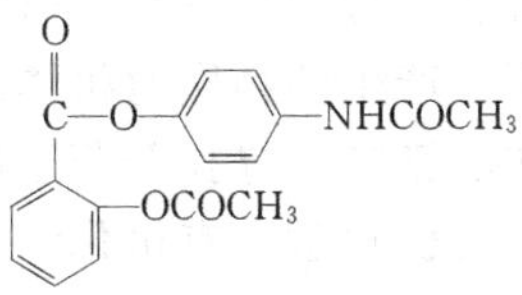

O, C—O, $NHCOCH_3$, $OCOCH_3$

贝诺酯

（2）美国开发新大陆期间，从遥远的非洲贩卖黑人到美国，路途遥远，黑人又累又饿，途中就嚼食古柯植物的叶子充饥止渴，顿觉精神振奋，疲劳解除。药物学家从古柯植物中提取得到古柯碱，对其进行结构改造得到较好的局麻药普鲁卡因，研究普鲁卡因结构得到利多卡因、布比卡因等。

H_3C—N　$COOCH_3$　$OOCC_6H_5$　H

可卡因（古柯碱）

H_2N—⟨苯环⟩—$COOCH_2CH_2N(C_2H_5)_2$

普鲁卡因

（3）解热镇痛药对乙酰氨基酚超剂量服用造成肝坏死，经研究对乙酰氨基酚的体内代谢，发现对乙酰氨基酚部分代谢为 *N*-乙酰亚胺醌，后者与肝蛋白结合具有毒性。

HO—⟨苯环⟩—$NHCOCH_3$

对乙酰氨基酚

O═⟨环⟩═$NCOCH_3$

N-乙酰亚胺醌

（4）一中年男子带约 8 岁男孩到某药店买药，中年男子点名购买氟哌酸给 8 岁男孩服用治疗拉肚子。药店营业员耐心解释，生长发育期的小孩，不能服用氟哌酸，并推荐药物盐酸小檗碱给其服用。

（5）国家执业药师考试药学专业二考试科目包括药剂学和药物化学。药学专业技术人员职称晋升考试必考药物化学。

议一议

根据以上案例和网络上有关药物化学知识，完成表 1-1。

表 1-1　认识药物化学学习讨论表

讨论主题	讨论结果
阅读案例，你有哪些启发？	
药物化学研究的对象是什么？	
药物化学研究的内容包括什么？	
学习药物化学的目的是什么？	
学习药物化学有哪些用途？	

学习材料

药物化学研究的内容和任务

药物是指对疾病具有预防、治疗、缓解、诊断作用；或用于调节人体生理功能、提高生活质量、保持身体健康的特殊物质。根据药物来源和性质的不同，可以分为天然药物（中药）、化学药物（含生物药物）等。临床使用的药物很大一部分是通过化学合成或生物合成的方法得到，既具有药物的功效、又具有确切的化学组成与化学结构的化合物，即化学药物。

药物化学是以化学药物作为其研究对象，研究的内容是：基于生物学科揭示药物作用靶点，参考内源性配体或已知活性结构的特征，设计新的活性化合物；研究化学药物的化学结构、理化性质、制备方法、构效关系等；研究化学药物在体内的相互作用方式，在体内的变化规律，以及变化过程中产生的物质对机体的影响；研究化学药物在调剂及贮存中的化学变化，产生的物质对人体的影响；寻找新药生产的途径和方法等。它是属于应用化学的范畴。

药物化学是建立在无机化学、有机化学、分析化学、生物化学等学科的基础上，同时又与生命科学（包括解剖学、生理学、药理学等）学科密切相关，涉及的范围较广，是一门综合性学科。

药物化学的主要任务：一是对现有药物进行结构修饰或结构改造，优化创造出疗效好、毒副作用小的新药，以获得药物使用的有效性、安全性；二是不断探索研究开发新的具有活性的化学实体，创造新的具有价值的药物；三是研究药物的理化性质、变化规律、杂质来源和体内代谢等，对药物检验、剂型设计和合理用药提供支持。对职业学校的学生来说，学好药物化学为能胜任制药技术岗位和药学技术岗位提供必要的药学专业知识和技能。

做一做

通过以上案例和学习材料，完成表1-2。

表1-2　药物化学研究的内容和任务学习讨论表

讨论主题	讨论结果
什么是药物化学？	
药物化学的任务有哪些？	
你学习药物化学有用吗？有哪些用途？	

活动2　熟知药物的化学结构与药效的关系

议一议

当患病的时候，用药途径有哪些？药物是如何发挥药效的呢？请同学们讨论一下，完成表1-3。

表1-3　药物作用讨论表

讨论主题	讨论结果
用药途径有哪些？	
口服用药时，药物在体内是如何转运的？	
水溶性的药物易吸收转运，还是油溶性的药物易吸收转运？	

学习材料

影响药物产生作用的因素

影响药物产生作用的主要因素有两个方面：药物与受体的作用和药物到达作用部位的浓度。

1. 药物的油水分配系数

药物进入体内，首先要吸收、转运，进入血液。药物在转运过程中，必须通过各种生物膜，才能到达作用部位或受体部位。如口服抗菌药，需先通过胃肠道吸收，进入血液，再穿透细菌的细胞膜，才能抑制或杀灭细菌。

药物到达作用部位的有效浓度是药物发挥作用的基本条件。药物的吸收、转运等与药物的理化性质有密切的关系。一般来说，对药效影响最大的理化性质有三点：药物的溶解度、油水分配系数和解离度。

对药物的吸收、转运等来说，脂溶性大的药物易透过各种生物膜，易于吸收转运等，这样的药物吸收快、转运快、起效快、中枢作用强。但不能认为药物脂溶性越大，作用就越好，只有具有合适的脂溶性，药物才具有最佳的药效，如作用于中枢神经系统的药物，需要通过血脑屏障，应具有较大的脂溶性，吸入性全身麻醉药 $\lg P$ 约等于2具有最佳药效。药物脂溶性的大小，用油水分配系数（P 或 $\lg P$）来表示，P 值越大表明化合物的脂溶性越大。

药物化学结构中引入亲水性基团如羟基、羧基、氨基、磺酸基和巯基等，可使药物的水溶性增加；药物的化学结构中引入亲脂性基团如烃基、卤原子、酯键、酰胺键和醚键等，可使药物的脂溶性增加。

药物的油水分配系数（P）是指药物在脂溶性溶剂正辛醇中的溶解能力和在水中的溶解能力的比值。

2. 药物的解离常数

药物的解离度对药物的作用有很重要的影响，临床上使用的药物多为弱酸或弱碱，在体液（pH7.4）中，药物分子发生部分解离，离子型与分子型药物同时存在。表 1-4 给出了巴比妥类药物在体内的离子型和分子型情况。

表 1-4 常用的巴比妥类药物 pK_a 与未解离比例

项目	巴比妥酸	苯巴比妥	戊巴比妥	海索比妥
pK_a	4.12	7.4	8.0	8.4
未解离比例/%	0.05	50	79.92	90.91

药物以分子型通过细胞膜，在膜内的水介质中解离成离子型，再与受体结合，产生药理作用。因此，药物应具有适当的解离度，才能使药物具有最佳药效。在研究巴比妥类药物时发现，巴比妥酸在体液（pH7.4）中几乎百分之百地解离成离子型，不能透过血脑屏障，所以无活性。苯巴比妥在体液（pH7.4）中，有近 50%以分子型存在，能透过血脑屏障，到达中枢，具有较佳的活性。

由于体内不同部位的 pH 值情况不同，会影响药物的解离程度，使解离常数发生变化。如口服药物通过胃肠道吸收，阿司匹林等弱酸性药物在酸性（pH1.4）的胃环境中，解离度小，主要以分子型存在，易透过胃黏膜被吸收；弱碱性药物如麻黄碱等，在碱性（pH8.4）的肠道环境中，主要以分子型存在，易被吸收；季铵盐类药物和磺酸类药物极性大，脂溶性低，在胃肠道吸收不完全，更不易透过血脑屏障。

药物的解离度常用解离常数 pK_a 表示。pK_a 值越大，表明药物以分子型存在越多，药物也越容易被吸收转运；pK_a 越小，表明药物以离子型存在越多，药物也越不易被吸收转运。具有合适的 pK_a 值，药物才具有最佳药效。

3. 药物到达作用部位的结合

药物到达作用部位后，与作用部位的结合有如下几种情况：一是药物与受体结合，激动或拮抗受体，产生生理效应（药物作用）；二是药物与酶结合，激活或抑制酶的活性，产生生理效应（药物作用）；三是药物与离子通道结合，拮抗离子的转运，产生生理效应（药物作用）；四是药物通过干扰核糖核酸等的代谢，产生生理效应（药物作用）等。

药物与作用部位的结合依赖于药物特定的化学结构，称为药效团，这种药物结构与药效的关系，称为构效关系。

做一做

通过以上学习材料和网络上有关影响药物作用因素知识，完成表 1-5。

表 1-5 影响药物作用因素学习讨论表

讨论主题	讨论结果
药物是如何吸收转运的？	
药物到达作用部位是如何产生药效的？	
$\lg P$ 和 pK_a 值有何意义？	
阿司匹林为什么在胃中易吸收？如何合理使用阿司匹林？	

活动3　汇报展示学习成果

通过学生分组讨论、学习活动1和活动2的内容和网络上关于药物化学、影响药物作用因素的相关知识，教师巡回指导，每组均完成任务书。每组选出代表讲述任务书完成情况，并展示小组成果，教师点评，给予鼓励，并对学习过程、学习成果进行评价和考核。

任务二　药物的名称和药品的质量及标准

任务目标　1. 理解药物名称及命名原则

2. 熟知药物的质量及控制质量的标准

3. 了解药物化学的发展

实施过程　1. 学生分组讨论药物化学的名称和药品的质量及标准

2. 学生分组学习药物的名称和药品质量及标准的有关知识

3. 教师指导，归纳总结

4. 学生完成任务书

教学准备　1. 教师准备任务书及相关学习资料

2. 学生利用学习资料或网络平台了解药物名称、药物质量及标准的相关知识

任务书

序号	任务	完成过程说明	成果展示
1	药品名称的种类		
2	我国药品名称多而复杂的原因		
3	药品的质量涵义		
4	药品的杂质来源控制的方法		
5	控制质量的标准		
6	如何保证药品质量		

完成本任务的学习后，填写上述任务书，并以小组为单位及时交送老师。

活动1　学习药物的名称

案例

【1-2】

阿司匹林的中文名称：醋柳酸、乙酰水杨酸、巴米尔、力爽、塞宁、东青等。

阿司匹林的英文名称：Aspirin、Acenterine、Acetard等。

阿司匹林的化学名称：2-(乙酰氧基)苯甲酸，2-ethanoylhydroxybenzoic acid。

议一议

通过以上学习材料和网络上有关药物名称知识，完成表1-6。

表1-6　药物名称学习讨论表

讨论主题	讨论结果
阿司匹林有哪些名称？	
每个药物有几种名称？	
上网查一查，青霉素的药名有什么？	

学习材料

药物的名称

药物的名称包括药物的通用名、化学名称及商品名。

1. 通用名

药物的通用名多采用世界卫生组织推荐使用的国际非专利药品名称（INN），它是新药开发者在新药申请时向政府主管部门提出的正式名称，不能取得专利及行政保护，任何该产品的生产者都可使用的名称，也是文献、教材及资料中以及在药品说明书中标明的有效成分的名称。

国家药典委员会制定并编写的《中国药品通用名称》（CADN）是中国药品命名的依据，也是我国药典收载的药物名称。它基本上以 INN 为命名依据，结合我国具体情况而制定。

《中国药品通用名称》（CADN）的规则主要包括以下方面：

① CADN 的中文名尽量与英文名对应，以英译为主，长音节可简缩，且顺口。例如 Amitriptyline，其中“-triptyline”的中文译名为“-替林”，整个药名音译为阿米替林。

② 简单有机化合物如苯甲酸、乙醚可用化学名称。

③ INN 还可采用相同词干（词头或词尾）来表明它们是同类药物。这种命名方法给医生或药学工作者记忆或使用带来了方便（见表 1-7）。

表 1-7　INN 采用的部分词干的中文译名表

英　文	中　文	药　物　类　别	
-cillin	西林	青霉素类	抗生素
cef-	头孢	头孢菌素类	抗生素
-relix	瑞林	戈拉瑞林	多肽激素类
-vir	韦	阿昔洛韦类	抗病毒药
-vastatin	伐他汀	洛伐他汀	调节血脂药
-caine	卡因	普鲁卡因	局部麻醉药
-flurene	氟烷	恩氟烷	含氟吸入麻醉药
-bufen	布芬	丁酸衍生物	消炎镇痛药
-profen	洛芬	布洛芬类	消炎镇痛药
-nidazole	硝唑	甲硝唑类	抗菌药
-dipine	地平	硝苯地平	钙拮抗剂
-oxetine	西汀	氟西汀	抗精神失常药
-olol	洛尔	普萘洛尔	心血管药
-conazole	康唑	咪康唑类	抗真菌药
-gli	洛列		降糖药

2. 化学名称

药物的化学名称是根据化学结构式来进行命名的，以一个母体为基本结构，然后将其他取代基的位置和名称标出。只有用化学命名法命名药物才是最准确的命名，不可能有任何的误解和混杂。

化学名称可参考国际纯化学和应用化学会（IUPAC）公布的有机化合物命名原则及中国化学会公布的有机化合物命名原则（1980 年）进行命名。由于美国化学文摘（CA）应用范围日益扩大，化学名的命名原则现在也可以美国化学文摘为基本依据。化学命名的基本原则是从化学结构选取一特定的部分作为母体，其他部分均将其看成是取代基。如：

$$H_2N-C_6H_4-SO_2NH-(\text{3-isoxazolyl, 5-}CH_3)$$

磺胺甲噁唑（Sulfamethoxazole），以苯磺酰胺为母体，4-氨基-*N*-(5-甲基-3-异噁唑基)为取代基，其化学名称为：4-氨基-*N*-(5-甲基-3-异噁唑基)苯磺酰胺。

3. 商品名

药物的商品名是制药企业为保护自己开发的产品的生产权和市场占有权而使用的名称，以此来保护自己的利益，并努力提高产品的声誉。

按照我国新药评审的要求，对商品名的取用有一些规定，如商品名应高雅、规范、不庸俗，不能暗示药物的疗效，要简易顺口，并且没有规律可循。商品名称可申请注册保护，在商品名右上角标以®，这样任何其他厂家不得再使用此名称于药品。

活动2　了解药物的质量和标准

案例

【1-3】 20世纪50年代后期，联邦德国格仑南苏制药厂生产了一种治疗妊娠反应的镇静药沙利度胺（又称反应停），这是一个100%致畸形的药。该药出售6年中，全球28个国家发现畸形儿12000多例，患者无肢或短肢，肢间有蹼（又称海豹儿），给全世界造成了巨大的灾难。但这次药难事件，美国却没有发生，全美国普查的结果只有9例海豹儿，属于个人行为，出国探亲访友、旅游等购买沙利度胺，回国后产下海豹儿，与政府无关。原因是美国FDA官员在对沙利度胺进口到美国时进行药品审查时发现，沙利度胺在临床研究时病例数没有达到规定要求，以此拒绝沙利度胺在美国销售，从而使美国避免了这次全球最大的药难事件。

学生可通过观看录像、查阅网络资源了解有关沙利度胺的有关知识和信息。

议一议

美国为何避免了此次药难事件？填写表1-8。

表1-8 “沙利度胺药难”产生的原因及危害

分析主题	分析结果
药难事件产生的原因是什么？	
带来了哪些危害？	
美国有“海豹儿”出生吗？	
FDA为什么拒绝沙利度胺进口到美国？	

学习材料

药物的质量及标准

药物的质量与其疗效、毒性密切相关。所以，药物质量的好坏直接影响人民的身体健康和生命安全。在药物的制备、包装、贮存、制剂和调配等过程中都有引起变质的因素，因此，每一个从事药学工作的人员，都应树立药品质量第一的观点，在工作的全过程中，始终注意严格遵循操作规程，保证药物的质量。

对于药物质量的评定关键应考虑药物自身的疗效和毒副作用，即药物的安全性和有效性。药物在发挥有效性的同时，应不产生或较少产生毒副作用。药物毒副作用的产生，一方面来自药物对体内其他受体、酶、器官等的作用；另一方面也可能来自药物中存在的杂质等。

药物的杂质是指药物在生产、贮存过程中引进或产生的药物以外的化学物质。杂质的存在不仅影响药物的纯度，同时还会带来毒副作用，必须进行限量检查。

对于药物杂质限度的规定、药物纯度的规格，必须按照药品标准执行。药品标准是国家对药品的质量规格和检验方法等所作的具有法律效力的技术规定，是药品在生产、检验、管理和使用等过程中共同遵循的法定依据。我国的药品标准有《中华人民共和国药典》和《国家药品标准》。药品在未列入国家药典之前，都按《国家药品标准》执行。

做一做

通过以上学习材料和网络上有关药品质量及标准知识，完成表 1-9。

表 1-9 药品质量及标准学习讨论表

讨论主题	讨论结果
什么是药品质量？	
控制药品质量的标准是什么？	
什么是杂质？从哪里来的？	
《中华人民共和国药典》的出版情况是怎样的？	

活动 3 自主学习：了解药物化学的发展

学习材料

药物化学的发展

有历史记载以来，人们对药物的应用源于天然物，特别是植物。从 19 世纪开始，由于化学学科的发展，人们从阿片中分离提纯了吗啡，从金鸡纳树皮中提取到奎宁，从古柯叶中得到了可卡因等，这些为“药物化学”的形成奠定了基础。后来，随着化学学科的进一步发展，特别是有机合成技术的发展，临床医学家开始从有机化合物中寻找对疾病有治疗作用的化合物，如发现了水合氯醛的镇静作用及乙醚的麻醉用途。由于有机合成化学为生物学实验提供了化合物基础的来源，人们在总结化合物生物活性的基础上提出了药效基团的概念，指导人们开始有目的的药物合成研究。到 19 世纪末，随着苯佐卡因、阿司匹林、安替比林等一些化学合成药物的出现，药物化学才真正形成一门独立的学科。

化学工业的兴起，特别是染料化学工业等的发展，促进了制药工业的发展。有机化学已由合成简单化合物向合成复杂化合物发展，由杂环化合物的合成到杂环化学的形成，扩大了药物的化学结构的多样性。加之这一时期药物活性评价已由动物代替人体进行研究，形成了实验药理学，减少了冒险性，扩大了药物筛选的范围，加快了新药研究的速度，增加了成功的机会，推动了药物化学的发展。

20 世纪 20～30 年代，神经系统药物如麻醉药、镇静药、镇痛药、解热镇痛药等重要药物在临床已有广泛使用；30 年代磺胺类药物的发现，为当时细菌感染性疾病的治疗提供了有效的药物，并且发展了利用体内代谢产物进行新药的设计和研究，创立了药物的抗代谢作用机制；40 年代青霉素的发现，其医用价值至今仍是不可估量的，是一项划时代的成就，打开了从微生物代谢产物中寻找抗生素的思路，使药物化学的理论和实践都有了飞速的发展。后来随着四环素、链霉素、氯霉素、红霉素等抗生素的相继问世，特别是 1944 年链霉素的发现，使得结核病得以攻克，这是药物化学对人类的重要贡献。

抗生素长期使用后，细菌产生耐药性，加之人们希望获得抗菌谱更广、疗效更好、专一性更强或使用更方便的新抗生素的要求，人们采用半合成方法来研制新的抗生素，如利用6-APA或7-ACA作为母核，已合成目前正在临床使用的半合成青霉素类及头孢菌素类。同样也有许多各种各样的半合成红霉素、利福霉素等，都比天然化合物药物的疗效更强，副作用更小。

1924年已经使用硝酸甘油治疗心绞痛，之后利血平于1953年作为降压药上市应用。50年代后，随着世界经济的发展，生活水平的提高，老龄化及心脑血管疾病成为人类第一死亡因素。也几乎是在同时，随着生物学科的发展，人们对体内的代谢过程、身体的调节系统、疾病的病理过程有了更多的了解，对蛋白质、酶、受体、离子通道等有了更深入的研究，在心脑血管疾病的治疗方面发现了β受体阻滞剂、钙通道阻滞剂、血管紧张素转化酶抑制剂等药物。另外，在肿瘤的化学治疗方面，也由最初的氮芥、烷化剂，发展到有目的地进行细胞生长周期的调控，使大部分肿瘤的治疗效果有了较大的提高。如抗代谢类药物甲氨蝶呤主要用于治疗白血病，50年代中期又将它用于治疗绒毛膜上皮癌，对未转移癌疗效达100%。随着抗肿瘤抗生素、金属配合物、天然有效成分紫杉醇以及其他多种多样抗肿瘤药物的问世，不断丰富了药物化学的内容。

20世纪60年代，由于定量构效关系的研究，使药物化学从盲目设计发展为有目的地合理设计，极大地丰富了药物化学的理论。80年代以后，计算机学科的图像学技术的应用，使药物设计更加合理、可行；组合化学方法的发展，使快速大量合成化合物成为可能；高通量和自动化筛选技术的应用，缩短了药物发现的时间，大大加快了新药寻找过程；生物技术特别是分子克隆技术、人类基因组学、蛋白组学的形成和发展，为新药研究提供了更多的靶点。

做一做

根据以上学习材料和网络上有关药物化学发展的知识，完成表1-10。

表1-10　药物化学发展学习讨论表

讨论主题	讨论结果
药物化学发展经历了哪几个阶段？	
药物化学的发展对疾病治疗的意义是什么？	

活动4　汇报展示学习成果

通过学生分组讨论、学习活动1、活动2和活动3的内容和网络上药物名称、药物质量及标准、药物化学发展的相关知识，教师巡回指导，每组均完成任务书。每组选出代表讲述任务书完成情况，并展示小组成果，教师点评，给予鼓励，并对学习过程、学习成果进行评价和考核。

思　考　题

1. 通过学习，说说药物化学对你以后工作和生活的用途，你准备如何学习药物化学这门课？
2. 药物的体内作用过程是怎样的？影响药物作用的因素有哪些？
3. 药物中杂质的来源有哪些？如何控制杂质？
4. 谈一谈药品质量的重要性？如何控制药品的质量？
5. 药品的名称有几种？我国药品名称多而杂的原因是什么？

项目二 抗生素类药物

项目说明

本项目共完成十二个学习任务，主要通过学生分组进行学习、讨论、实践、教师指导等活动，理解并掌握抗生素的基本概念、分类、结构特征以及典型药物的名称、结构、性质、临床应用特点，帮助学生很好地胜任对该类药物的制剂、检验、贮存以及指导合理用药等岗位的工作。

任务一 抗生素基本概念

任务目标 1. 理解抗生素的概念
2. 熟知抗生素的分类

实施过程 1. 学生分组讨论常见的抗生素类药物有哪些
2. 学生分组学习抗生素的有关知识
3. 教师指导，归纳总结
4. 学生完成任务书

教学准备 1. 教师准备任务书及相关学习资料
2. 学生利用学习资料或网络平台了解抗生素类药物的相关知识

任务书

序号	任　务	完成过程说明	成果展示
1	抗生素的基本概念		
2	抗生素的应用		
3	目前抗生素在临床上的滥用情况,合理应用抗生素的方法		
4	抗生素的来源		
5	抗生素的分类		

完成本任务的学习后，填写上述任务书，并以小组为单位及时交送老师。

活动1 学习抗生素的基本知识

案例

【2-1】 女性患者，39岁，非淋球菌性尿道感染。

处方：阿奇霉素胶囊500mg，1次/天；米诺环素片200mg，2次/天，共口服7天。先服用阿奇霉素，1小时后服用米诺环素。

男性患者，53岁，细菌性中耳炎。

处方：0.9%生理盐水100mL，氨苄西林2.0g，静滴，3次/天。

议一议

自然界中的病原微生物无处不在，我们的生活已经离不开抗生素。同学们想想，我们在什么时候会用到抗生素？

根据以上案例和你已获得的知识，请同学们分组讨论，完成表 2-1。

表 2-1　常见的抗生素类药物

讨论主题	讨论结果
案例中用了哪些抗生素？	
自己以前使用过的抗生素有哪些？	
你能给这些药物进行分类吗？	

学习材料

抗生素概念及分类

抗生素（antibiotics）是某些微生物的次级代谢产物，能在极低浓度下对其他微生物产生抑制或杀灭作用。随着抗生素工业的发展，抗生素的来源越来越广泛，不仅可来自生物合成（发酵），还可通过人工半合成、全合成的方法获得与天然抗生素相同的化合物或结构类似物。半合成抗生素是在生物合成抗生素的基础上发展起来的，它们在降低毒性、克服耐药性、增加稳定性和提高疗效等方面多已超过了生物合成抗生素。抗生素的应用范围也不只局限于抗感染，还可用于抗肿瘤、抗病毒及抗寄生虫等，有些抗生素还具有免疫抑制和刺激植物生长的作用。因此，从某种意义上说，抗生素是一种生命对抗另一种生命的现象。

由于抗生素滥用使细菌的耐药问题成为世界性难题，这使得药物化学家不断地设计合成新型抗生素。

根据化学结构的不同，抗生素可分为：①β-内酰胺类；②四环素类；③大环内酯类；④氨基糖苷类；⑤氯霉素类；⑥利福霉素类；⑦其他类。

做一做

根据以上学习材料和网络上抗生素的相关知识，完成表 2-2。

表 2-2　抗生素概念及分类学习讨论表

讨论主题	讨论结果
根据化学结构，抗生素分哪些类型？	
抗生素的来源有哪些？	
抗生素有哪些应用？	

活动 2　汇报展示学习成果

通过学生分组讨论，学习活动 1 的内容和网络上抗生素的相关知识，教师巡回指导，每组均完成任务书。每组选出代表讲述任务书完成情况，并展示小组成果，教师点评，给予鼓励，并对学习过程、学习成果进行评价和考核。

任务二　β-内酰胺类抗生素——青霉素类

任务目标　1. 熟知 β-内酰胺类抗生素的基本结构及类型

2. 熟知青霉素及半合成青霉素的基本知识

3. 理解并掌握青霉素钠、苯唑西林钠、阿莫西林的有关知识

实施过程 1. 学生分组讨论常见的青霉素类抗生素有哪些

2. 学生分组学习青霉素类抗生素的有关知识

3. 教师指导，归纳总结

4. 学生完成任务书

教学准备 1. 教师准备任务书及学习材料

2. 学生预习学习材料，并利用网络资源了解青霉素类抗生素的有关知识

任务书

序号	任　务	完成过程说明	成果展示
1	β-内酰胺类抗生素的类型		
2	青霉素的抗菌机理		
3	青霉素的不良反应、副作用与过敏急救措施		
4	半合成青霉素的结构特点		
5	青霉素、苯唑西林、阿莫西林的异同点		

完成本任务的学习后，填写上述任务书，并以小组为单位及时交送老师。

活动1　学习青霉素类抗生素的知识

案例

【2-2】 患者，女，26岁，因急性阑尾炎入院治疗。入院前各项检查指标基本正常。于早晨4时许实施阑尾炎手术。术后皮下注射青霉素G钠试敏阴性后，5时许肌内注射了青霉素G钠80万单位，上午8时许静滴了头孢拉啶5g，下午14时开始静滴青霉素G钠注射液500万单位，16时许患者自述心前区不适、疼痛伴短暂抽搐，同日晚20时许再次静滴青霉素G钠800万单位。在最后一次静滴过程中，患者突然出现口唇紫绀、面色苍白、口吐白沫、呼吸困难、四肢抽搐、循环衰竭、昏迷等症状；医护人员立即针刺人中穴、给氧、胸外心脏按摩、心脏三联针静注、给予呼吸兴奋剂和地塞米松等药物，前后历时约45min，终因抢救无效死亡。

医学专家评估结果：患者属于青霉素过敏死亡，此次死亡事故为医疗事故。皮试青霉素抗体检测阳性率不是100%。皮试阴性，不能保证不发生速发型或迟发型变态反应。皮试青霉素抗体反应微弱，不易察觉，而被认为是阴性，但随着反复多途径使用青霉素类药物进一步刺激人体，加上患者机体状态不佳和处于饥饿状态，此时再次大量静滴青霉素即可出现严重的过敏性休克。值得注意的是医护人员在注射该类药物时，一定要准备并能正确使用预防青霉素过敏的肾上腺素等，至少能够避免出现类似本案的抢救失误。

议一议

同学们根据以上案例和青霉素类药物知识，分组讨论，完成表2-3。

表2-3　青霉素类药物学习讨论表

讨论主题	讨论结果
患者用了哪些药？各多少次？	
使用青霉素类药物前为什么必须做皮试？	
患者死亡原因是什么？	
应该如何对过敏患者进行急救？	

学习材料

β-内酰胺类抗生素的结构及分类

β-内酰胺类抗生素系指化学结构中具有β-内酰胺环的一大类抗生素，包括临床最常用的青霉素类与头孢菌素类，以及新发展的青霉烯类、碳青霉烯类、氧青霉烷类和单环内酰胺类等其他非典型的β-内酰胺类抗生素。此类抗生素具有杀菌活性强、毒性低、适应证广及临床疗效好的优点。对本类抗生素的化学结构尤其是侧链的改造过程中，开发出了许多具不同抗菌谱和不同临床药理学特性的优良半合成抗生素，广泛用于临床。

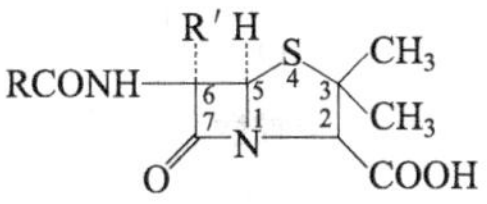

青霉素类 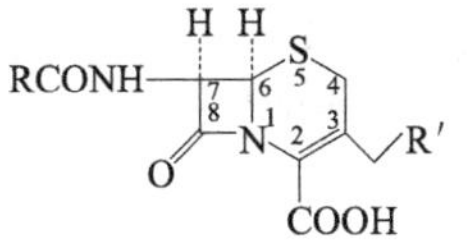　　头孢菌素类 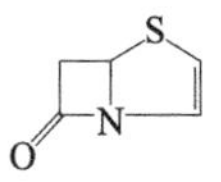　　青霉烯类

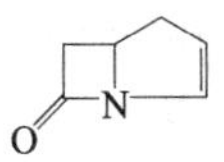

碳青霉烯类 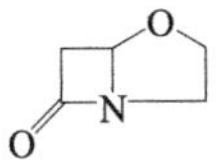　　氧青霉烷类 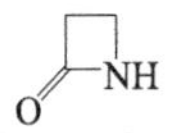　　单环内酰胺类

β-内酰胺类抗生素干扰敏感细菌细胞壁的黏肽合成，导致细胞壁缺损，引起细胞肿胀，变形，最后破裂死亡，起到杀菌作用。该类抗生素对细菌细胞有高度的选择性，对正在合成细胞壁的生长期细菌有强力杀灭作用；对肽聚糖含量较高的革兰阳性菌活性较高。

真菌细胞壁的主要成分是几丁质，因此该类抗生素对真菌感染几乎无效。

人类和哺乳动物的细胞没有细胞壁，因此该类抗生素对人类和哺乳动物没有影响，毒副作用小。

做一做

根据以上学习材料和网络上β-内酰胺类抗生素的相关知识，完成表 2-4。

表 2-4　β-内酰胺类抗生素学习讨论表

讨论主题	讨论结果
β-内酰胺类抗生素有哪些类型？各有何结构特点？	
β-内酰胺类抗生素的作用靶点是什么？	
β-内酰胺类抗生素对真菌、病毒及哺乳动物作用怎样？为什么？	

活动 2　学习青霉素类重点药物

学习材料

天然青霉素

青霉素（Penicillins）是霉菌属的青霉菌经发酵而得到，共有青霉素 G、青霉素 K、青霉素 X、青霉素 V、青霉素 N、青霉素 F 及双氢青霉素 7 种成分，以青霉素 G 的临床应用价值最高，临床上常用其钠盐或钾盐。

青霉素钠（Benzylpenicillin sodium）

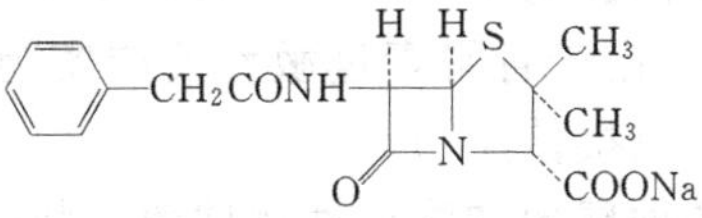

化学名称：(2*S*,5*R*,6*R*)-3,3-二甲基-6-(2-苯乙酰氨基)-7-氧代-4-硫杂-1-氮杂双环

[3.2.0] 庚烷-2-甲酸钠盐。

别名：苄青霉素钠、青霉素G钠。

本品为白色结晶性粉末；无臭或微有特异性臭；有引湿性。在水中极易溶解，在乙醇中溶解，在脂肪油或液状石蜡中不溶。

本品遇酸、碱或氧化剂等即迅速失效，水溶液在室温放置易失效，因此注射剂应制成粉针剂。

青霉素在碱性条件下的分解反应：

青霉酸

$\xrightarrow{HgCl_2}$ C_6H_5—$CH_2CONHCH_2CHO$ + HS—C(CH_3)(CH_3)—CH(NH_2)—COOH

青霉醛　　青霉胺

青霉素在酸性条件下的分解反应：

pH=4　青霉烯酸

pH=2　青霉二酸

青霉醛　　青霉胺

本品水溶液加稀盐酸，即析出游离青霉素白色沉淀，此沉淀能溶于乙醇、乙酸戊酯、三氯甲烷、乙醚或过量的盐酸中。

青霉素的过敏反应：

（1）过敏机制　青霉素在临床上的过敏反应常见的表现形式有过敏性休克、荨麻疹和血管神经性水肿，其引发过敏反应的杂质分内源性和外源性两类。外源性过敏原源于生产过程中，青霉素裂解生成的一些青霉噻唑酸与体内蛋白质结合形成的青霉噻唑蛋白抗原；内源性过敏原源于β-内酰胺开环后形成的聚合物，聚合度越高过敏反应越强。生产过程中的成盐、干燥、温度及pH调节等均可刺激过敏反应的发生。为了提高青霉素的用药安全性，降低聚合物的生成是有效途径之一。

（2）急救措施　临床应用中需严格按要求进行皮肤过敏试验，皮试阳性者禁用。如果发生过敏性休克，应立即皮下或肌内注射0.1%肾上腺素0.5～1mL，同时给氧并使用抗组胺药物及肾上腺皮质激素等。（注：由于青霉素过敏性反应实为杂质引起的，所以目前有部分进口高纯度青霉素无需皮试，可直接使用。）

本品为繁殖期杀菌剂，对各种球菌如溶血性链球菌、肺炎球菌、葡萄球菌、草绿色链球菌、肠球菌、脑膜炎双球菌、淋球菌及革兰阳性（G^+）杆菌如白喉杆菌、破伤风杆菌、产气荚膜杆菌、炭疽杆菌等都有强大的杀菌作用；螺旋体、放线菌对之也敏感，对某些革兰阴性（G^-）杆菌如大肠杆菌、流感杆菌等高浓度时有效。在临床上主要用于：①溶血性链球菌感染，如治疗咽炎、扁桃体炎、猩红热、蜂窝织炎、皮肤软组织感染、败血症时可作为首选；②草绿色链球菌或肠球菌感染，如治疗亚急性细菌性心内膜炎时可首选，但需加大剂量，并与氨基糖苷类抗生素合用，以增强疗效；③肺炎球菌感染，如治疗大叶性肺炎、中耳炎、鼻旁窦炎、败血症等时，可作为首选；④金黄色葡萄球菌感染，如疖、痈、脓肿、骨髓炎等，对本品敏感的菌株可首选；⑤白喉、破伤风、气性坏疽、炭疽等，可首选，但前两者需分别合用抗毒素；⑥钩端螺旋体病、梅毒、回归热及放线菌病，均可首选。

做一做

根据以上学习材料和网络上青霉素的相关知识，完成表 2-5。

表 2-5　青霉素学习讨论表

讨论主题	讨论结果
青霉素有何结构特点？	
青霉素的临床应用特点是什么？	
青霉素过敏的原因是什么？	
青霉素耐药性是怎么回事？	
青霉素过敏如何进行急救？	

学习材料

半合成青霉素类

青霉素对各种球菌和革兰阳性菌疗效好，毒性低，但临床应用过程中也暴露出许多缺点：①不耐酸，只能注射给药；②抗菌谱仅对革兰阳性菌有效；③易产生耐药性；④有严重的过敏反应。针对青霉素的上述问题，以 6-氨基青霉烷酸（6-APA）母核为原料，制得了一系列耐酸、耐酶或广谱的优良半合成青霉素，克服了天然青霉素的缺点。

1. 耐酸青霉素

在青霉素 6 位侧链酰氨基 α-碳原子上引入吸电子基团，阻碍了青霉素在酸性条件下的电子转移重排，增加了对酸的稳定性，如非奈西林（Pheneticillin）、阿度西林（Azidocillin）等。

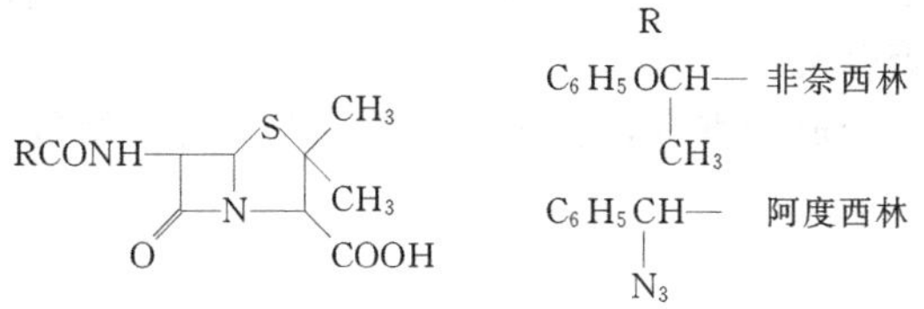

RCONH— S CH_3 CH_3 N O COOH

R	
$C_6H_5OCH(CH_3)$—	非奈西林
$C_6H_5CH(N_3)$—	阿度西林

2. 耐酶青霉素

在改造青霉素的过程中，在侧链酰胺羰基上引入一些体积较大的基团，具有较大的空间位阻，能有效阻碍药物与青霉素酶或内酰胺酶活性中心的结合，从而增强了 β-内酰胺环的稳定性，如苯唑西林（Oxacillin）、氟氯西林（Flucloxacillin）等。

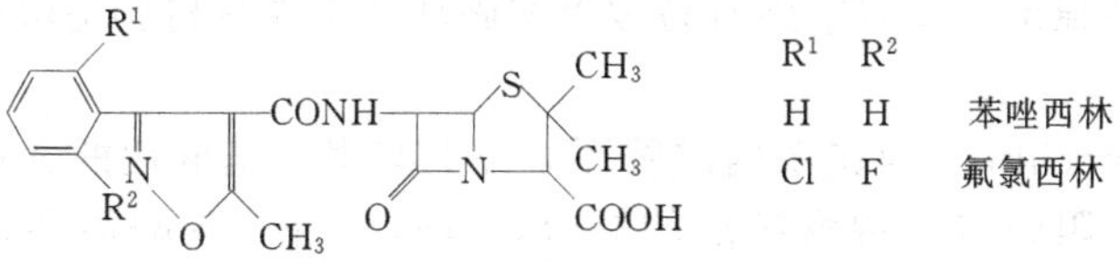

R^1 R^2 N O CH_3 —CONH— S CH_3 CH_3 N O COOH

R^1	R^2	
H	H	苯唑西林
Cl	F	氟氯西林

3. 广谱青霉素

在青霉素酰胺侧链的α-碳原子上引入亲水性基团，扩大了抗菌谱，如氨苄西林（Ampicillin）、阿莫西林（Amoxicillin）等。氨苄西林是第一个在临床上应用的半合成广谱抗生素。

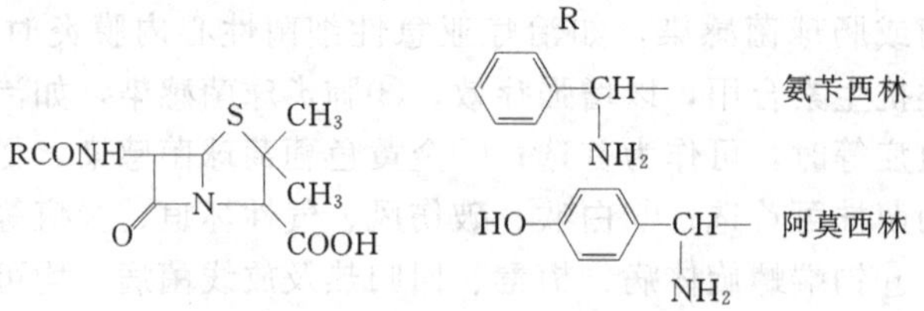

苯唑西林钠（Oxacillin sodium）

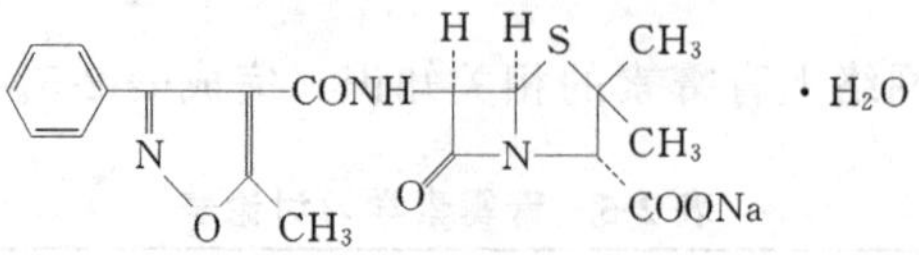

化学名称：(2*S*,5*R*,6*R*)-3,3-二甲基-6-(5-甲基-3-苯基-4-异噁唑甲酰氨基)-7-氧代-4-硫杂-1-氮杂双环［3.2.0］庚烷 2 甲酸钠盐一水合物。

别名：苯唑青霉素钠。

本品为白色粉末或结晶性粉末；无臭或微臭，味苦。在水中易溶，在丙酮或丁醇中极微溶解，在乙酸乙酯或石油醚中几乎不溶。

本品在弱酸性条件下，经水浴加热 30min 后，分子重排成苯唑青霉烯酸，以分光光度法测定，在 399nm 波长处有最大吸收。

本品在临床上主要用于治疗耐青霉素的金黄色葡萄球菌和表皮葡萄球菌的感染。

阿莫西林（Amoxicillin）

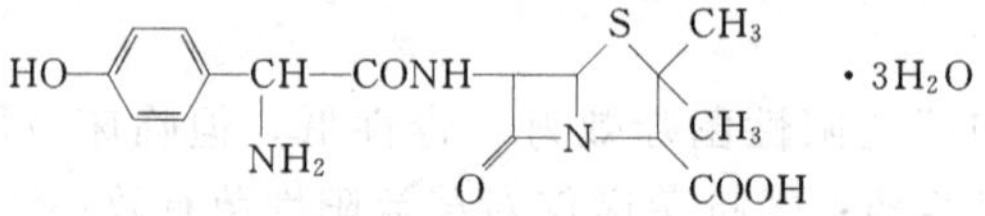

化学名称：(2*S*,5*R*,6*R*)-3,3-二甲基-6-[(*R*)-(−)-2-氨基-2-(4-羟基苯基)乙酰氨基]-7-氧代-4-硫杂-1-氮杂双环［3.2.0］庚烷-2-甲酸三水合物。

别名：羟氨苄青霉素。

本品为白色或类白色结晶性粉末；味微苦。在水中微溶，在乙醇中几乎不溶。在水中（1mg/mL）比旋光度为$+290°\sim+310°$。

本品的水溶液在 pH6 时比较稳定。本品侧链α-氨基具强亲核性，易进攻另一分子β-内酰胺环的羰基，引起多聚合反应。

本品为广谱、耐酸半合成青霉素，临床上主要用于敏感菌所致泌尿系统、呼吸系统、胆道等的感染。

知识拓展

哌拉西林（Piperacillin）和替莫西林（Temocillin）

哌拉西林（Piperacillin）为在氨苄西林侧链的氨基上引入极性较大的哌嗪酮酸基，使抗菌谱得到改变，具有抗假单胞菌活性。对铜绿假单胞菌、变形杆菌、肺炎杆菌等菌种感染效果较强。本品对酸不稳定，口服给药时易被胃酸破坏且不能从胃肠道吸收，临床上用哌拉西林钠，注射给药。

替莫西林（Temocillin）为在β-内酰胺环 6 位上有甲氧基取代的青霉素类抗生素，由于甲氧基的空间位阻，阻碍与β-内酰胺酶的结合，具有较好的耐酶活性，对肠杆菌和其他革兰阴性菌有较好的活性，主要用于敏感革兰阴性菌引起的尿路和软组织感染。对革兰阳性菌、铜绿假单胞菌、不动杆菌等无效。临床上使用替莫西林二钠盐，注射给药，有较长的半衰期，每天给药一次。

做一做

根据以上学习材料和网络上半合成青霉素类相关知识，完成表 2-6。

表 2-6　半合成青霉素类药物学习讨论表

药物	结构特点	性质	应用特点
青霉素			
氨苄西林			
阿莫西林			
苯唑西林			

活动 3　自主学习：了解青霉素的历史发展

学习材料

青霉素的发展历史

20 世纪 40 年代以前，人类一直没有高效治疗细菌性感染且副作用小的药物，大量的人由于传染病以及伤口化脓感染而悲惨地死去。为了改变这种局面，科研人员进行了长期的探索，然而在这方面所取得的突破性进展却源自一个意外的发现。

亚历山大·弗莱明是英国细菌学家，他由于一次幸运的过失而发现了青霉素。1928 年，47 岁的弗莱明在英国圣玛丽学院担任细菌学讲师。一次，他外出度假时，把实验室里在培养皿中正生长着细菌这件事给忘了。3 周后当他回实验室时，注意到一个与空气意外接触过的金黄色葡萄球菌培养皿中长出了一团青绿色霉菌。细心的弗莱明将这只培养皿放在显微镜下观察时，奇迹出现了：霉菌周围的葡萄球菌菌落已被溶解。

弗莱明和助手一起小心翼翼地培养繁殖这种霉菌，再把培养液加以过滤，滴到葡萄球菌中去，几个小时后，葡萄球菌果然死光了。

后来，弗莱明又把霉菌培养滤液加 10 倍甚至 100 倍水稀释，杀菌效果仍然很好。接着他又着手在动物身上做试验，充分证明它不仅杀菌能力强而且无毒性。

弗莱明把这种从青霉菌中分泌出来的具有强大杀菌能力的物质称为“青霉素”。然而遗憾的是，弗莱明一直未能找到提取高纯度青霉素的方法，因而无法在临床实践中应用。

1929 年，弗莱明发表了学术论文，报告了他的发现，但当时未引起重视，而且青霉素的提纯问题也还没有解决。

第二次世界大战的来临，促使人们去关心以往各种有关抗菌药物的研究。1938 年，英国牛津大学病理学家弗洛里和德国生物化学家钱恩从期刊资料中找到了弗莱明的有关青霉素的文献。1939 年他们得到了英国和美国的有关组织和基金会的支持，经过一年多的努力，弗洛里和钱恩终于用冷冻干燥法提取得到了青霉素的结晶。

之后，弗洛里在一种甜瓜上发现了可供大量提取青霉素的霉菌，并用玉米粉调制出了相应的培养液。

弗洛里和钱恩在 1940 年用青霉素重新做了实验。他们给 8 只小白鼠注射了致死剂量的链球菌，然后给其中的 4 只用青霉素治疗。几个小时内，只有那 4 只用青霉素治疗过的小白鼠还健康活着。“这真像一个奇迹！”弗洛里说道。

此后一系列临床实验证实了青霉素对链球菌、白喉杆菌等多种细菌感染的疗效。青霉素之所以能既杀死病菌，又不损害人体细胞，原因在于青霉素所含的青霉烷能使病菌细胞壁的合成受阻，导致病菌溶解死亡，而人和动物的细胞则没有细胞壁。但是青霉素会使个别人发生过敏反应，所以在应用前必须做皮试。

在这些研究成果的推动下，美国制药企业于 1942 年开始对青霉素进行大批量生产。到了 1943 年，制药公司已经发现了批量生产青霉素的方法。当时英国和美国正在和纳粹德国交战。这种新的药物对控制伤口感染非常有效。到 1944 年，药物的供应已经足够治疗第二次世界大战期间所有参战的盟军士兵。

青霉素的发现和大量生产，拯救了千百万肺炎、脑膜炎、脓肿、败血症患者的生命，及时抢救了许多的伤病员。青霉素成为第二次世界大战中与原子弹、雷达并列的三大发明之一，轰动世界。为了表彰这一造福人类的贡献，弗莱明、弗洛里、钱恩于 1945 年共同获得诺贝尔医学和生理学奖。

青霉素是一种高效、低毒、临床应用广泛的重要抗生素。通过数十年的完善，青霉素针剂和口服青霉素已能分别治疗肺炎、肺结核、脑膜炎、心内膜炎、白喉、炭疽等病。现在，青霉素已经是流行最广、应用最多的抗生素，在任何医院或诊所中都能买到。

青霉素的研制成功大大增强了人类抵抗细菌性感染的能力，带动了抗生素家族的诞生，开创了用抗生素治疗疾病的新纪元，是人类发展抗生素历史上的一个里程碑。正是青霉素的发现，引发了医学界寻找抗生素新药的高潮，人类进入了合成新药的时代。

继青霉素之后，链霉素、氯霉素、土霉素、四环素等抗生素不断被发现并生产，人类治疗传染性疾病的能力大大提高。但与此同时，部分病菌的耐药性也在逐渐增强。为了解决这一问题，科研人员目前正在开发药效更强的抗生素，探索如何阻止病菌获得抵抗基因，并以植物为原料开发抗菌类新药。

1953 年 5 月，中国第一批国产青霉素诞生，开始了中国生产抗生素的历史。目前，我国的青霉素年产量已占世界青霉素年总产量的 60%，居世界首位。

想一想

从青霉素的发现过程中，你得到了哪些感想？

活动 4　汇报展示学习成果

通过学生分组讨论、学习活动 1、活动 2、活动 3 的内容和网络上青霉素类抗生素的相关知识，教师巡回指导，每组均完成任务书。每组选出代表讲述任务书完成情况，并展示小组成果，教师点评，给予鼓励，并对学习过程、学习成果进行评价和考核。

任务三　实践学习——处方分析

任务目标　1. 能写出青霉素的化学结构，并说出其在不同 pH 值条件下的稳定性情况

2. 懂得青霉素与碳酸氢钠不同配伍使用的原因

实施过程　1. 学生分组学习、讨论青霉素与碳酸氢钠的化学性质

2. 教师指导，归纳总结

3. 学生完成任务书

教学准备　1. 教师准备任务书

2. 学生复习前面所学资料，利用网络平台获取青霉素与碳酸氢钠的有关知识

任务书

序号	任务	完成过程说明	成果展示
1	青霉素的化学结构		
2	青霉素不稳定的原因，以及其在不同 pH 值环境下的分解情况		
3	青霉素与碳酸氢钠配伍使用的后果		

完成本任务的学习后，填写上述任务书，并以小组为单位及时交送老师。

活动 1　处方分析——青霉素与碳酸氢钠

1. 青霉素在碱性条件下的分解反应

CH$_2$CONH　S　CH$_3$　CH$_3$　O　N　COOH　$\xrightarrow{OH^-}$　CH$_2$CONH—CH　S　CH$_3$　CH$_3$　HOOC　HN　COOH

青霉酸

2. 青霉素的抗菌活性与 *β*-内酰胺环的关系

β-内酰胺环是青霉素具有抗菌活性的必需基团，此环破裂，则导致青霉素失效。

3. 结论

青霉素与碳酸氢钠不能配伍使用。

活动 2　汇报展示实践成果

通过学生分组讨论、学习活动 1 的内容和网络上青霉素与碳酸氢钠的相关知识，教师巡回指导，每组均完成任务书。每组选出代表讲述任务书完成情况，并展示小组成果，教师点评，给予鼓励，并对实践过程、实践成果进行评价和考核。

任务四　*β*-内酰胺类抗生素——头孢菌素类

任务目标　1. 熟知头孢菌素类抗生素的基本结构及类型

2. 熟知半合成头孢菌素的基本知识

3. 了解头孢氨苄、头孢噻肟钠的有关知识

实施过程　1. 学生分组讨论常见的头孢菌素类抗生素有哪些

2. 学生分组学习头孢菌素类抗生素的有关知识

3. 教师指导，归纳总结

4. 学生完成任务书

教学准备　1. 教师准备任务书及学习材料

2. 学生预习学习材料，并利用网络资源了解头孢菌素类抗生素的有关知识

任务书

序号	任务	完成过程说明	成果展示
1	天然头孢菌素 C 的有关知识		
2	半合成头孢菌素的结构特点、划分情况		
3	头孢氨苄、头孢噻肟钠的结构特点		
4	青霉素与头孢菌素的异同点		

完成本任务的学习后，填写上述任务书，并以小组为单位及时交送老师。

活动 1　学习头孢菌素类抗生素

议一议

再次阅读案例 2-2，请同学们分组讨论，完成表 2-7。

表 2-7　常见的头孢菌素类药物

讨论主题	讨论结果
案例 2-2 中用到的头孢类抗生素是什么？	
你知道的头孢类抗生素药物还有那些？有何规律？你能对它们进行分类吗？	

学习材料

天然头孢菌素

头孢菌素（Cephalosporin）又称先锋霉素。头孢菌素 C（Cephalosporin C）是由与青霉素近缘的头孢菌属真菌所产生的头孢菌素之一。

头孢菌素C

头孢菌素的母核 7-氨基头孢烷酸（7-ACA）是四元的 β-内酰胺环与六元的氢化噻嗪环骈合而成，体系受到的环张力比青霉素母核的四元环骈五元环体系的张力小；另外，头孢菌素分子结构中 C2-C3 双键可与 N1 的未共用电子对共轭，因此头孢菌素比青霉素更稳定。

头孢菌素 C 的抗菌活性较低，且口服不吸收，无临床应用价值。从头孢菌素 C 的结构出发，对其进行结构改造，得到了一系列优良的半合成头孢菌素。现在临床使用的头孢菌素类药物均为半合成品。

做一做

根据以上学习材料，同学们完成表 2-8。

表 2-8　天然头孢菌素学习讨论表

讨论主题	讨论结果
头孢类抗生素与青霉素类结构有何异同？	
头孢类抗生素为什么比青霉素类抗生素稳定？	

学习材料

半合成头孢菌素

从头孢菌素的结构出发，可进行结构改造的位置有 4 处：

Ⅰ.7 位酰基侧链的取代基是抗菌谱的决定性基团，可扩大抗菌谱，并提高活性。

Ⅱ. 7 位氢原子以甲氧基取代可增加对 β-内酰胺酶的稳定性。

Ⅲ. 环中的硫原子可影响抗菌效力，提高活性。

Ⅳ. 3 位取代基能影响抗菌效力和药物代谢动力学的性质。

头孢菌素类药物与青霉素相比，可供修饰的部位比较多，开发同类新药的潜力大，半合成头孢菌素的研究领域发展迅速，临床上市的半合成品种也多过青霉素类药物。

在头孢菌素类药物的发展过程中，按其发现年代的先后以及抗菌性能的不同，可划分为一、二、三代等。

1. 第一代头孢菌素

20 世纪 60 年代初开始上市，代表药物有头孢噻吩（Cefalotin）、头孢氨苄（Cefalexin）等。对第一代头孢菌素敏感的菌主要有 β-溶血性链球菌和其他链球菌（包括肺炎链球菌）、葡萄球菌、流感嗜血杆菌、大肠杆菌、克雷伯杆菌、奇异变形杆菌、沙门菌等。但是，第一代头孢菌素对革兰阴性菌所产生的 β-内酰胺酶的抵抗力较弱，因此对革兰阴性菌为主的感染疗效不理想。

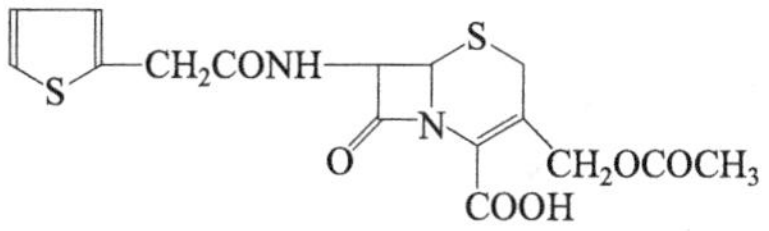

头孢噻吩 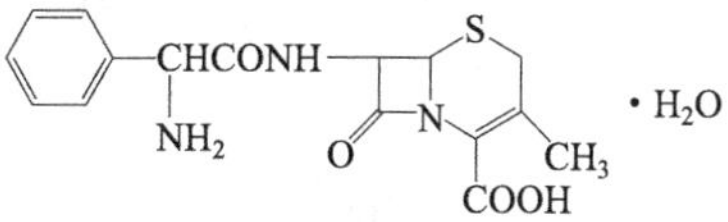　　头孢氨苄

2. 第二代头孢菌素

20 世纪 70 年代后期研究开发，代表药物有头孢孟多（Cefamandole）、头孢呋辛（Cefuroxime）等。对革兰阳性菌的抗菌效能与第一代相近或较低，而对革兰阴性菌的作用较为优异。主要特点为：抗酶性能强，可用于对第一代头孢菌素产生耐药性的革兰阴性菌引起的感染；抗菌谱有所扩大，对奈瑟菌、部分吲哚阳性变形杆菌和部分肠杆菌均有效。

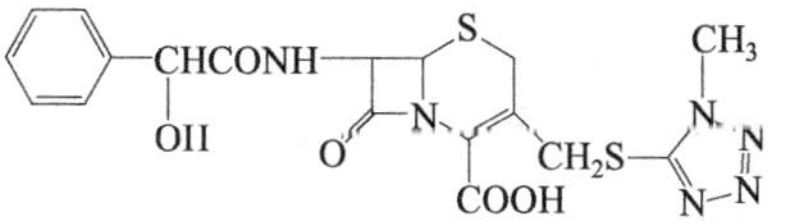

头孢孟多 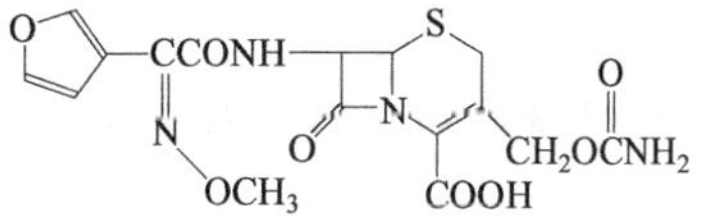　　头孢呋辛

3. 第三代头孢菌素

20 世纪 70 年代末至 80 年代初研究开发，代表药物有头孢噻肟（Cefotaxime）、头孢他啶（Ceftazidime）等。对革兰阳性菌的抗菌效能普遍低于第一代，而对革兰阴性菌的作用较第二代头孢菌素更为优越。抗菌谱扩大，对铜绿假单胞菌、沙雷杆菌和不动杆菌等有效；耐酶性能强，可用于对第一代或第二代头孢菌素耐药的一些革兰阴性菌株。

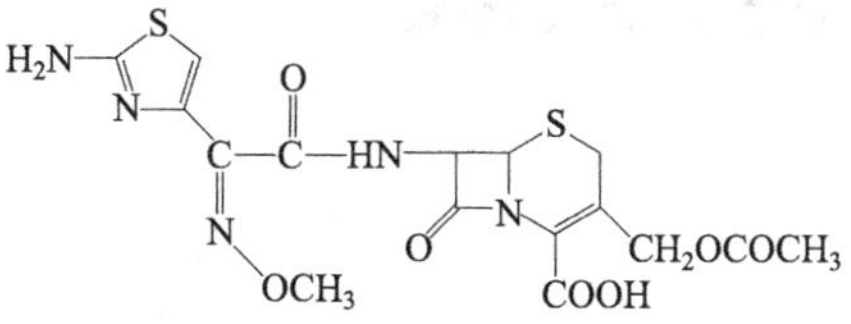

头孢噻肟 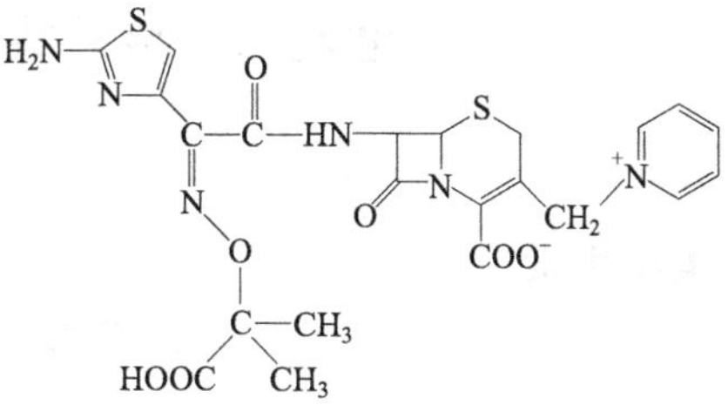　　头孢他啶

4. 第四代头孢菌素

20 世纪 90 年代后研究开发，代表药物有头孢吡肟（Cefepime）、头孢匹罗（Cefpirome）等。第四代头孢菌素的 3 位含有带正电荷的季铵基团，正电荷使药物能更快地透过革兰阴性杆菌的外膜，而且对青霉素结合蛋白有更高的亲和力，对细菌的 β-内酰胺酶更稳定。因此，第四代头孢菌素改善了第三代头孢菌素对革兰阳性菌作用较弱的缺点，且对铜绿假单胞菌等

多种耐药性革兰阴性菌同样有效，具有广谱、高效、耐酶的特点，优于第三代头孢菌素。

头孢吡肟　　　　头孢匹罗

5. 第五代头孢菌素

近年来新开发上市，代表药物有头孢洛林（Ceftaroline）等。抗菌谱比其他头孢菌素类药物更广，尤其对耐甲氧西林金黄色葡萄球菌（MRSA）有较高活性，对酶的稳定性良好，病菌对其不易产生耐药性。目前未见严重不良反应的报道，已被批准用于皮肤及软组织的感染。总的来说，第五代头孢菌素类药物在抗菌谱、抗菌效力及对酶的稳定性等方面均具有更明显的优点。

头孢洛林

随着对头孢菌素研究的不断发展，新的头孢菌素相继问世，今后的发展趋势主要是扩大抗菌谱，增强对耐药菌株的作用能力。

与青霉素比较，头孢菌素的过敏反应发生率较低，且彼此不引起交叉过敏反应。加上头孢菌素开发新品种的潜力大，因此头孢菌素具有更广阔的发展前景。

做一做

根据以上学习材料和网络上有关头孢类抗生素的知识，完成表 2-9。

表 2-9　头孢类抗生素学习讨论表

讨论主题	讨论结果
头孢类抗生素的母环结构是怎样的？	
如何对其进行结构修饰，以增强抗菌活性、扩大抗菌谱、改善体内代谢？	
目前，头孢类抗生素分为几代？各有何特点？	

活动 2　学习头孢菌素类典型药物

学习材料

头孢类抗生素

头孢氨苄（Cefalexin）

化学名称：(6*R*,7*R*)-3-甲基-7-[(*R*)-2-氨基-2-苯乙酰氨基]-8-氧代-5-硫杂-1-氮杂双环[4.2.0]辛-2-烯-2-甲酸一水合物。

别名：先锋霉素Ⅳ、头孢力新、苯甘孢霉素。

本品为白色或微黄色结晶性粉末，微臭。熔点 169.5～172℃。在水中微溶，在乙醇、三氯甲烷或乙醚中不溶。5%的水溶液 pH 为 3.5～5.5。其水溶液（5mg/mL）的比旋光度为+144°～+158°。

本品在干燥状态下较为稳定。其水溶液在 pH9 以上时迅速被破坏。加热、强酸、强碱和光照均能加速本品分解。

本品对革兰阳性菌效果较好，而对革兰阴性菌效果较差。临床上主要用于敏感菌所致的呼吸道、泌尿道、皮肤和软组织以及生殖器官等部位感染的治疗。

头孢噻肟钠（Cefotaxime sodium）

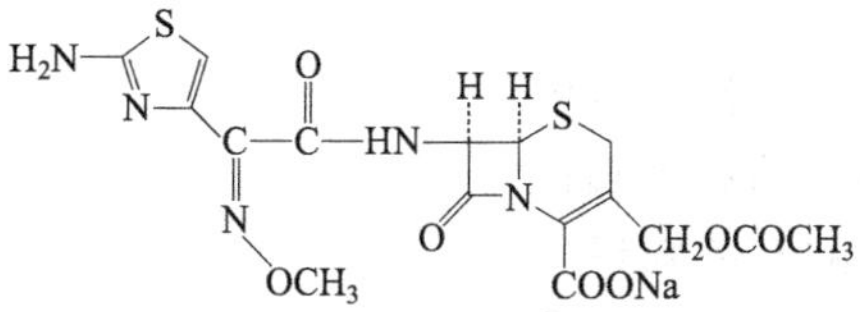

化学名称：(6*R*,7*R*)-3-[(乙酰氧基) 甲基]-7-[(2-氨基-4-噻唑基)-(甲氧亚氨基) 乙酰氨基]-8-氧代-5-硫杂-1-氮杂双环 [4.2.0] 辛-2-烯-2-甲酸钠盐。

本品为白色或类白色结晶，无臭或微有特殊臭。易溶于水，微溶于乙醇，不溶于三氯甲烷。其水溶液（10mg/mL）比旋光度为+56°～+64°。

本品 α-位的顺式甲基肟基对 β-内酰胺酶有高度的稳定作用，而 2-氨基噻唑基可以增加药物与细菌青霉素结合蛋白的亲和力。这两个基团的结合使本品具有耐酶和广谱的特点。

本品对革兰阴性菌的抗菌活性高于第一代及第二代头孢菌素，尤其对肠杆菌作用强，对大多数厌氧菌也有强效抑制作用。临床上用于治疗敏感细菌引起的败血症、化脓性脑膜炎、呼吸道、泌尿道、胆道、骨和关节、皮肤和软组织、腹腔、消化道、五官以及生殖器官等部位的感染。此外，还可用于免疫功能低下、抗体细胞减少等防御功能低下的感染性疾病的治疗。

头孢噻肟钠的 3 位是乙酰氧甲基，体内已被酯酶代谢，成环后失去活性。对其 3 位结构改造，可改善药物在体内的药物代谢动力学性质，增强疗效，如头孢克肟、头孢曲松等药物均是头孢噻肟 3 位结构改造而来。

做一做

根据以上学习材料和网络上有关头孢类抗生素的知识，同学们进行讨论，完成表 2-10。

表 2-10　头孢类抗生素重点药物学习讨论表

药物	结构特点	性质	应用特点
头孢氨苄			
头孢噻肟钠			

活动 3　讨论青霉素类与头孢菌素类抗生素的异同点

通过青霉素类和头孢类抗生素类药物的学习，请同学们进行讨论，完成表 2-11。

表 2-11　青霉素类与头孢菌素类抗生素的异同点学习讨论表

序号	任务	完成过程说明	成果展示
1	青霉素和头孢菌素的基本结构		
2	半合成青霉素的母核及改造位置		
3	半合成头孢菌素的母核及改造位置		
4	头孢菌素比青霉素稳定的原因		
5	头孢菌素类与青霉素类药物临床应用特点		

活动4 汇报展示学习成果

通过学生分组讨论、学习活动1、活动2的内容和网络上头孢菌素的相关知识，教师巡回指导，每组均完成任务书。每组选出代表讲述任务书完成情况，并展示小组成果，教师点评，给予鼓励，并对学习过程、学习成果进行评价和考核。

任务五 β-内酰胺酶抑制剂类药物

任务目标 1. 懂得细菌产生耐药性的原因
2. 熟知克拉维酸钾的有关知识
3. 熟知舒巴坦钠的有关知识

实施过程 1. 学生分组讨论细菌产生耐药性的原因
2. 学生分组学习克拉维酸钾和舒巴坦钠的有关知识
3. 教师指导，归纳总结
4. 学生完成任务书

教学准备 1. 教师准备任务书及学习材料
2. 学生预习学习材料，并利用网络资源了解β-内酰胺酶抑制剂的有关知识

任务书

序号	任务	完成过程说明	成果展示
1	细菌产生耐药性的原因		
2	阿莫西林与克拉维酸钾的复方制剂		
3	克拉维酸与舒巴坦的结构特点，抗菌增效β-内酰胺类抗生素活性		

完成本任务的学习后，填写上述任务书，并以小组为单位及时交送老师。

活动1 学习β-内酰胺酶抑制剂的知识

案例

【2-3】 据媒体报道，广州市妇婴医院曾抢救过一名体重仅650克、25个孕周的早产儿。头孢一代，无效！头孢二代，无效！头孢三代、四代，仍然无效！再上“顶级抗生素”：泰能、马斯平、复兴达……通通无效！后来的细菌药敏检测显示，这个新生儿对7种抗生素均有耐药性！

议一议

根据以上案例和你所知道的有关耐药性的知识，完成表2-12。

表2-12 细菌耐药性学习讨论表

讨论主题	讨论结果
案例中的早产儿对多少种抗生素无效？	
想一想，早产儿为什么对抗生素无效？原因是什么？	

学习材料

（一）β-内酰胺酶抑制剂的作用机制

1. 细菌产生耐药性的原因

某些耐药菌能产生一种保护性酶——β-内酰胺酶，它能使β-内酰胺类抗生素在未到达细

菌作用部位之前将其分解失活，这就是细菌产生耐药性的主要原因。

2. β-内酰胺酶抑制剂的作用机制

β-内酰胺酶抑制剂对β-内酰胺酶有很强的不可逆抑制作用。β-内酰胺类抗生素与β-内酰胺酶抑制剂联合使用是减少细菌对β-内酰胺类抗生素产生耐药性的有效方法。

（二）β-内酰胺酶抑制剂典型药物

克拉维酸钾（Clavulanate potassium）

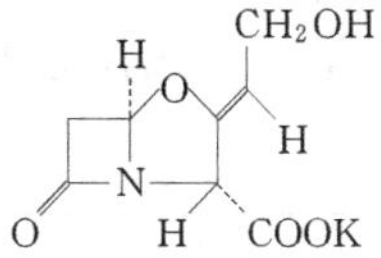

化学名称：(*Z*)-(2*S*,5*R*)-3-(2-羟亚乙基)-7-氧代-4-氧杂-1-氮杂双环［3.2.0］庚烷-2-羧酸钾。

本品为白色至微黄色结晶性粉末；微臭；极易引湿。在水中极易溶解，在甲醇中易溶，在乙醇中微溶，在乙醚中不溶。

本身抗菌作用微弱，但与β-内酰胺类抗生素联合应用，起协同作用。本品对是革兰阳性菌和革兰阴性菌产生的β-内酰胺酶均有效。临床上广泛使用由阿莫西林和克拉维酸钾制成的复方制剂（阿莫西林与克拉维酸钾标示量之比为2∶1或4∶1或7∶1等）。

本品用于治疗耐阿莫西林细菌所引起的各种感染。

舒巴坦钠（Sulbactam sodium）

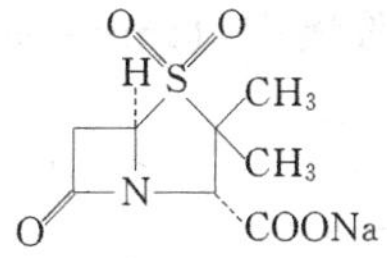

化学名称：(2*S*,5*R*)-3,3-二甲基-7-氧代-4-硫杂-1-氮杂双环［3.2.0］庚烷-2-羧酸钠-4,4-二氧化物。

本品为白色或类白色结晶性粉末；微有特臭；味微苦。在水中易溶，在甲醇中略溶，在乙醇中极微溶解，在丙酮或乙酸乙酯中几乎不溶。

本品是一种广谱的β-内酰胺酶抑制剂，对革兰阳性菌和革兰阴性菌都有作用。当与氨苄西林钠合用时，能显著提高抗菌作用。

本品用于治疗对氨苄西林钠耐药的金葡菌、脆弱拟杆菌、肺炎杆菌和普通变形杆菌引起的感染。

做一做

根据以上学习材料和网络上有关β-内酰胺酶抑制剂的知识，完成表2-13。

表2-13　β-内酰胺酶抑制剂学习讨论表

讨论主题	讨论结果
细菌对β-内酰胺类抗生素产生耐药性的原因是什么？	
β-内酰胺酶抑制剂的作用抗菌增效原因是什么？	

活动2　汇报展示学习成果

通过学生分组讨论、学习活动1的内容和网络上β-内酰胺酶抑制剂的相关知识，教师巡回指导，每组均完成任务书。每组选出代表讲述任务书完成情况，并展示小组成果，教师点评，给予鼓励，并对学习过程、学习成果进行评价和考核。

任务六 拓展学习——其他β-内酰胺类抗生素

任务目标 1. 了解碳青霉烯类、单环β-内酰胺类抗生素的结构特点

2. 了解亚胺培南、氨曲南的临床应用情况

实施过程 学生自主学习，教师指导，学生完成任务书。

任务书

序号	任务	完成过程说明	成果展示
1	碳青霉烯类抗生素的结构特点		
2	单环β-内酰胺类抗生素的结构特点		
3	亚胺培南、氨曲南的临床应用情况		

完成本任务的学习后，填写上述任务书，并以小组为单位及时交送老师。

活动1 了解亚胺培南、氨曲南的有关知识

学习材料

（一）碳青霉烯类抗生素

亚胺培南（Imipenem）

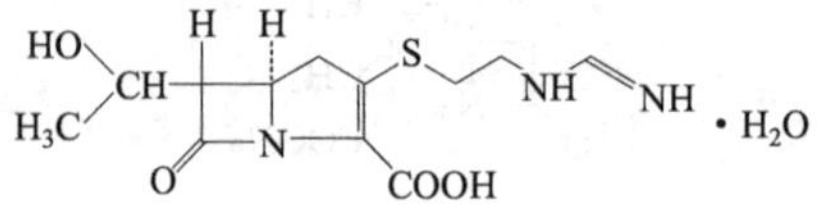

本品具有抗菌活性高、抗菌谱广、耐酶等特点，尤其对脆弱杆菌、铜绿假单胞菌有高效。亚胺培南单独使用时，在肾脏易被肾肽酶代谢失活，在临床上与西司他丁钠合用，保证亚胺培南不被肾肽酶破坏，并能减少肾肽酶的排泄，减轻肾毒性。临床主要用于革兰阳性菌、革兰阴性菌、厌氧菌所致的呼吸道感染，胆道感染，泌尿系统和腹腔感染，皮肤软组织、骨和关节感染，妇科感染等。

（二）单环β-内酰胺类抗生素

氨曲南（Aztreonam）

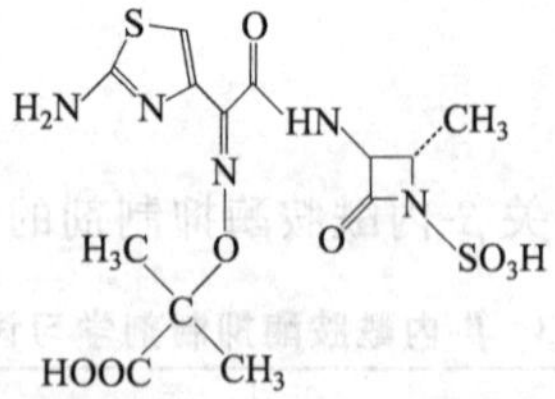

第一个合成得到的单环β-内酰胺类抗生素。对包括铜绿假单胞菌在内的需氧革兰阴性菌有很强的活性，对需氧的革兰阳性菌和厌氧菌作用较小。对各种β-内酰胺酶稳定，能透过血脑屏障，副反应少。临床用于呼吸道感染、尿路感染、软组织感染和败血症等，疗效良好。

做一做

根据以上学习材料和网络上有关亚胺培南、氨曲南的知识，完成表2-14。

表 2-14　亚胺培南、氨曲南学习讨论表

药物	结构类型	作用特点
亚胺培南		
氨曲南		

活动 2　自主学习：超级细菌

案例

【2-4】

(1) 2010 年 7 月以来，伦敦大学学院医院近 6 周的时间内共有 15 名初生婴儿感染不同类型的细菌，其中 13 人身上的细菌对抗生素具有耐药性，9 人的皮肤遭细菌感染，另外 4 人则是血液受到感染，且其中有 3 名出生未满 3 个月的婴儿因此死亡。

(2) 宁夏两患儿被感染超级细菌，原因一直不明。疾控传染病预防控制所有关人员认为，耐药基因不可能是婴儿生来就有的，感染可能与院内环境有关。

学习材料

超级细菌

超级细菌是一种耐药细菌，能在人身上造成脓疮和毒疮，甚至逐渐让人肌肉坏死。更可怕的是，抗生素药物对其无作用，患者会因为感染而引起可怕的炎症、高烧、痉挛、昏迷直至死亡。这种病菌的可怕之处不在于它对人的杀伤力，而是其对普通杀菌药物——抗生素的抵抗能力。人类对这种病菌几乎无药可用。

2010 年，英国媒体爆出：南亚发现新的超级病菌 NDM-1，耐药性极强，可全球蔓延。

钟南山指出：中国大医院用药比例 30%～50%，抗生素费用占 50%。

目前相当多的一般感冒、流感及病毒感染，医生常规开出抗生素的现象相当普遍；另外，农业、渔业大量使用抗生素造成超级细菌的发展。

世界上中国是抗生素滥用最严重的国家，耐药率远高于欧美国家。中国每年生产抗生素 21 万吨，人均消费量是美国的 10 倍，然而真正需要使用的人不到 20%，80%为滥用。

专家认为：一旦真正意义上的“超级细菌”爆发，中国将可能成为“超级细菌”重灾区。

议一议

根据案例 2-4 和网络上有关超级细菌的知识，完成表 2-15。

表 2-15　超级细菌学习讨论表

讨论主题	讨论结果
什么是超级细菌？它是如何产生的？	
超级细菌的危害有哪些？中国为什么可能成为超级细菌的危害的“重灾区”？	
人类如何应对超级细菌？	

活动 3　汇报展示学习成果

通过学生分组讨论、学习活动 1、活动 2 的内容和网络上超级细菌的相关知识，教师巡回指导，每组均完成任务书。每组选出代表讲述任务书完成情况，并展示小组成果，教师点

评，给予鼓励，并对学习过程、学习成果进行评价和考核。

任务七 四环素类抗生素

任务目标 1. 了解四环素类抗生素的基本结构骨架
2. 熟知盐酸土霉素的有关知识
3. 理解盐酸多西环素的有关知识
4. 了解四环素牙的形成

实施过程 1. 学生分组讨论常见的四环素类抗生素有哪些
2. 学生分组讨论四环素牙的形成原因
3. 教师指导，归纳总结
4. 学生完成任务书

教学准备 1. 教师准备任务书及学习材料
2. 学生预习学习材料，并利用网络资源了解四环素类抗生素的有关知识

任务书

序号	任务	完成过程说明	成果展示
1	四环素类抗生素的基本结构骨架		
2	四环素牙形成的原因		
3	列举临床常用的四环素类抗生素		

完成本任务的学习后，填写上述任务书，并以小组为单位及时交送老师。

活动1 学习四环素类抗生素的知识

案例

【2-5】 ×××整容医院接收一名患者，这是一个中度四环素牙的病例。此患者曾在儿时（牙齿发育钙化期）服用了四环素类药物，牙齿颜色为灰黑色，前牙突出。与患者沟通交流后，患者提出了“美白”和“整形”两大要求。最终选定了瓷沉积电脑全瓷牙。

结果：嘴唇因为门牙后收而变得较易闭牢，牙齿洁白、透亮、美观，无论从侧面或正面看，脸型较治疗前都有较大改善。

议一议

根据案例2-5和网络上有关四环素牙的知识，完成表2-16。

表2-16 四环素牙学习讨论表

讨论主题	讨论结果
患者的牙齿怎样？如何形成的？	
医院如何做的？结果怎样？	

学习材料

（一）四环素类抗生素的基本知识

1. 结构特征

四环素类抗生素（Tetracycline Antibiotics）是指由放线菌产生的一类具有氢化并四苯

基本结构的广谱抗生素及其半合成类似物。天然四环素类抗生素常用的药物有金霉素（Chlortetracycline）、土霉素（Oxytetracycline）和四环素（Tetracycline）。

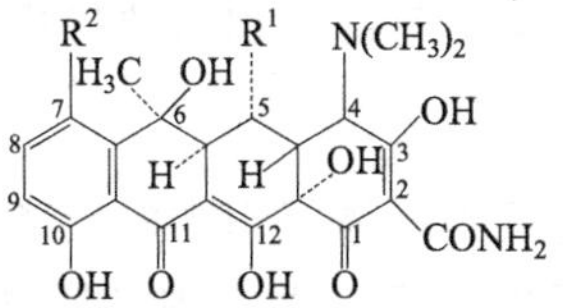

R^1=H　R^2=Cl　金霉素

R^1=OH　R^2=H　土霉素

R^1=H　R^2=H　四环素

2. 理化性质

本类抗生素均为黄色结晶性粉末，味苦；水中溶解度小。结构中含有酸性的酚羟基和烯醇羟基以及碱性的二甲氨基，均显酸碱两性，临床上通常用其盐酸盐。

本类抗生素在干燥状态下稳定，但遇日光可变色。本类药物不稳定结构为 6 位羟基，在酸性下易发生消除反应，生成无活性的黄色脱水物；在碱性条件下易生成内酯结构，活性降低或丧失。

本类药物 C-4 上的二甲氨基在 pH2～6 的条件下，易发生差向异构化，生成极性低毒性大的差向异构体，某些阴离子如磷酸根、枸橼酸根、醋酸根离子的存在加速差向异构化的发生。土霉素由于 C-5 羟基和 C-4 二甲氨基之间形成氢键，4 位最难发生差向异构化。而金霉素由于 C-7 氯原子的空间排斥作用，使其最易发生差向异构化。

（二）四环素类抗生素的典型药物

盐酸土霉素（Oxytetracycline hydrochloride）

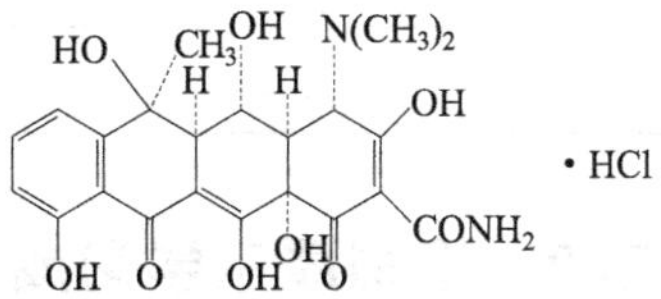

化学名称：6-甲基-4-(二甲氨基)-3,5,6,10,12,12α-六羟基-1,11-二氧代-1,4,4α,5,5α,6,11,12α-八氢-2-并四苯甲酰胺盐酸盐。

别名：盐酸地霉素。

本品为黄色结晶性粉末；无臭，有引湿性。在日光下颜色变暗，在碱溶液中易破坏失效。在水中易溶，在甲醇或乙醇中略溶，在三氯甲烷或乙醚中不溶。

少许本品加硫酸即显朱红色，再加水，溶液变为黄色。

本品加三氯化铁即显橙褐色。

本品为广谱抗生素。用于各种革兰阳性菌及革兰阴性菌引起的感染，对立克次体、滤过性病毒和原虫也有效。

将土霉素不稳定的 6 位羟基去掉，得脱氧土霉素；将 6 位羟基脱水，得甲烯土霉素。二者均比土霉素稳定，活性强。

盐酸多西环素（Doxycycline hyclate）

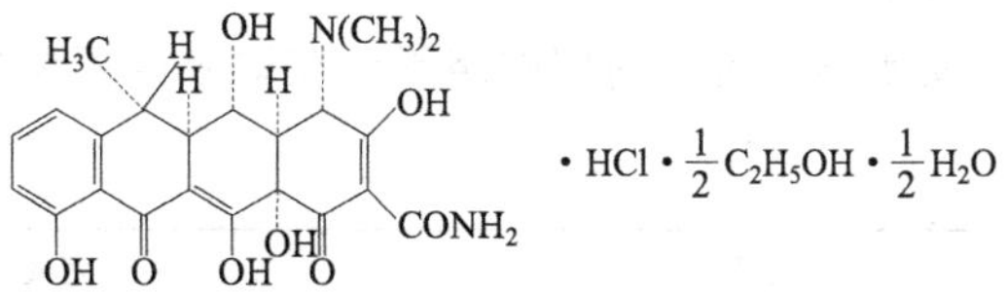

$$\cdot HCl \cdot \frac{1}{2}C_2H_5OH \cdot \frac{1}{2}H_2O$$

化学名称：6-甲基-4-(二甲氨基)-3,5,10,12,12α-五羟基-1,11-二氧代-1,4,4α,5,5α,6,11,12α-八氢-2-并四苯甲酰胺盐酸盐半乙醇半水合物。

别名：盐酸脱氧土霉素、盐酸强力霉素等。

本品为淡黄色至黄色结晶性粉末；无臭，味苦。在水或甲醇中易溶，在乙醇或丙酮中微溶，在三氯甲烷中几乎不溶。

本品主要用于呼吸道感染（如慢性支气管炎、肺炎）和泌尿系统感染等，抗菌作用比四环素强，对四环素耐药菌仍有效。对支原体肺炎、霍乱及出血热等也有良好的疗效。

（三）四环素牙的形成

在儿童牙齿发育的钙化期，四环素类药物可与牙体组织内的钙离子结合，形成极其稳定的配合物，沉积于牙体组织中，使牙永久性着色，临床上称为“四环素牙”。因此，从胚胎4个月到儿童7～8周岁换牙期前，禁用四环素类药物，妊娠期和授乳期的妇女也不宜使用四环素类药物。

做一做

根据以上学习材料和网络上有关四环素类药物的知识，完成表2-17。

表2-17 四环素类药物学习讨论表

讨论主题	讨论结果
四环素类药物的基本结构是怎样的？	
四环素类药物的稳定性如何？	
盐酸多西环素有何结构特点？	
四环素牙是如何形成的？	
怎样合理应用四环素类药物？	

活动2 汇报展示学习成果

通过学生分组讨论、学习活动1的内容和网络上四环素类抗生素的相关知识，教师巡回指导，每组均完成任务书。每组选出代表讲述任务书完成情况，并展示小组成果，教师点评，给予鼓励，并对学习过程、学习成果进行评价和考核。

任务八 实践学习——处方分析

任务目标 懂得四环素类药物不宜与含金属离子药物配伍使用的原因

实施过程 1. 学生分组学习、讨论四环素类药物与含金属离子药物配伍使用的不良后果

2. 教师指导，归纳总结

3. 学生完成任务书

教学准备 1. 教师准备任务书

2. 学生复习前面所学资料，利用网络平台获取米诺环素与氢氧化铝的有关知识

任务书

序号	任务	完成过程说明	成果展示
1	米诺环素的化学结构		
2	米诺环素与氢氧化铝合用的不良反应		

完成本任务的学习后，填写上述任务书，并以小组为单位及时交送老师。

活动 1　处方分析——米诺环素与氢氧化铝

学习材料

米诺环素的有关性质

米诺环素（Minocycline）

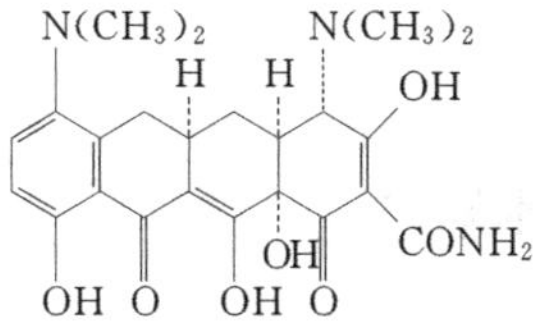

$N(CH_3)_2$　$N(CH_3)_2$　H　H　OH　$CONH_2$　OH　OH　O　OH　O

米诺环素为半合成的四环素类抗生素，能与钙、铁、铝等金属离子形成不溶性的配合物，阻滞四环素类药物的吸收。

结论：米诺环素与氢氧化铝不能配伍使用。

活动 2　汇报展示实践成果

通过学生分组讨论、学习活动 1 的内容和网络上米诺环素的相关知识，教师巡回指导，每组均完成任务书。每组选出代表讲述任务书完成情况，并展示小组成果，教师点评，给予鼓励，并对实践过程、实践成果进行评价和考核。

任务九　大环内酯类抗生素

任务目标　1. 了解大环内酯类抗生素的基本结构特征
2. 熟知红霉素的有关知识
3. 理解红霉素的结构变化

实施过程　1. 学生分组讨论常见的大环内酯类抗生素有哪些
2. 学生分组讨论红霉素的结构变化
3. 教师指导，归纳总结
4. 学生完成任务书

教学准备　1. 教师准备任务书及学习材料
2. 学生预习学习材料，并利用网络资源了解大环内酯类抗生素的有关知识

任务书

序号	任务	完成过程说明	成果展示
1	大环内酯类抗生素的基本结构特征		
2	半合成红霉素的结构变化		
3	列举临床常用的大环内酯类抗生素		

完成本任务的学习后，填写上述任务书，并以小组为单位及时交送老师。

活动 1　学习大环内酯类抗生素的知识

议一议

阅读案例 2-1 和网络上有关大环内酯类抗生素知识，请同学们分组讨论，完成表 2-18。

表 2-18 常见的大环内酯类抗生素

讨论主题	讨论结果
案例 2-1 中应用的大环内酯类抗生素是哪种？	
为什么服用阿奇霉素 1h 后再用米诺环素？	
你知道的大环内酯类抗生素有哪些？	

学习材料

（一）大环内酯类抗生素的基本知识

1. 结构特征

大环内酯类抗生素（macrolide antibiotics）是由链霉菌产生的一类弱碱性抗生素，其结构特征为分子中含有一个十四元或十六元的大内酯环，并通过内酯环上的羟基和去氧氨基糖或 6-去氧糖缩合成碱性苷。这类药物主要有红霉素（Erythromycin）、麦迪霉素（Midecamycin）以及乙酰螺旋霉素（Acetylspiramycin）等。

2. 理化性质

本类抗生素在酸性条件下苷键水解，碱性条件下内酯环开环，在体内也易被酶分解，均可丧失或降低抗菌活性。

（二）大环内酯类抗生素的典型药物

红霉素（Erythromycin）

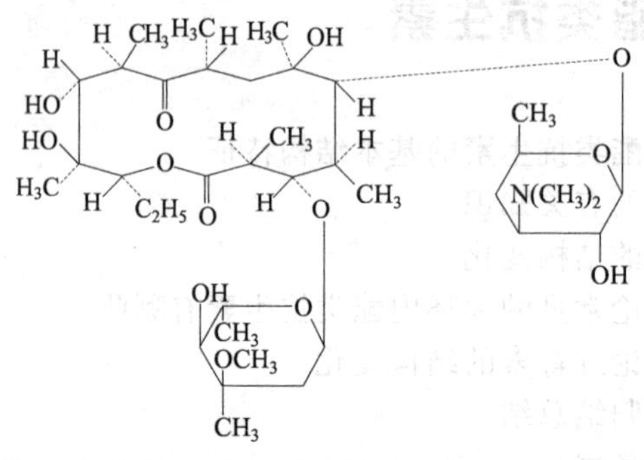

红霉素是由红色链丝菌产生的抗生素，包括红霉素 A、红霉素 B 和红霉素 C，其中红霉素 A 为抗菌主要成分，红霉素 C 的活性较弱，红霉素 B 不仅活性低且毒性大。因此，国产红霉素是指红霉素 A。

本品为白色或类白色的结晶或粉末；无臭，味苦；微有引湿性。在甲醇、乙醇或丙酮中易溶，在水中极微溶解。其无水乙醇溶液（20mg/mL）比旋光度为－71°～－78°。

本品与硫酸作用，即显红棕色。本品的丙酮溶液遇盐酸即显橙黄色，渐变为紫红色，转溶于三氯甲烷溶液中显蓝色。

本品对各种革兰阳性菌和某些革兰阴性菌、支原体等有较强的作用，与临床常用的其他抗生素之间无交叉耐药性，是治疗耐药的金黄色葡萄球菌和溶血性链球菌引起感染的首选药物。

（三）半合成类红霉素

由于红霉素水溶性小，且易被胃酸破坏。通过将 C-5 位的氨基糖 2′-氧原子上制成各种酯的衍生物，可提高红霉素的口服生物利用度以及在水中的溶解度，制得了一系列的红霉素衍生物。

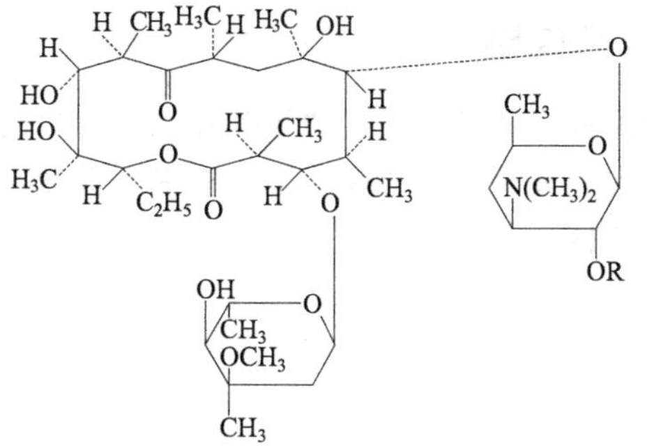

R	
—$CO(CH_2)_2COOC_2H_5$	琥乙红霉素(Erythromycin ethylsuccinate)
—$CO(CH_2)_{16}CH_3$	红霉素硬脂酸酯(Erythromycin sterate)
—$COOC_2H_5$	红霉素碳酸乙酯(Erythromycin ethylcarbonate)

在研究红霉素半合成衍生物时，通过改变 C-6 羟基、C-9 羰基以及 C-8 氢，可阻断降解反应的发生，提高药物对酸的稳定性，得到一系列红霉素类似物。

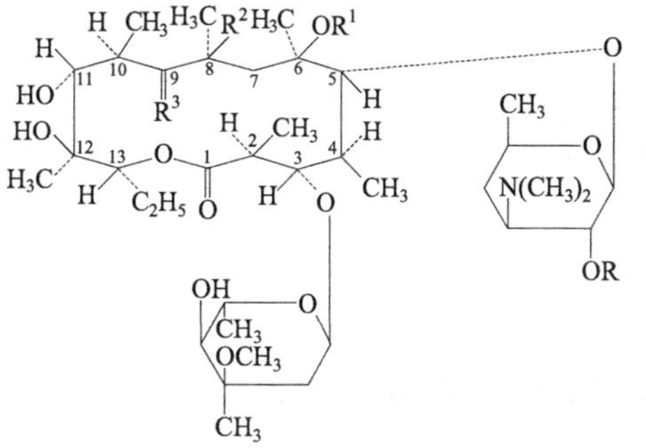

R^1	R^2	R^3	
—CH_3	—H	=O	克拉霉素(Clarithromycin)
—H	—H	=$NOCH_2O(CH_2)_2OCH_3$	罗红霉素(Roxithromycin)
—H	—F	=O	氟红霉素(Flurithromycin)

琥乙红霉素（Erythromycin ethylsuccinate）为红霉素 5 位氨基糖上 2″羟基与琥珀酸单乙酯所成的酯，在体内释放出红霉素发挥作用。本品在胃酸中稳定，且无味，临床上广泛应用，成为口服红霉素的替代品种。临床用途与红霉素相同。

罗红霉素（Roxithromycin）是红霉素 C-9 肟的衍生物，化学稳定性高，生物利用度改善明显，体内抗菌活性较好，毒性也较低。在组织中分布广泛，特别是在非组织中的血药浓度比较高，作用时间优于红霉素。

阿奇霉素（Azithromycin）是红霉素扩环得到的第一个环内含氮的十五环大环内酯类抗生素。其碱性大，对革兰阴性杆菌有较大活性，在组织中的血药浓度高，体内半衰期长。由于阿奇霉素有较好的药代动力学性质，可用于多种病原微生物的感染，特别是性传染疾病，如淋球菌等的感染。

克拉霉素（Clarithromycin）是红霉素 C-9 位羟基甲基化后的产物。具有耐酸，血药浓度高而持久的特点。对需氧菌、厌氧菌、支原体、衣原体等病原微生物有效。克拉霉素口服吸收效果很好，对细胞色素 P450 酶有抑制作用，与其他药物合用时应注意。

做一做

根据以上学习材料和网络上有关大环内酯类抗生素的知识，完成表 2-19。

表 2-19　大环内酯类药物学习讨论表

药物	结构类型	作用特点
红霉素		
琥乙红霉素		
克拉霉素		
罗红霉素		
阿奇霉素		
大环内酯类抗生素的结构特点和类型		

活动2　汇报展示学习成果

通过学生分组讨论、学习活动1的内容和网络上大环内酯类抗生素的相关知识，教师巡回指导，每组均完成任务书。每组选出代表讲述任务书完成情况，并展示小组成果，教师点评，给予鼓励，并对学习过程、学习成果进行评价和考核。

任务十　氨基糖苷类抗生素

任务目标　1. 了解氨基糖苷类抗生素的基本结构特征

2. 了解硫酸链霉素的有关知识

3. 理解阿米卡星的有关知识

实施过程　1. 学生分组讨论常见的氨基糖苷类抗生素有哪些

2. 学生分组讨论氨基糖苷类抗生素引起的永久性耳聋

3. 教师指导，归纳总结

4. 学生完成任务书

教学准备　1. 教师准备任务书及学习材料

2. 学生预习学习材料，并利用网络资源了解氨基糖苷类抗生素的有关知识

任务书

序号	任务	完成过程说明	成果展示
1	氨基糖苷类抗生素的基本结构特征		
2	引起永久性耳聋的药物		
3	列举临床常用的氨基糖苷类抗生素		

完成本任务的学习后，填写上述任务书，并以小组为单位及时交送老师。

活动1　学习氨基糖苷类抗生素的知识

案例

【2-6】 翟某，男，1984年出生，一岁半时因为高烧注射链霉素，引起双耳耳聋，语言功能丧失，由聋导致哑。在高烧前听力方面的发育都很正常，现在只能发简单的音节如爸爸、妈妈等。与人交流只能靠简单手语或者写字，但平时在其身旁大声呼喊，可以觉察。

议一议

根据案例2-6和网络上有关氨基糖苷类药物的知识，完成表2-20。

表2-20　常见的氨基糖苷类抗生素

讨论主题	讨论结果
案例2-6中应用哪种药物引起耳聋？	
你知道的氨基糖苷类抗生素有哪些？	

学习材料

（一）氨基糖苷类抗生素的基本知识

1. 结构特征

氨基糖苷类抗生素（aminoglycoside antibiotics）是由链霉菌、小单孢菌和细菌产生的一类广谱抗生素，其结构特征是由氨基糖（单糖或双糖）与氨基环醇形成的碱性苷，主要代表药物有链霉素（Streptomycin）、卡那霉素（Kanamycin）、庆大霉素（Gentamicin）、新霉素（Neomycin）等。

2. 理化性质

① 结构中具有苷键，易水解。

② 该类抗生素为极性化合物，水溶性较强，在胃肠道很难吸收，需注射给药。

③ 结构中含碱性基团，可与硫酸、盐酸成盐。

④ 除链霉素中链霉糖上的醛基易被氧化外，本类抗生素的固体性质稳定。

3. 临床应用

本类抗生素对葡萄球菌、革兰阴性杆菌、结核分枝杆菌等都有很好的抗菌活性。

4. 毒性

本类抗生素与血清蛋白结合率低，绝大多数以原药形式经肾小球滤过排出，对肾产生毒性；另外，本类抗生素对第八对颅脑神经有较大损害，可引起不可逆性耳聋，尤其对儿童毒性更大。

（二）氨基糖苷类抗生素的典型药物

硫酸链霉素（Streptomycin sulfate）

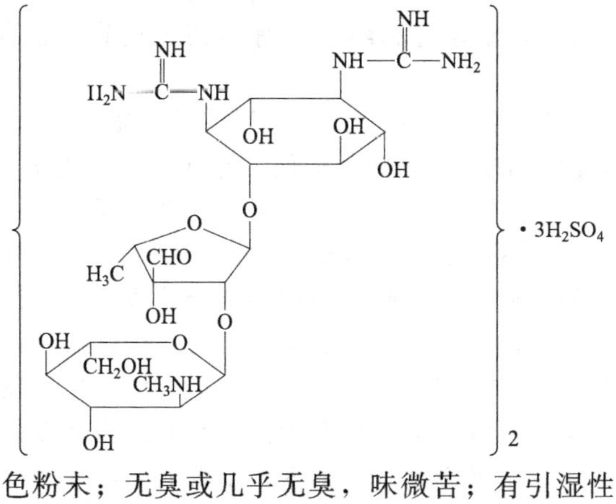

本品为白色或类白色粉末；无臭或几乎无臭，味微苦；有引湿性。在水中易溶，在乙醇或三氯甲烷中不溶。

链霉素分子由链霉胍、链霉糖和 *N*-甲基葡萄糖胺组成。结构中有三个碱性中心，能和各种酸成盐，临床上常用其硫酸盐。

本品水解生成的链霉糖经脱水重排，产生麦芽酚。麦芽酚在微酸性溶液中与三价铁离子形成紫红色配合物，此反应即为麦芽酚反应。

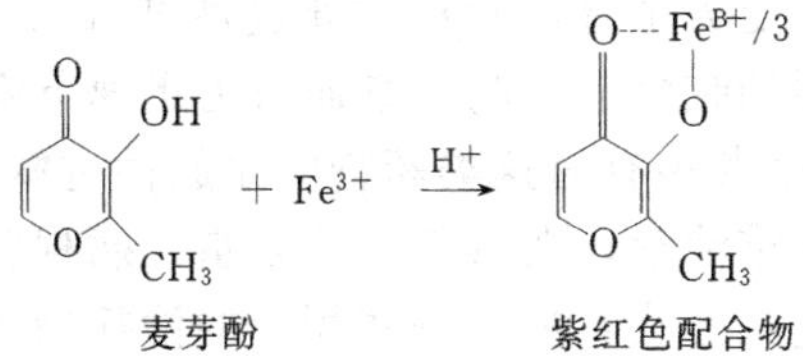

本品水解产物链霉胍与8-羟基喹啉乙醇液和次溴酸钠试液反应，显橙红色。此反应称为坂口反应。

链霉素分子中具有醛基，易被氧化生成无效的链霉素酸；还可被还原剂（如维生素C、葡萄糖等）还原成双氢链霉素，使毒性增加。

本品对结核杆菌的抗菌作用很强，临床上用于治疗各种结核病，特别是对结核性脑膜炎和急性浸润型肺结核疗效较好，对尿道感染、肠道感染、败血症等亦有疗效。单独应用易产生耐药性。

阿米卡星（Amikacin）

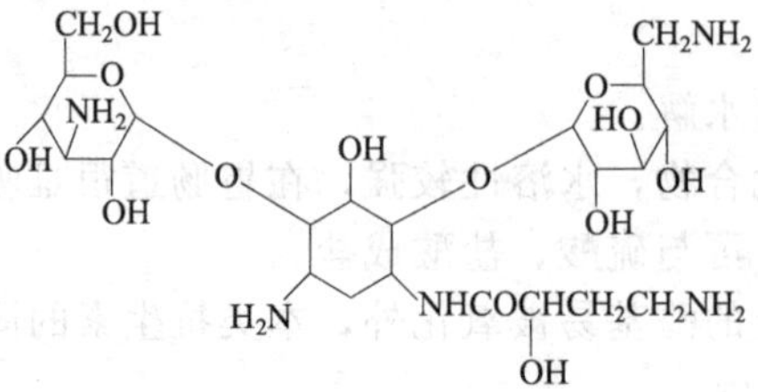

别名：丁胺卡那霉素。

本品为白色或类白色粉末或结晶性粉末；几乎无臭，无味。在水中易溶，在乙醇中几乎不溶。

本品临床主要用于对庆大霉素、卡那霉素耐药的革兰阴性杆菌如大肠杆菌、变形杆菌和铜绿假单胞菌引起的各种感染。

（三）认识药物引起的永久性耳聋

我国目前有听力语言障碍的残疾人2057万，占全国人口的1.6%，其中药物致聋的占30%～40%，人数多达100多万。在我国，由于尚未制定禁止和限制使用耳毒性药物的法律法规，许多耳毒性药物使用十分普遍和随意，有些甚至达到了滥用的程度，应引起高度重视。

目前已发现耳毒性药物达100多种，其中误用或滥用氨基糖苷类抗生素占国内药物致聋的首位。链霉素更易对内耳前庭部分造成损伤（相比于耳蜗部分）。接受1g/天超过1周链霉素治疗的4%～15%的患者，可发生可检测到的耳聋，通常在短暂的潜伏期后（7～10天）出现，如果治疗继续，则逐渐加重，直至变成永久性耳聋。新霉素在所有抗生素中具有最大的耳蜗毒性，当大剂量口服和作为肠道消毒的结肠灌注，特别是在有肠道溃疡或其他黏膜病变存在时，易使有足够量的药物被吸收而损伤听力。卡那霉素和丁胺卡那霉素耳蜗毒性与新霉素近似。紫霉素对前庭和耳蜗均有毒性。万古霉素可引起耳聋，尤其是在有肾功能不良时。庆大霉素和妥布霉素对耳蜗及前庭也有毒性。有人认为这类药物耳毒性的顺序为：新霉素＞庆大霉素＞妥布霉素＞卡那霉素＞链霉素＞丁胺卡那霉素＞小诺霉素。

氨基糖苷类抗生素引起耳聋有3个特点应引起注意：①如庆大霉素、链霉素等引起的听力损害，首先发生在内耳高频率区，使高音听力下降，一般不易被人察觉，待用药数周、数月或停药半年、一年后，毒性扩展至低频率区，患者听话发生困难，这叫“迟发性耳毒反应”，尤以婴幼儿、老年人最为多见；②又如新霉素、卡那霉素等，即使停用，它们在体内也已完全分解、排泄，但由药物引起的内耳毛细胞的退化及听神经细胞的变性萎缩却仍在继续进行，直至听力完全丧失，变为全聋，此称“渐进性耳毒反应”；③再如有人只注射了半支链霉素，就立即发生了剧烈的眩晕、耳鸣，继而听力迅速下降、恶心，出现耳聋等症，此谓“过敏性耳毒反应”，这类患者多有对这类药物的家族性过敏史。

药物性耳聋一旦形成，很难治疗，尤其是病情较重、病程较长的患者更难治疗。但对药物性耳聋也并非束手无策，毫无办法。采取一些积极的治疗措施，可望使部分患者恢复部分听力。治疗药物性耳聋的关键是要早发现、早治疗。在听力下降、耳聋发生以前，一般会有头痛、头晕、耳鸣等症状。在不得不用耳毒性药物的过程中，一旦发现这类症状，要及时停用这些药物，尽早给以适当的治疗。

做一做

根据以上学习材料和网络上有关氨基糖苷类抗生素的知识，完成表 2-21。

表 2-21　氨基糖苷类药物学习讨论表

讨论主题	讨论结果
氨基糖苷类药物为何会引起耳聋？	
氨基糖苷类药物有何结构特点？	
硫酸链霉素有何结构特点？其性质是什么？	

活动 2　汇报展示学习成果

通过学生分组讨论、学习活动 1 的内容和网络上氨基糖苷类抗生素的相关知识，教师巡回指导，每组均完成任务书。每组选出代表讲述任务书完成情况，并展示小组成果，教师点评，给予鼓励，并对学习过程、学习成果进行评价和考核。

任务十一　氯霉素类抗生素

任务目标　1. 熟知氯霉素的有关知识
2. 了解氯霉素引起的再生障碍性贫血

实施过程　1. 学生分组学习氯霉素的有关知识
2. 学生分组讨论氯霉素引起的再生障碍性贫血
3. 教师指导，归纳总结
4. 学生完成任务书

教学准备　1. 教师准备任务书及学习材料
2. 学生预习学习材料，并利用网络资源了解氯霉素类抗生素的有关知识

任务书

序号	任务	完成过程说明	成果展示
1	氯霉素的结构特征、性质、用途		
2	氯霉素引起的再生障碍性贫血		

完成本任务的学习后，填写上述任务书，并以小组为单位及时交送老师。

活动 1　学习氯霉素类抗生素的知识

学习材料

（一）氯霉素类抗生素的基本知识

氯霉素（Chloramphenicol）是由放线菌属的委内瑞拉链霉菌所产生的一类广谱抗生素，现已用化学合成法生产。氯霉素类抗生素对革兰阴性菌的效力比革兰阳性菌强。通过阻止细

菌蛋白质的合成而发挥抗菌作用。长期和多次应用本类抗生素可损害骨髓的造血功能，引起再生障碍性贫血。

（二）氯霉素类抗生素的典型药物

氯霉素（Chloramphenicol）

$$O_2N-C_6H_4-\underset{H}{\overset{OH}{C}}-\underset{NHCOCHCl_2}{\overset{H}{C}}-CH_2OH$$

化学名称：D-苏式-(－)-*N*-[*α*-(羟基甲基)-*β*-羟基-对硝基苯乙基]-2,2-二氯乙酰胺。

本品为白色至微带黄绿色的针状、长片状结晶或结晶性粉末；味苦。在甲醇、乙醇、丙酮或丙二醇中易溶，在水中微溶。熔点 149～153℃。其无水乙醇（50mg/mL）溶液的比旋光度为＋18.5°～＋21.5°。

本品分子中的硝基，经氯化钙和锌粉还原成羟胺衍生物，在醋酸钠存在下与苯甲酰氯反应，生成的酰化物在弱酸性溶液中与三价铁离子生成紫红色配合物。

本品性质稳定，耐热，在干燥状态下可保持抗菌活性 5 年以上，水溶液冷藏几个月，煮沸 5h 不影响抗菌活性。

本品在中性或微酸性（pH 4.5～7.5）水溶液中较稳定，但在强酸、强碱性的水溶液中均可水解失效。

$$O_2N-C_6H_4-\underset{OH}{CH}-\overset{NHCOCHCl_2}{CH}-CH_2OH \xrightarrow{H^+} O_2N-C_6H_4-\underset{OH}{CH}-\overset{NH_2}{CH}-CH_2OH + CHCl_2COOH$$

$$O_2N-C_6H_4-\underset{OH}{CH}-\overset{NHCOCHCl_2}{CH}-CH_2OH \xrightarrow{OH^-} O_2N-C_6H_4-\underset{OH}{CH}-\overset{NHCOCH(OH)_2}{CH}-CH_2OH + 2Cl^-$$

本品在临床上主要用于治疗伤寒、副伤寒、斑疹伤寒，对百日咳、沙眼、细菌性痢疾及尿道感染等也有效。本品虽然毒性较大，但在控制伤寒、斑疹伤寒方面仍是首选药，且对衣原体、支原体有特效，是其他抗生素所不能代替的。

（三）了解氯霉素引起的再生障碍性贫血

氯霉素是临床上引起再生障碍性贫血最常见的药物。一般可分为可逆性红系增生抑制和不可逆性过敏性再障两种形式。

可逆性红系增生抑制是由于氯霉素的毒性所致，与剂量有关，超过一定剂量就会发病，停药后病情可以逐渐恢复。因氯霉素结构中的硝基苯根能抑制血细胞线粒体蛋白质的合成，导致线粒体的损坏。由于个体之间的差异，目前尚没有绝对安全的剂量，一般由医生掌握。

不可逆性过敏性再障，是由于机体对氯霉素敏感或对其解毒能力有缺陷所致，与个体遗传基因异常有关，而与剂量无关。由于这类人群的基因在氯霉素作用下可发生改变，造成骨髓造血多能干细胞不可逆和持久的改变，使其不能分化，结果骨髓三系造血细胞（红系、粒系、巨核细胞）减少，这种病情往往较为严重。

氯霉素引起的再障好发于 12 岁以下的儿童及 50 岁以上的老人，女性发病率是男性的 2～3 倍；这些患者大多有慢性病或荨麻疹、皮疹、婴儿湿疹等过敏病史；半年内曾服用氯霉素者发生再障的危险性为正常人的 33 倍，半数患者是在停药后 1 月余，也有在 4～5 个月后发病，少数在疗程中发病，甚至服药 2 次即发生严重再障，后者预后差，病变常不可逆，病死率高。

做一做

根据以上学习材料和网络上有关氯霉素类药物的知识，完成表 2-22。

表 2-22　氯霉素类药物学习讨论表

讨论主题	讨论结果
氯霉素为何会引起再生障碍性贫血？	
氯霉素有何临床应用？	
氯霉素的结构特征是什么	

活动 2　汇报展示学习成果

通过学生分组讨论、学习活动 1 的内容和网络上氯霉素类抗生素的相关知识，教师巡回指导，每组均完成任务书。每组选出代表讲述任务书完成情况，并展示小组成果，教师点评，给予鼓励，并对学习过程、学习成果进行评价和考核。

任务十二　实践学习——学会几种常见抗生素类药物的定性鉴定和操作技术

任务目标　掌握青霉素钠、硫酸链霉素、氯霉素的定性鉴定原理和操作技术

实施过程　1. 学生分组学习、讨论青霉素钠、硫酸链霉素、氯霉素的定性鉴定技术

2. 学生分组讨论哪些同学不适宜参与本次实验

3. 在教师的指导下，完成青霉素钠、硫酸链霉素、氯霉素的定性鉴定方案

教学准备　1. 教师准备学习材料及实验中用到的试剂、试药

2. 学生预习学习资料，利用网络平台获取青霉素钠、硫酸链霉素、氯霉素的定性鉴定的相关技术、知识

任务书

序号	任务	完成过程说明	成果展示
1	青霉素钠、硫酸链霉素、氯霉素的结构，定性鉴定的方法		
2	实验过程中应注意的问题		

活动 1　学习几种常见抗生素类药物的定性鉴定和操作技术

学习材料

（一）主要试药及仪器

几种常见抗生素类药物的定性鉴定所需试剂见表 2-23。

表 2-23　几种常见抗生素类药物的定性鉴定所需试剂（药品）

原料名称	规格			
青霉素钠	药用			
硫酸链霉素	药用			
氯霉素	药用			
盐酸羟胺饱和液				

续表

原料名称	规格			
氯化铁乙醇液				
醋酸氧铀锌试液				
氢氧化钾试液	0.1mol/L			
次溴酸钠试液				
8-羟基喹啉乙醇液				
硫酸铁铵	固体			
氯化钡试液				
苯甲酰氯				
2,2′-联吡啶乙醇液				
氯化钙溶液				
无水乙醇				
正丁醇				
高锰酸钾				
浓硝酸	CP			
锌粉				
吡啶	CP			
硫酸				
乙醚	CP			
稀盐酸	自配			

仪器：试管、小漏斗、碾体、蒸发皿、空气冷凝器、铂丝。

（二）操作步骤

1. 青霉素钠的鉴定

取本品约5mL，加蒸馏水10滴使之溶解，加盐酸羟胺饱和溶液10滴，加1mol/L氢氧化钠试液5滴，在沸水浴上加热4min，放冷，加1mol/L盐酸5滴及三氯化铁试液1～2滴（勿多加），即显紫红色。

取本品约50mg，加蒸馏水2mL溶解后，加稀盐酸1～2滴，即产生白色沉淀，此沉淀能溶于乙醇、乙醚、三氯甲烷、乙酸戊酯或过量的盐酸中。

取本品约50mg，加蒸馏水2mL使之溶解，加醋酸氧铀锌试液3～5滴，即产生黄色沉淀。

取本品约20mg，加蒸馏水10滴使溶，用盐酸湿润的铂丝取此溶液，在无色火焰中燃烧，火焰即显鲜黄色。

2. 硫酸链霉素的鉴定

取本品约0.5mg，加蒸馏水2mL溶解后，加氢氧化钠溶液1mL与0.1%的8-羟基喹啉的乙醇液1mL，放冷至约15℃，加次溴酸钠试液3滴，即显橙红色。

取本品约20mg，加蒸馏水2mL溶解后，加氢氧化钠试液5滴，置水浴上加热5min，加硫酸铁铵溶液（取硫酸铁铵0.1g，加0.5mol/L硫酸液5mL使之溶解）8滴，即显紫红色。

取本品约0.2mg，加蒸馏水2mL溶解后，加氯化钡试液，即生成白色沉淀；分离，沉淀在盐酸或硝酸中均不溶解。

3. 氯霉素的鉴定

取本品50mg，加吡啶1mL，氢氧化钠试液1mL，混匀，置沸水浴上加热数分钟，吡啶层显深红色。

取本品10mg，加50％乙醇液1mL溶解，加氯化钙溶液3mL与锌粉50mg，置水浴上加热10min，放冷，倾出上清液。加苯甲酰氯2滴，立即强力振摇1min，加氯化铁试液0.5mL与三氯甲烷2mL，水层显紫红色。如按同一方法不加锌粉试研，应不显紫红色。

取本品50mg，加乙醇制氢氧化钠试液2mL使之溶解，可在试管口安装冷凝器，防止乙醇散失，在水浴上加热15min，放冷。加稀硝酸中和至强酸性后，过滤，滤液再加1滴稀硝酸，应无沉淀生成，供试。

① 取上述供试液1mL，加硝酸银试液，即产生白色凝乳状沉淀。沉淀能溶于氨试液，不溶于硝酸。

② 取上述供试液1mL，加稀硫酸使呈酸性，加高锰酸钾结晶数粒，加热即放出氨气，能使碘化钾-淀粉试纸显蓝色。

③ 如供试品为糖衣片，除去糖衣，照上法试验，显相同的反应。

注意事项：凡是对青霉素、链霉素过敏的同学，不能参与本次实验。

活动2　制定青霉素钠、硫酸链霉素、氯霉素定性鉴定方案

根据活动1的学习，学生分组讨论，教师巡回指导，制定青霉素钠、硫酸链霉素和氯霉素定性鉴定初步方案。

每组展示青霉素钠、硫酸链霉素和氯霉素定性鉴定初步方案，选一名代表讲述方案制定过程，青霉素、链霉素和氯霉素定性鉴定方法步骤，技术要点。

对每组制定的方案进行评价，教师总结，给予修改建议。

根据方案评价意见和教师的建议，每组优化青霉素钠、硫酸链霉素和氯霉素定性鉴定方案。

活动3　学生实践：对青霉素钠、硫酸链霉素、氯霉素进行定性鉴定

每组依据学习资料和网络学习知识，依据修改后的青霉素钠、硫酸链霉素、氯霉素的定性鉴定方案，完成实验，教师巡回指导，答疑解惑。

活动4　写出青霉素钠、硫酸链霉素、氯霉素的定性鉴定实践报告书

任务完成后，每组写出青霉素钠、硫酸链霉素、氯霉素的定性鉴定实践报告书，并及时交给老师评阅（表2-24）。

表2-24　几种常见抗生素类药物的定性鉴定实践报告书

<table>
<tr><td colspan="2">实验题目</td><td colspan="6">几种常见抗生素类药物的定性鉴定</td></tr>
<tr><td>班级</td><td></td><td>小组</td><td></td><td>日期</td><td></td><td>天气</td><td></td></tr>
<tr><td colspan="2">实验目的</td><td colspan="6"></td></tr>
<tr><td colspan="2" rowspan="2">实验操作过程</td><td colspan="3">操作步骤</td><td colspan="2">实验现象</td><td>备注</td></tr>
<tr><td colspan="3"></td><td colspan="2"></td><td></td></tr>
<tr><td colspan="2">实验结果</td><td colspan="6"></td></tr>
<tr><td colspan="2">分析讨论</td><td colspan="6"></td></tr>
</table>

活动5 汇报展示实践成果

每组选出一位代表，讲述青霉素钠、硫酸链霉素、氯霉素的定性鉴定过程，并展示实践成果，教师及时给予鼓励，并依据考核方案给予评价（表2-25）。

表2-25 几种常见抗生素类药物的定性鉴定评价表

项目	考核要点	配分	评分标准		扣分	得分
实验前准备	着装、行为 环境 仪器药品 安全、工作记录等	20	1. 着装符合实验实训要求 2. 检查岗位环境，干净、整洁，无其他物品 3. 检查仪器药品是否符合本实验实训要求 4. 检查安全防护措施 5. 任务书、记录册等准备情况	4分 4分 4分 4分 4分		
实验实训过程	仪器设备安装 物料量取、投放 操作过程	40	1. 仪器安装操作正确 2. 是否检查 3. 物料量取准确，加料符合工艺要求 4. 操作规范	10分 2分 8分 20分		
原始记录	填写	10	原始记录是否及时记录，准确，实事求是	10分		
实验实训结束	清场	10	1. 仪器设备清理洗涤 2. 环境卫生清理干净、整洁	6分 4分		
其他	任务书 小组活动 相关知识	20	1. 按时完成任务书 2. 小组学习、讨论积极、热烈 3. 正确回答教师提出的问题	5分 10分 5分		
总分						

思考题

1. 抗生素按化学结构分为哪些类型？试各举2～3个药名。

2. 为什么青霉素G不能口服？其钠盐或钾盐为什么必须制成粉针剂型？

3. 头孢菌素类药物为什么比青霉素类药物稳定？

4. 从结构上分析大环内酯类抗生素在酸或碱中易失效的原因。

5. 某患者，30岁，肺部感染，发热数日，并出现代谢性酸中毒。医生拟用青霉素钠与5%碳酸氢钠合用静脉滴注治疗。试分析该处方是否合理。

6. 收集临床上滥用抗生素导致不良反应的实际案例，进行分析。

7. 何为超级细菌？如何产生的？我们如何应对超级细菌？

项目三

抗菌药及抗病毒药

项目说明

本项目共完成七个任务，主要通过学生分组进行学习、讨论、实践、教师指导等活动，理解并掌握抗菌药及抗病毒药物的类型、结构特征以及重点药物的名称、结构、性质和临床应用特点，目的在于帮助学生胜任对该类药物的制剂、检验、贮存和指导患者合理用药等工作岗位的工作。

任务一 抗菌药的概念

任务目标 1. 了解常用的抗菌药物

2. 理解抗菌药的基本含义

3. 熟知抗菌药的类型

实施过程 1. 学生讨论常见的抗菌药物的类型及代表药物

2. 学生通过讨论和网络资源总结抗菌药的基本含义

3. 教师提供一些图片和资料，归纳总结

教学准备 1. 教师准备任务书及学习材料

2. 学生预习学习材料，并利用网络资源了解抗菌药的相关知识

任务书

序号	任务	完成过程说明	成果展示
1	抗菌药的概念		
2	抗菌药的分类		
3	结合生活，谈谈自己对抗菌药使用的看法		

完成本任务的学习后，填写上述任务书，并以小组为单位及时交给老师。

活动1 归纳抗菌药物的类型

案例

【3-1】

(1) 女，29岁，泌尿系统感染，腹泻。用药：诺氟沙星胶囊加蒙脱石散。

(2) 男，45岁，急性胃肠炎。用药：诺氟沙星胶囊加蒙脱石散。

(3) 男，17岁，感冒，发烧，喘咳。用药：左氧氟沙星，阿奇霉素，复方甲氧明。

议一议

阅读以上案例，并根据网络上有关抗菌药物知识，完成表3-1。

表 3-1 抗菌药物案例讨论表

讨论主题	讨论结果
三个病例用了哪些药物？你知道这些药物的类型吗？	
(1)和(3)中的用药合理吗？为什么？	
你用过诺氟沙星胶囊吗？你的年龄有 18 岁吗？	
……	

学习材料

抗菌药物概念和分类

化学治疗药的概念是 1909 年德国细菌学家 Ehrlich 发现砷凡纳明（Salvarsan）治疗原虫的感染后提出来的。尽管，用化学品治疗微生物感染疾病可追溯到 1619 年前首次报道用金鸡纳树皮提取物治疗疟疾和用土根皮提取物治疗阿米巴肠炎，可能因为一种民间的土法，不能形成学术概念。之后 1932 年磺胺类药物的先驱百浪多息（Prontosil）的发现，使化学治疗药的概念被界定为用化学物质来治疗微生物感染疾病而被普遍地接受。但是由于抗生素的应用，以及很多疾病几乎都可以用化学物质来治疗，因而，化学治疗药的概念已经发生了很大的变化。为此，除微生物感染以外的化学治疗冠以前缀（如肿瘤化学治疗，糖尿病化学治疗），而除抗生素外用于抗微生物感染的药物仍称之为化学治疗药（亦称抗菌药）。

抗菌药是一类抑制或杀灭病原微生物的药物，在临床上有着广泛的用途。它包括抗生素类、喹诺酮类、磺胺类及抗菌增效剂、抗结核病药、抗真菌药和抗病毒药等。

活动 2 汇报展示学习成果

通过学生分组讨论、学习活动 1 的内容和网络上抗菌药的相关知识，教师指导，每组均完成任务书。每组选出代表讲述任务书完成情况，并展示小组成果，教师点评，给予鼓励，并对学习过程、学习成果进行评价和考核。

任务二 喹诺酮类抗菌药

任务目标 1. 掌握诺氟沙星、环丙沙星、氧氟沙星的化学结构及其理化性质；掌握喹诺酮类抗菌药的构效关系。
2. 根据理化性质，联系相关学科知识，让学生理解该类药物在保存、使用时的注意事项。
3. 树立学生高尚的职业道德，联系生活及工作中的实际例子，让学生明白学习专业知识的必要性和重要性。

实施过程 1. 学生分组讨论、学习喹诺酮类抗菌药的相关知识
2. 教师指导，归纳总结
3. 教师指导下，学生讨论总结喹诺酮类抗菌药的构效关系
4. 学生完成任务书

教学准备 1. 教师准备任务书及学习材料
2. 学生预习学习材料，并利用网络资源了解喹诺酮类抗菌药的有关知识

任务书

序号	任务	完成过程说明	成果展示
1	列举几个典型药物		
2	诺氟沙星的结构		
3	诺氟沙星在生活中几乎人人皆知,那么是否能人人皆用?		
4	左氧氟沙星的应用特点		
5	喹诺酮类抗菌药的构效关系		
6	有一8岁儿童肠道感染,家长领孩子到药店买氟哌酸,你作为药店营业员如何处理?从药物结构上说明原因		

本任务完成后，填写上述任务书，并以小组为单位及时交给老师。

活动1　归纳喹诺酮药物的类型

议一议

在日常生活中，经常会出现肠道感染（拉肚子），将你所知道的用于肠道感染的药物填入表3-2，并归类。

表3-2　常见的治疗肠道感染的药物

药　物	类　型
1.	
2.	
3.	
……	

学习材料

喹诺酮类抗菌药的发展概况及分类

喹诺酮类抗菌药是一类以原核生物DNA促旋酶和拓扑异构酶Ⅳ为作用靶点的合成抗菌药。喹诺酮类药物的问世是划时代的。磺胺类药物作为合成抗菌药的代表在临床上应用盛极一时，但随着抗生素类抗菌药出现，其临床应用价值日渐衰落。当人们认为抗菌药就是抗生素时，1962年发现一种具有新的结构类型的抗菌药——萘啶酸（Nalidixic acid），揭开了喹诺酮类抗菌药发展的序幕。此类药物发展极为迅速，已经成为仅次于β-内酰胺类抗生素的抗菌药，在临床上广泛应用。此类药物的发展可分为三个阶段。

1962～1969年为第一阶段。1962年发现的萘啶酸和1967年发现的吡咯酸（Piromidic acid）等是第一代药物。其特点是对革兰阴性菌有明显的抑制作用，对革兰阳性菌和铜绿假单胞菌几乎无作用，易产生耐药性。但活性属于中等，而且在体内易被代谢，作用时间短，对中枢神经系统有明显的副作用，现已很少应用。

1970～1977年为第二阶段。吡哌酸（Pipemidic acid）和西诺沙星（Cinoxacin）等是第二代药物。由于在药物分子结构中引入了哌嗪基团，对DNA促旋酶有较大的亲和作用，抗菌活性大大增强。抗菌谱也从抗革兰阴性菌扩大到抗革兰阳性菌，并且对铜绿假单胞菌也有活性。耐药性低，毒副作用小，临床上用于治疗泌尿道感染和肠道感染及耳鼻喉感染等。

1978年至今为第三阶段。诺氟沙星（Norfloxacin）、环丙沙星（Ciprofloxacin）、氧氟沙星（Ofloxacin）、左氟沙星（Levofloxacin）、依诺沙星（Enoxacin）、洛美沙星（Lomefloxacin）、司帕沙星（Sparfloxacin）等是第三代药物。在其药物分子结构中引入氟原子，使其抗菌谱和药物代谢动力学性质达到极佳，除抗革兰阳性菌和阴性菌外，对支原体、衣原体及分枝杆菌也有作用。其在除脑组织和脑脊液外的各种组织和体液中均有良好的分布，因此，应用范围从泌尿道和肠道感染，扩大到呼吸道感染、皮肤感染、骨和关节感染、腹腔感染、胃肠道感染、伤寒、败血症、淋病等。最令人可喜的是如斯帕沙星等新的喹诺酮类抗菌药对结核杆菌显示强大的抑制作用，而且一些药物的药效可与头孢菌素类药物的药效相媲美。第三代喹诺酮类药物由于抗菌谱广，抗菌作用强，体内分布耐药性低，毒副作用小，为目前最常用的全合成抗菌药。

喹诺酮类药物根据母核的结构特征可分为三类。

（1）萘啶羧酸类　如萘啶酸、依诺沙星。

（2）吡啶并嘧啶羧酸类　如吡哌酸、吡咯酸。

（3）喹啉羧酸类　如诺氟沙星、环丙沙星、氧氟沙星等。

在这三类结构中，喹啉羧酸类药物最多，发展最快，临床应用十分广泛。

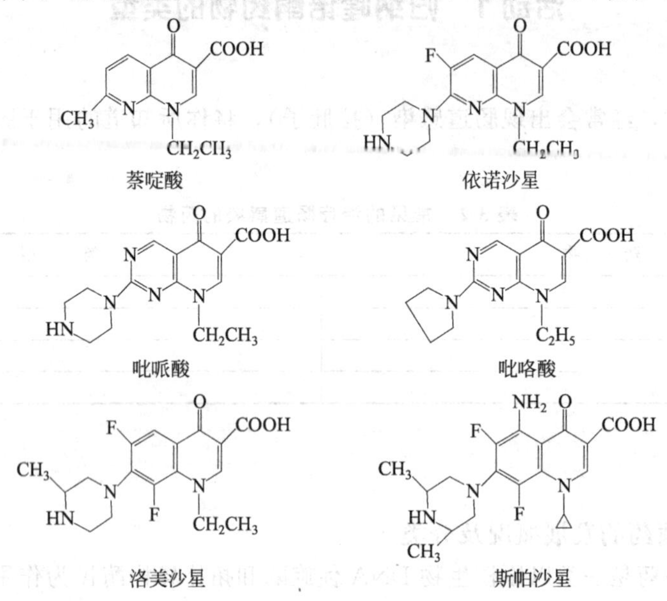

做一做

根据以上学习材料和网络上有关喹诺酮类药物知识，完成表 3-3。

表 3-3　喹诺酮类药物分类学习讨论表

讨论主题	讨论结果
喹诺酮类药物发展经历哪几个阶段？每个阶段药物特点如何？	
喹诺酮类药物根据母核结构分几类？举例说明	

活动 2　学习喹诺酮类典型药物

学习材料

喹诺酮类典型药物

诺氟沙星（Norfloxacin）

化学名称：1-乙基-6-氟-4-氧代-1,4-二氢-7-(1-哌嗪基)-3-喹啉羧酸。

别名：氟哌酸。

本品为类白色至淡黄色结晶性粉末，无臭，味微苦，在空气中能吸收水分，遇光色泽渐变深。在水和乙醇中极微溶解，在二甲基甲酰胺中略溶，在乙酸、盐酸或氢氧化钠溶液中易溶。熔点 218～224℃。

本品为酸碱两性化合物：3-羧基（酸性）、1-叔胺、7-哌嗪环（碱性）。7-哌嗪环光照下易开环分解，开环产物在光照下进一步氧化，颜色变深。故本品应遮光，密封，干燥处保存。

本品与丙二酸、乙酸酐反应显红棕色，可用于鉴别。

本品的 3 位羧基和 4 位酮基极易与金属阳离子（Ca^{2+}、Fe^{2+}、Zn^{2+}）络合。长期大剂量使用，会导致体内金属离子流失，出现缺钙、贫血以及缺锌症状。

本品为第三代喹诺酮类广谱抗菌药。主要通过抑制细菌 DNA 的旋转酶和拓扑异构酶Ⅳ达到抗菌目的。临床主要用于泌尿道、肠道和耳道感染。服用本品时，最好空腹，不宜和含金属离子的食物（牛奶）或药物（葡萄糖酸钙）同服。不宜长期大剂量使用，老人慎用，18 岁以下小儿及青少年禁用。

盐酸环丙沙星（Ciprofloxacin hydrochloride）

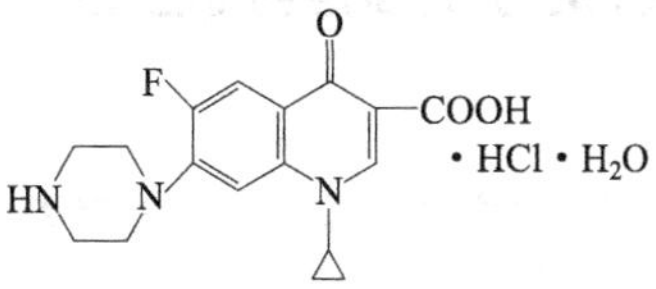

化学名称：1-环丙基-6-氟-1,4-二氢-4-氧-7-(1-哌嗪基)-3-喹啉羧酸盐酸盐一水合物。

别名：环丙氟哌酸。

本品为白色或微黄色结晶性粉末，味苦。在水中溶解，在甲醇中微溶，在乙醇中极微溶解，在氯仿中几乎不溶，在氢氧化钠试液中易溶。

环丙沙星稳定性好，室温保存 5 年未见异常。在 0.05mol/L 盐酸中，90℃加热或用 1%本品水溶液经 50000 lx 光照 12h 后，可检出类似诺氟沙星的哌嗪环的开环产物和脱羧产物。

本品的临床用途较诺氟沙星为广，除用于尿路感染、肠道感染、淋病外，还可用于流感杆菌、大肠杆菌等引起的骨和关节感染、皮肤软组织感染和肺炎、败血症等，可口服。

氧氟沙星（Ofloxacin）

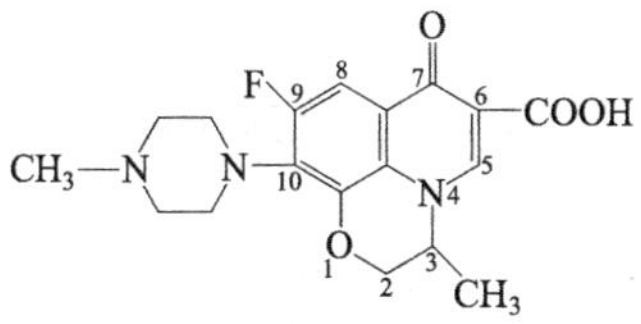

化学名称：(±)-9-氟-2,3-二氢-3-甲基-10-(4-甲基-1-哌嗪基)-7-氧代-7*H*-吡啶并(1,2,3-*d*,*e*)-1,4-苯并噁嗪-6-羧酸。

别名：氟嗪酸。

本品为白色或微黄色结晶性粉末；无臭，味苦，遇光渐变色；在氯仿中略溶，在甲醇中微溶，在冰醋酸中易溶，在稀酸及 0.1mol/L 氢氧化钠溶液中略溶。

本品的抗菌谱与抗菌活性与环丙沙星基本相同，但本品口服吸收好，生物利用度高，不良反应较少。本品临床上主要用于革兰阴性菌所致的呼吸系统、泌尿系统、消化系统、生殖系统感染等。

氧氟沙星结构中含有一个手性碳原子，临床用其消旋体。本品的左旋体为左氟沙星，抗菌活性大于其右旋体的 8～128 倍，主要是因为它们对 DNA 促旋酶的活性不同。左氟沙星与氧氟沙星相比其特点主要有三个方面：①左氟沙星的抗菌活性是氧氟沙星抗菌活性的 2 倍，如对葡萄球菌和链球菌及厌氧菌的活性都比氧氟沙星强；②左氟沙星的水溶性是氧氟沙星的 8 倍，更易于配制成注射液；③左氟沙星的毒副作用小，是已上市喹诺酮类抗菌药中毒副作用最小的一个，副反应发生率只有 2.77%。

做一做

根据以上学习材料和网络上有关诺氟沙星、盐酸环丙沙星和氧氟沙星的知识，完成表 3-4。

表 3-4　诺氟沙星、盐酸环丙沙星、氧氟沙星学习讨论表

药物	结构特点	临床应用特点
诺氟沙星		
盐酸环丙沙星		
氧氟沙星		

活动 3　总结喹诺酮类抗菌药的构效关系

议一议

通过活动 1、活动 2 的学习，同学们进行讨论，完成表 3-5。

表 3-5　喹诺酮类药物结构比较

药　　物	结构共同点	结构不同点	药理作用特点
萘啶酸			
吡哌酸			
氟哌酸			
环丙沙星			
氧氟沙星			

学习材料

喹诺酮类药物的构效关系

通过学习以上喹诺酮类的典型药物，比较它们的结构特征，总结该类药物的化学结构与抗菌效用之间的关系有以下几点：

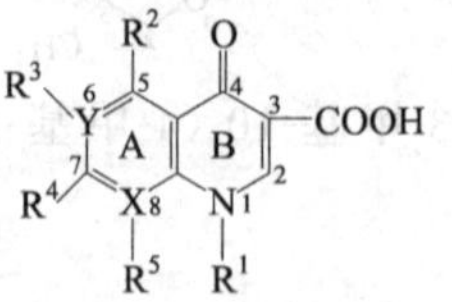

（1）1 位取代基应为烃基或烃基的生物电子等排体，以乙基或与乙基体积相近的环丙基为好。

（2）3 位羧基（—COOH）和 4 位氧（C═O）是药物与 DNA 促旋酶和拓扑异构酶Ⅳ结合的点，是抗菌活性必不可缺少的部分。B 环为吡啶环，若改变对抗菌活性影响较大，所以 4-吡啶酮-3-羧酸为抗菌作用必需的基本药效基团。此类药物又称吡酮酸类抗菌药。

（3）A 环可以作较大的改变。可以是苯环（X＝CH，Y＝CH）、吡啶环（X＝N，Y＝

CH)、嘧啶环（X=N，Y=N）等。

（4）5位被氨基取代，可使活性增强有限，但可提高吸收能力和组织分布选择性。

（5）6位引入氟原子可使抗菌活性显著增强。

（6）7位侧链引入五元或六元杂环，抗菌活性增强，抗菌谱扩大。其中以哌嗪环效果最好。

（7）8位引入氟原子或与1位成氧杂环，可使活性增强，如氧氟沙星。8位引入氟原子的药物，具有光毒性，如司帕沙星。

活动4　学会喹诺酮类抗菌药的合理应用

案例

【3-2】

（1）国外实验　美国一个科学家曾进行一项实验：对一只幼狗连续使用氟哌酸，2个星期后发现幼狗无法走路了。

（2）角色扮演　找出3个学生，一个扮演药店的营业员，一个扮演8岁的小孩，另一个扮演小孩的父亲。情节主要设计为：爸爸带着拉肚子的孩子来到药店购买氟哌酸，当药店销售员知道是孩子要服用时，就坚持不卖，而这位爸爸据理力争要坚持买。销售员耐心讲解，让这位爸爸终于明白：氟哌酸虽然很普遍，但也不是人人能用。

议一议

通过以上案例和演示，完成表3-6。

表3-6　喹诺酮类药物应用学习讨论表

讨论主题	讨论结果
幼狗无法走路的原因何在？	
喹诺酮类抗菌药的共同结构特征是什么？为什么说明18岁以下患者禁用？	
使用喹诺酮类抗菌药应注意哪些方面？	

学习材料

（一）喹诺酮类药物的理化性质

（1）喹诺酮类抗菌药母环结构有叔胺显示碱性，3位有游离的羧基显酸性，故喹诺酮类抗菌药显示酸碱两性，既可溶于酸又可溶于碱。

（2）喹诺酮类抗菌药一般为白色或微黄色结晶性粉末，味苦。

（3）第三代喹诺酮类抗菌药结构中均含有氟原子，有机破坏后，具有氟离子的特征性反应。

（4）喹诺酮类抗菌药在室温下相对较稳定，但在光照下可发生分解反应。在酸性条件下回流可进行脱羧。

（5）喹诺酮类抗菌药当7位上连有含氮杂环时，在酸性条件下，水溶液光照可见分解反应。

（6）喹诺酮类抗菌药结构中的4-羰基-3-羧基，极易与金属离子（如钙、镁、铁、锌等）形成螯合物，不仅降低了药物的抗菌活性，同时也使体内的金属离子排出体外，尤其对妇女、老人和儿童易引起缺钙、贫血、缺锌等副作用。因此，这类药物不宜同牛奶等含钙、铁、锌等的食物和药品同时服用，老人和儿童也不宜应用。

（二）喹诺酮类药物的临床应用及不良反应

喹诺酮类抗菌药临床可用于泌尿系统感染、肠道感染、呼吸道感染、胆道感染、皮肤及软组织感染、骨和关节感染、腹腔感染、眼部感染、耳鼻喉感染、妇科感染、淋病、伤寒、败血症等，有的药物还可用于抗结核病、抗肿瘤和抗艾滋病等。

喹诺酮类抗菌药一般口服吸收迅速，在体内分布广泛，多数药物在尿中能保持高于对病原微生物的最小抑制浓度。

喹诺酮类抗菌药一般存在下列不良反应：①中枢神经系统毒性，如眩晕、困倦、失眠、头痛等；②过敏反应，如药疹、光敏反应；③肝、肾毒性及胃肠道反应，如转氨酶升高、肾实质性肾炎、结晶尿以及恶心、呕吐、口干等；④血液系统毒性，如中性粒细胞及血小板减少等；⑤引起体内金属离子如钙、铁、锌等流失，引起缺钙、贫血、缺锌等副作用。

做一做

根据以上学习材料和网络上有关喹诺酮类药物知识，完成表 3-7。

表 3-7 喹诺酮类药物合理应用学习讨论表

讨论主题	讨论结果
引起胃肠道反应的结构是什么？	
引起光敏反应的结构是什么？	
引起体内金属离子丢失的结构是什么？	

活动 5 汇报展示学习成果

通过学生分组讨论、学习活动 1 至活动 4 的内容和网络上喹诺酮类抗菌药的相关知识，在教师指导下，每组均完成任务书。每组选出学生代表讲述任务书完成情况，并展示小组成果，教师点评，给予鼓励，并对学习过程、学习成果进行评价和考核。

任务三 实践学习——处方分析

任务目标 1. 从处方上学会合理用药的重要性

2. 懂得诺氟沙星在临床上的合理应用

实施过程 1. 学生分组学习、讨论诺氟沙星与蒙脱石散的作用特点

2. 教师指导，归纳总结

3. 学生完成任务书

教学准备 1. 教师准备任务书

2. 学生复习前面所学资料，利用网络平台获取诺氟沙星与蒙脱石散的有关知识

任务书

序号	任务	完成过程说明	成果展示
1	诺氟沙星的结构与作用的关系		
2	蒙脱石散的作用		
3	诺氟沙星与蒙脱石散配伍的合理应用		

完成本任务的学习后，填写上述任务书，并以小组为单位及时交送老师。

活动1 处方分析——诺氟沙星与蒙脱石散

学习材料

处方

(1) 患者症状：女，29岁，泌尿系统感染，腹泻。处方：诺氟沙星胶囊加蒙脱石散。

(2) 患者症状：男，45岁，急性胃肠炎。处方：诺氟沙星胶囊加蒙脱石散。

(3) 患者症状：男，17岁，急性胃肠炎。处方：诺氟沙星加蒙脱石散。

处方分析

处方(1)中诺氟沙星与蒙脱石散合用不合理，蒙脱石散的吸附作用，影响诺氟沙星的吸收，对泌尿系统感染疗效降低。即使二者联用，应服用诺氟沙星1h后，再用蒙脱石散。

处方(2)中诺氟沙星与蒙脱石散合用合理，蒙脱石散的吸附作用，使诺氟沙星的胃肠道吸收减少，药物在胃肠道有较高的浓度，对病原微生物有较强的作用，疗效好。

处方(3)中诺氟沙星应用不合理，患者17岁，而诺氟沙星等喹诺酮类药物临床上禁用于18岁以下的患者。

结论

应根据患者感染情况决定是否诺氟沙星与蒙脱石散联合使用。诺氟沙星禁用于18岁以下人群。

活动2 汇报展示实践成果

通过学生分组讨论、学习活动1的内容和网络上诺氟沙星与蒙脱石散的相关知识，教师巡回指导，每组均完成任务书。每组选出代表讲述任务书完成情况，并展示小组成果，教师点评，给予鼓励，并对实践过程、实践成果进行评价和考核。

任务四 磺胺类抗菌药

任务目标 1. 了解化学治疗药物的起源和意义
2. 熟知磺胺类抗菌药的结构特点和作用机制
3. 掌握磺胺嘧啶、甲氧苄啶的有关知识

实施过程 1. 学生分组讨论常见的化学治疗药有哪些
2. 学生分组学习磺胺类药物的有关知识
3. 教师指导，归纳总结
4. 学生完成任务书

教学准备 1. 教师准备任务书及学习材料
2. 学生预习学习材料，并利用网络资源了解磺胺类抗菌药的有关知识

任务书

序号	任务	完成过程说明	成果展示
1	磺胺类药物的结构特征		
2	磺胺类药物抗菌的作用机制		
3	甲氧苄啶被称为抗菌增效剂的原因，其本身是否有抗菌作用？		
4	复方新诺明的药物组成，从作用靶点方面说明组方原因		

完成本任务的学习后，填写上述任务书，并以小组为单位及时交给老师。

活动1　分析磺胺类抗菌药结构

学习材料

磺胺类药物简介

20世纪初，磺胺类抗菌药的发现，开创了化学治疗药物的新纪元。它的发现，使死亡率很高的细菌性疾病如肺炎、脑膜炎等得到了控制，尤其是作用机制的阐明，开辟一条从代谢拮抗寻找新药的途径，对药物化学的发展起到了重要的作用。现在磺胺类药物已很少使用，而降糖和利尿作用成为其主要用途。目前临床上常用的磺胺类药物有：磺胺甲噁唑、磺胺嘧啶、复方新诺明等。

第一个用于临床的磺胺类药物是百浪多息，进过近30年的探索，到20世纪40年代，药物学家才确定了对氨基苯磺酰胺是磺胺类药物的基本结构：

H_2N—⟨苯环⟩—SO_2NH_2

对氨基苯磺酰胺

做一做

根据磺胺类药物的基本结构，完成表3-8。

表3-8　磺胺类药物的结构分析学习讨论表

结构特点	性　　质
1.	
2.	
3.	
……	

活动2　学习磺胺类典型药物

学习材料

磺胺类药物

磺胺甲噁唑（Sulfamethoxazole）

H_2N—⟨苯环⟩—SO_2NH—⟨5-甲基异噁唑-3-基，CH_3⟩

化学名称：*N*-(5-甲基-3-异噁唑基)-4-氨基苯磺酰胺。

别名：磺胺甲基异噁唑、新诺明。

简称：SMZ。

本品为白色结晶性粉末，无臭，味微苦。易溶于丙酮，在稀盐酸、氢氧化碱溶液和氨溶液中易溶，略溶于乙醇，几乎不溶于水。熔点168～172℃。

本品为酸碱两性化合物，具有芳伯氨基和取代的磺酰氨基，既溶于酸溶液中，又可溶于碱溶液中，成为水溶性盐，可用标准碱液直接滴定进行含量测定。

本品的芳伯氨基在酸性溶液中与亚硝酸钠作用，可发生重氮化反应，生成重氮盐，生成的重氮盐在碱性条件下可与β-萘酚偶合，生成猩红色的偶氮化合物，可以进行鉴别。

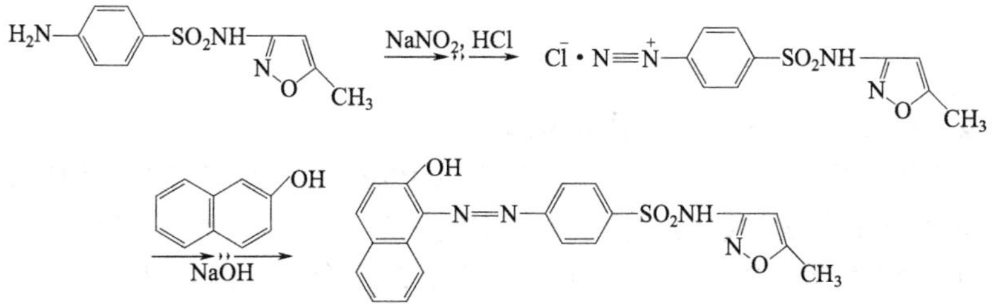

猩红色

本品的芳伯氨基易被氧化，在日光及重金属催化下，氧化反应加速进行，特别是其钠盐或在碱性条件下更易被氧化。本品遇光颜色变黄并逐渐加深。因此本品的盐类注射液需加0.1%硫代硫酸钠溶液作抗氧剂，安瓿内充入惰性气体如氮气以隔绝空气。储存时应密闭，避光。

本品的芳伯氨基乙酰化后生成的衍生物，在水中的溶解度很小。本品在体内排泄时，易与尿酸中的乙酸发生乙酰化，溶解度降低，在泌尿系统形成结晶，引起血尿、结晶尿、闭尿甚至形成泌尿系统结石。因此，长期服用本品应与小苏打同服，多饮水，降低本品的乙酰化率。

本品的半衰期为11h，抗菌作用较强。现多与抗菌增效剂甲氧苄啶合用，这种复方制剂被称为新诺明，抗菌作用增强数倍至数十倍，应用范围也扩大了，临床用于泌尿道和呼吸道感染、伤寒、布氏杆菌病等。对该类药物过敏者禁用，肝、肾功能不全者慎用。

做一做

根据以上学习材料和网络上有关磺胺甲𫫇唑药物知识，完成表3-9。

表3-9 磺胺甲𫫇唑学习讨论表

讨论主题	讨论结果
磺胺甲𫫇唑如何鉴定？	
磺胺甲𫫇唑临床上同服碳酸氢钠，从药物体内代谢上说明其原因	

活动3 理解磺胺类抗菌药和抗菌增效剂的作用机制

议一议

磺胺类药物的基本结构与细菌生长的必需物质对氨基苯甲酸的结构如下：

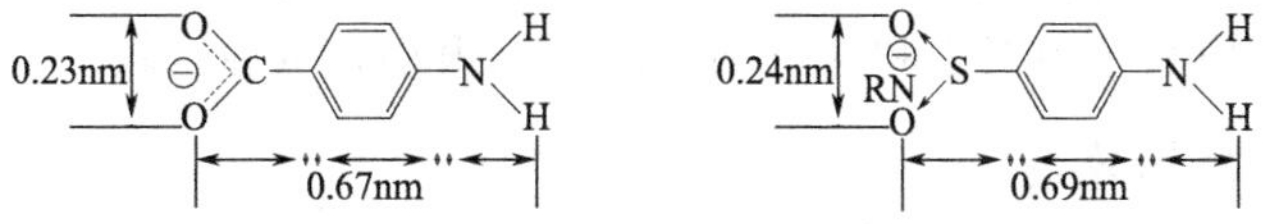

对氨基苯甲酸　　磺胺类抗菌药

请比较二者的结构，填写表3-10。

表3-10 磺胺类药物与对氨基苯甲酸的结构比较学习讨论表

讨论主题	讨论结果
二者结构相似处之一	
二者结构相似处之二	
……	
想一想，二者结构相似会发生哪些情况？	

学习材料

（一）磺胺类药物与甲氧苄啶的作用机制

磺胺类抗菌药的作用机制有多种学说，其中以 Wood-Fields 学说为人们所公认。该学说的要点为：磺胺类抗菌药能与细菌生长繁殖所必需的对氨基苯甲酸（PABA）产生竞争性拮抗，干扰了细菌的酶系统对 PABA 的利用，使其蛋白质合成受阻，从而抑制细菌的生长繁殖。由此开辟了一条从代谢拮抗来寻找新药的途径。

磺胺类抗菌药的作用靶点是细菌的二氢叶酸合成酶，使其不能充分利用 PABA 合成二氢叶酸。PABA 在二氢叶酸合成酶的催化下，与二氢蝶啶焦磷酸酯及谷氨酸，或与二氢蝶啶焦磷酸酯及对氨基苯甲酰谷氨酸合成二氢叶酸。再经二氢叶酸还原酶的作用，还原生成四氢叶酸，后者进一步合成叶酸辅酶 F，再与体内其他代谢物质作用合成 DNA 或 RNA（图3-1）。

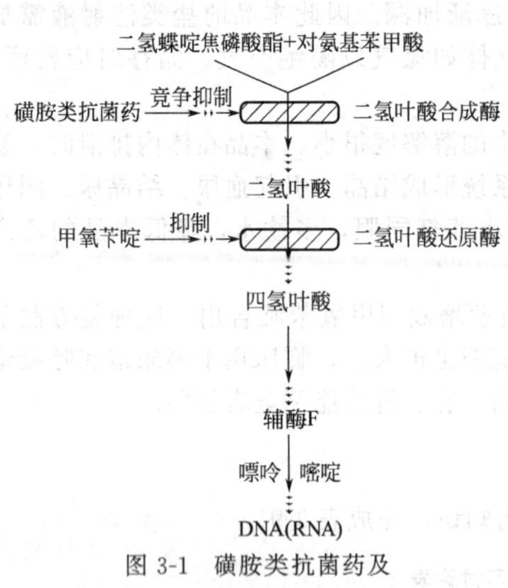

图 3-1　磺胺类抗菌药及甲氧苄啶作用原理示意图

对氨基苯甲酸是细菌生长繁殖过程中的必需物质二氢叶酸的原料，磺胺类抗菌药的化学结构在分子大小、形状及电荷分布上与对氨基苯甲酸极为相似，可以与对氨基苯甲酸竞争二氢叶酸合成酶，使细菌二氢叶酸的合成受到干扰，致使细菌生长受阻。

从作用原理看，磺胺类抗菌药对人体无影响。因为微生物不能从环境中摄取二氢叶酸，必须在其体内合成，而人和哺乳动物可以自食物中摄取二氢叶酸。凡需自身合成二氢叶酸的微生物对磺胺类抗菌药都敏感。

抗菌增效剂甲氧苄啶是二氢叶酸还原酶可逆性抑制剂，它可阻止二氢叶酸被还原成四氢叶酸。当磺胺类抗菌药与甲氧苄啶合用时，形成协同抗菌作用，使细菌体内的叶酸代谢受到双重阻断，抗菌作用成倍增加，并使磺胺类抗菌药具有杀菌作用，且可减少细菌耐药性的产生。故甲氧苄啶又被称为磺胺增效剂。后来发现甲氧苄啶还可增强多种抗生素（如四环素、庆大霉素）的抗菌作用，所以又称为广谱增效剂。

甲氧苄啶对人和哺乳动物的二氢叶酸还原酶同样具有可逆性抑制作用，但由于甲氧苄啶对人和哺乳动物的二氢叶酸还原酶的亲和力要比对微生物的二氢叶酸还原酶的亲和力弱 1 万～6 万倍，因此，甲氧苄啶对人和哺乳动物的影响很小，毒性也较微弱。

（二）磺胺类抗菌增效剂

甲氧苄啶（Trimethoprim）

化学名称：5-[(3,4,5-三甲氧基苯基)-甲基]-2,4-嘧啶二胺。

别名：甲氧苄胺嘧啶。

简称：TMP。

本品为白色或类白色结晶性粉末；无臭，味苦。在氯仿中略溶，在乙醇或丙酮中微溶，在水中几乎不溶，在冰醋酸中易溶。熔点 199～203℃。

取适量 TMP，用温热乙醇溶解，稀硫酸酸化，再加入碘-碘化钾溶液，产生棕褐色沉淀。

本品为二氢叶酸还原酶抑制剂，具有光谱抗菌作用。本品常与磺胺类抗菌药合用，治疗呼吸道感染、尿路感染、肠道感染、脑膜炎和败血症等。对伤寒、副伤寒疗效不低于氨苄西林。也可增强多种抗生素（如四环素、庆大霉素）的抗菌活性。

甲氧苄啶与磺胺甲噁唑配伍时的比例一般为 5∶1，这种复方制剂被称为复方新诺明。甲氧苄啶与其他抗生素合用也可增强抗菌作用。

做一做

根据以上学习材料和网络上有关磺胺类药物作用机制和抗菌增效剂知识，完成表 3-11。

表 3-11　磺胺类药物作用机制和抗菌增效剂学习讨论表

讨论主题	讨论结果
复方新诺明由哪两种药物组成？	
磺胺类药物的作用靶点是什么？甲氧苄啶的作用靶点是什么？	
甲氧苄啶是如何增强磺胺类药物疗效的？	
你还知道其他的抗菌增效剂吗？	

活动 4　自主学习：了解磺胺类药物的发展

学习材料

磺胺类药物的发展

对氨基苯磺酰胺早在 1908 年已合成，当时只作为合成偶氮燃料的中间体，并未认识到它的医疗作用。1932 年 Domagk 发现含有磺酰氨基的偶氮染料百浪多息（Prontosil）可以使鼠和兔免受链球菌和葡萄球菌的感染。1933 年报告了用百浪多息治疗由葡萄球菌感染引起的败血症有效，引起了人们的重视。为了改善百浪多息的水溶性问题，又制备了水溶性较好的新百浪多息。

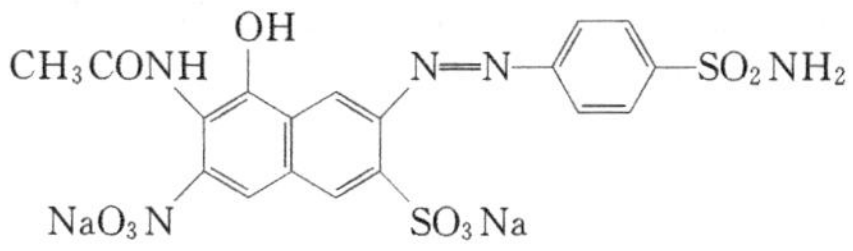

新百浪多息 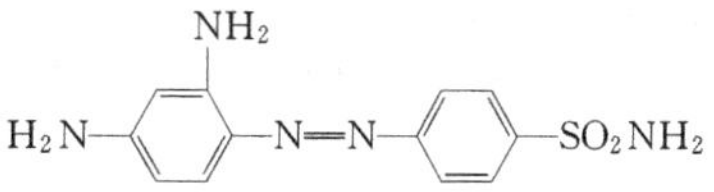　　百浪多息

当时受分子结构中偶氮基（—N═N—）染色作用的影响，曾认为偶氮基是抑菌的有效基团，又称“偶氮学说”。但其后发现百浪多息在体外无抑菌作用，并非所有的含有偶氮基团的化合物均有抗菌作用，偶氮基团为“生效基团”的说法被动摇。

其后发现百浪多息在体内的代谢产物为对乙酰氨基苯磺酰胺，并确定它在体内外均具有生理活性，由此确定磺胺类抗菌药的基本结构为对氨基苯磺酰胺。此后磺胺类抗菌药的发展极为迅速，到 1946 年已经合成了 5500 多种磺胺类化合物，有 20 余种供临床应用，如磺胺醋酰（Sulfacetamide）、磺胺嘧啶（Sulfadiazine）、磺胺噻唑（Sulfathiazole）和磺胺咪（Sulfaguanidine）等。

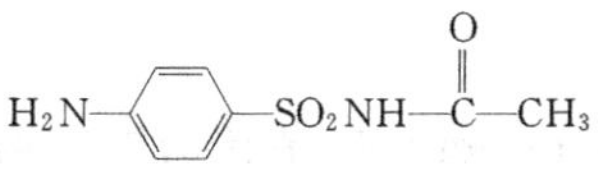

磺胺醋酰 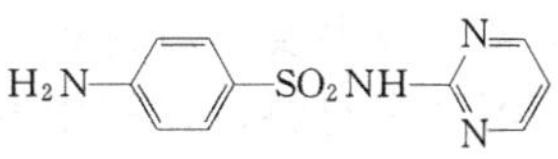　　磺胺嘧啶

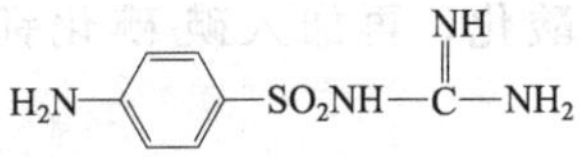

磺胺咪 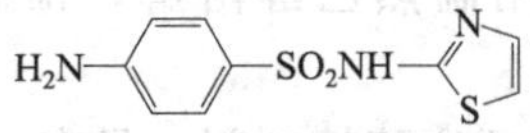　　　　磺胺噻唑

1940年青霉素的问世及在临床上的应用，使磺胺类抗菌药的研究发展一度受阻。但随着青霉素的过敏性、不稳定性、耐药性等缺点的显现，使磺胺类药物的研究再度受到关注，20世纪60年代磺胺类抗菌药的开发又进入了一个新时期，磺胺甲噁唑（Sulfamethoxazole）、磺胺对甲氧嘧啶（Sulfamethoxydiazine）等中长效磺胺类抗菌药相继问世。此外，还发现了磺胺类抗菌药的增效剂甲氧苄啶。在此期间，对磺胺类抗菌药的作用机制和构效关系都进行了深入的讨论，并建立了药物化学的抗代谢学说。

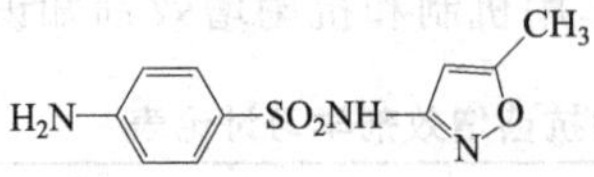

磺胺甲噁唑 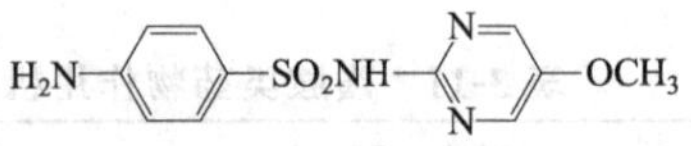　　　　磺胺对甲氧嘧啶

做一做

根据以上学习材料和网络上有关磺胺类药物发展知识，完成表3-12。

表3-12　磺胺类药物发展学习讨论表

讨论主题	讨论结果
第一个发现的磺胺类药物是什么？	
磺胺类药物的发展为什么走了弯路？	
甲氧苄啶是如何增强磺胺类药物疗效的？	
如何确定磺胺类药物的基本结构是对氨基苯磺酰胺？	

活动5　汇报展示学习成果

通过学生分组讨论、学习以上内容和网络上磺胺类抗菌药和抗菌增效剂的相关知识，教师指导，每组均完成任务书。每组选出代表讲述任务书完成情况，并展示小组成果，教师点评，给予鼓励，并对学习过程、学习成果进行评价和考核。

任务五　结核病防治药物

任务目标　1. 熟知抗结核药物的类型

2. 掌握异烟肼、乙胺丁醇等抗结核药的知识

实施过程　1. 学生分组讨论结核病以及抗结核药的相关知识

2. 学生分组学习抗结核药物的类型有哪些

3. 学生通过讨论对氨基水杨酸钠的结构，分析其化学性质、鉴定方法

4. 教师指导，归纳总结

5. 学生完成任务书

教学准备　1. 教师准备任务书及学习材料

2. 学生预习学习材料，并利用网络资源熟知抗结核药物的有关知识学生自主学习，教师指导，完成任务书

任务书

序号	任务	完成任务过程	成果展示
1	结核病的传播途径、防治方法		
2	举例说明常用抗结核病药物的类型		
3	异烟肼、对氨基水杨酸钠的结构、性质及临床用途		

完成本任务的学习后，填写上述任务书，并以小组为单位及时交送老师。

活动1　认识结核病及防治药物类型

案例

【3-3】患者，男，75岁。轻咳、乏力、倦怠3个月。胸片见左上中肺斑点斑片条索状阴影，密度较高，边界不清。30年前患“肺结核”，服用异烟肼等药2年，治愈。

诊断　左肺继发型结核，涂阳，进展。

处方

处方1　异烟肼片：0.1g×100片。用法：每次0.3g，每日1次，口服。

处方2　利福平胶囊：0.15g×100粒。用法：每次0.45g，每日1次，口服。

处方3　吡嗪酰胺片：0.25g×100片。用法：每次0.5g，每日3次，口服。

处方4　乙胺丁醇片：0.25g×100片。用法：每次0.75g，每日1次，口服。

结果　治疗后症状逐渐消失，对抗结核治疗耐受良好，3个月后痰菌阴转，胸片见病灶吸收，范围缩小，仅存较高密度条索或钙化影。完成6个月治疗方案停药。随访2年，病情稳定。

议一议

阅读案例3-3及网络上有关抗结核药知识，完成表3-13。

表3-13　案例3-3学习讨论表

讨论主题	讨论结果
案例3-3中患者服用了哪些药物？	
你知道这些药物的类型吗？	
患者为什么要合用这么多抗结核药？	

学习材料

关于结核病的基本常识及防治方法

结核病是一种由结核杆菌引起的慢性传染病。结核病可以发生在身体的任何部分，最常见的是肺结核。肺结核的主要症状是咳嗽、咳痰、痰中带血、午后低烧、胸痛、食欲不振、疲乏和消瘦。

肺结核患者在咳嗽、打喷嚏、大声说话时，会把带有结核菌的飞沫播散到空气中，周围人群吸入带有结核菌的飞沫即可能受到传染。健康人可能通过吸入传染性肺结核患者喷出的飞沫而被感染。但是，一般人感染结核菌后不会发病，只有身体抵抗力低的时候才会发病。感染结核菌的人群一生中发生结核病的概率约为10%。感染结核菌但不发病的人不会传染他人。肺结核患者在传染期间主要注意和家人隔离，最好要有单独的卧室，光线要充足。如果没有条件，则分床和分头睡，保证通风良好。患者所在房间可用紫外线照射消毒，每日或隔日一次，每次 2 小时。患者用过的食具、衣物等耐热物煮沸消毒，煮沸时间为 10～15 分钟。患者用过的衣物要经常清洗并在太阳下曝晒，以达到杀死结核菌的目的。患者要避免对着别人大声说话，咳嗽、打喷嚏等要捂住口鼻，痰要用纸包好焚烧，不要随地吐痰。特别要注意保护儿童，大部分儿童结核病是由家庭成员传染的。肺结核病如果能坚持吃完 6～8 个月的药，是可以治好的；但如果不坚持吃药，就不能治愈或变成耐药的患者，很难再完全治好。

抗结核病药根据化学结构分为合成抗结核病药和抗生素抗结核病药两大类。

活动 2　学习常用的抗结核病药

学习材料

合成抗结核病药

1944 年发现苯甲酸和水杨酸能促进结核杆菌的呼吸，根据代谢拮抗原理，寻找其他的抗结核病药，终于在 1946 年找到了对结核杆菌有选择性抑制作用的对氨基水杨酸钠（Sodium *p*-aminosalicylate）。1950 年在合成氨基硫脲类化合物时，意外地发现了中间体异烟肼（Isoniazid）具有强大的抑制和杀灭结核杆菌的作用，成为抗结核病首选药物之一。1962 年采用随机筛选的方法又发现了盐酸乙胺丁醇（Ethambutol hydrochloride），结构中含有两个手性碳原子，它的右旋体抗结核活性较强，与其他抗结核病药无交叉耐药性，可用于治疗对异烟肼、链霉素有耐药性的各型肺结核及肺外结核，可单用，但多与异烟肼、链霉素合用，以提高活性。

$$CH_3CH_2-\underset{CH_2OH}{\overset{H}{C}}-NHCH_2CH_2CHN-\underset{H}{\overset{CH_2OH}{C}}-CH_2CH_3\cdot 2HCl$$

盐酸乙胺丁醇

对氨基水杨酸钠（Sodium *p*-aminosalicylate）

COONa, OH, NH_2 $\cdot 2H_2O$

化学名称：4-氨基-2-羟基-苯甲酸钠盐二水合物，简写为 PAS-Na。

本品为白色或类白色结晶性粉末，无臭，味甜带咸。在水中易溶（1∶2），其 2%水溶液 pH＝6.5～7.0。在乙醇中略溶，在乙醚中不溶。

（1）羧酸的性质　本品水溶液在酸性条件下受热，结构中的羧基易脱去生成间氨基苯酚。脱羧反应受温度及 pH 影响较大。在酸性条件下脱羧较快，在中性或偏碱性条件下较慢；温度愈高，脱羧也愈快。本品见光或遇热，色泽变深，可显淡黄、黄或红棕色，这是脱羧后生成的间氨基苯酚继续被氧化成醌所致。所以药典规定本品制成粉针剂，于临用前加水溶解，遮光条件下使用。

COOH, OH, NH_2 $\xrightarrow[H^+]{-CO_2}$ OH, NH_2 $\xrightarrow{[O]}$ HO, OH, O, O, H_2N, NH_2 $\xrightarrow{[O]}$ HO, OH, O, O, HO, OH

（2）定性鉴定反应　本品结构中具有芳伯氨基，可进行重氮化和偶合反应。

（3）酚羟基的性质（鉴定）　本品结构中具有酚羟基，在稀盐酸中，与三氯化铁作用生成紫红色配合物，放置 3h，不产生沉淀（与 5-氨基水杨酸钠区别）。

本品在体内与对氨基苯甲酸竞争二氢叶酸合成酶，使二氢叶酸形成发生障碍，蛋白质合成受阻，致使结核杆菌不能繁殖和生长。本品口服吸收快且完全，但不易透入脑脊液和细胞。因排泄快、使用剂量大以及只对结核杆菌有抑制作用，所以很少单独使用，多与异烟肼、链霉素合用，以增强疗效和避免细菌产生耐药性。本品主要副作用为胃肠不适，如恶心、呕吐、食欲不振、腹泻、腹痛等。饭后服用或同服碳酸氢钠可减轻症状。

异烟肼（Isoniazid）

O
‖
C—$NHNH_2$
N

化学名称：4-吡啶甲酰肼。

别名：雷米封。

本品为无色结晶，或为白色至类白色结晶性粉末，无臭，味微甜后苦，遇光渐变质。本品在水中易溶（1：8），微溶于乙醇，极微溶于乙醚。熔点170～173℃，$pK_a=10.8$。

本品含有酰肼基结构，不稳定，在酸或碱作用下，均可水解生成异烟酸和肼。游离肼的存在使毒性增加，水解变质后的异烟肼不可再供药用。光、金属离子、温度、pH等均可影响异烟肼的水解速度。注射用的异烟肼应制成粉针剂，100℃、30min灭菌，使用前再配制成水溶液，并用盐酸调pH为5～6。

异烟肼的肼基具有还原性，可被多种弱的氧化剂氧化，如与硝酸银试液作用，异烟肼被氧化生成异烟酸，同时生成氮气与黑色的金属银沉淀；在酸性溶液中与溴酸钾作用生成异烟酸、溴化钾，并放出氮气。

$CONHNH_2$ / N $+ 4AgNO_3 + H_2O \longrightarrow$ $COOH$ / N $+ 4Ag\downarrow + N_2\uparrow + 4HNO_3$

3 $CONHNH_2$ / N $+ 2KBrO_3 \longrightarrow$ 3 $COOH$ / N $+ 2KBr + 3N_2\uparrow + 3H_2O$

异烟肼与香草醛缩合生成异烟腙，为黄色结晶，熔点228～231℃（分解）。异烟腙也具有较好的抗结核杆菌活性。

$CONHNH_2$ / N + CHO / OCH_3 / OH $\longrightarrow$ $CONHN{=}CH$— / OH / OCH_3 / N

黄色

异烟肼可以与铜离子、铁离子、锌离子等金属离子结合，如与铜离子在酸性条件下生成一分子螯合物，呈红色，在pH7.5时，生成二分子螯合物。微量金属离子的存在可使异烟肼溶液变色，故配制其注射液时，避免与金属器皿接触。

C O—Cu^+ N NH_2

一分子螯合物
(红色)

H_2N N C O O—Cu^+—O C N NH_2

二分子螯合物

异烟肼口服后迅速被吸收，食物及耐酸性药物可干扰或延误其吸收，特别是含有铝的耐酸药物，例如氢氧化铝凝胶。因此，异烟肼应空腹服用。异烟肼在包括病灶在内的各种组织中均能有很好的吸收，其大部分代谢物无活性，主要代谢物为*N*-乙酰异烟肼，约占服用量的50%～90%，并由尿排出。*N*-乙酰异烟肼的抗结核活性只有异烟肼的1%。在人体内这种乙酰化作用受到乙酰化酶的控制，乙酰化酶的活性受基因控制。因此，应根据乙酰化速度的差异，调节患者的用药量。

本品为临床上常用的抗结核病药，对结核杆菌具有抑制杀灭作用，疗效好，用量小，易于口服，用于各种类型的活动性结核病，因其较易透过血脑屏障，故尤适用于结核性脑膜炎。本品多与链霉素、对氨基水杨酸钠合用，减少结核杆菌耐药性的产生。

做一做

根据以上学习材料和网络上有关合成抗结核药物的知识，完成表3-14。

表3-14　合成抗结核药学习讨论表

药　物	结构特点	性质	药理作用特点
对氨基水杨酸钠			
异烟肼			
乙胺丁醇			

学习材料

抗生素类抗结核病药

抗生素类抗结核病药主要有硫酸链霉素和利福霉素类等。链霉素为氨基糖苷类抗生素，对结核杆菌具有抑制杀灭作用，临床主要用于治疗各种结核病，对急慢性浸润性肺结核有很好的疗效。其缺点是：结核杆菌对其易产生耐药性；对第八对脑神经有显著损害，严重时可导致眩晕、耳聋；对肾脏也有毒性。与对氨基水杨酸钠或异烟肼合用，可减少耐药性的产生。其结构、性质等详见项目二中的任务十。

利福霉素是链丝菌发酵所产生的一类抗生素，包括利福霉素A、利福霉素B、利福霉素C、利福霉素D、利福霉素E五种成分。其中利福霉素A、利福霉素C、利福霉素D、利福霉素E为碱性物质，性质不稳定且难分离，称为利福霉素混合体。仅利福霉素B分离得到了纯品。利福霉素的化学结构为27个碳原子的大环内酰胺，环中含有一个萘母核，它是一个平面芳核与一立体脂肪链相连所成桥环的大环内酰胺类抗生素。

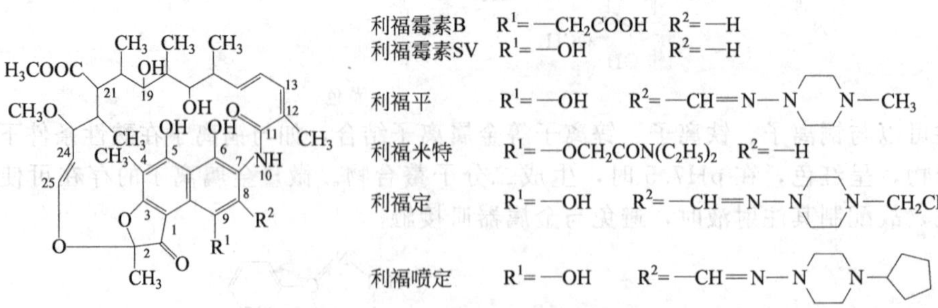

利福霉素B　R^1=—CH_2COOH　R^2=—H
利福霉素SV　R^1=—OH　R^2=—H
利福平　R^1=—OH　R^2=—CH=N—N(哌嗪)N—CH_3
利福米特　R^1=—$OCH_2CON(C_2H_5)_2$　R^2=—H
利福定　R^1=—OH　R^2=—CH=N—N(哌嗪)N—$CH_2CH(CH_3)_2$
利福喷定　R^1=—OH　R^2=—CH=N—N(哌嗪)N—(环戊基)

为寻找口服吸收好、抗菌谱广、长效和高效的抗结核药，对利福霉素进行结构改造，以利福霉素SV与1-甲基-4-氨基哌嗪形成腙，得利福平（Rifampin）。因而，利福平是半合成的抗生素，其抗结核活性比利福霉素高32倍，但缺点是细菌对其产生耐药性较快。

以利福平为基础，进一步合成新的衍生物，其中在临床应用较为突出的是利福定（Rifandin）和利福喷丁（Rifapentine）。利福定的抗菌谱与利福平相似，对结核杆菌和麻风杆菌有良好的抗菌活性。但其用量仅为利福平的1/3，口服吸收良好，毒性低。利福喷定的抗菌谱与利福平相似，但其抗结核杆菌作用比利福平强2～10倍。

利福平（Rifampin）

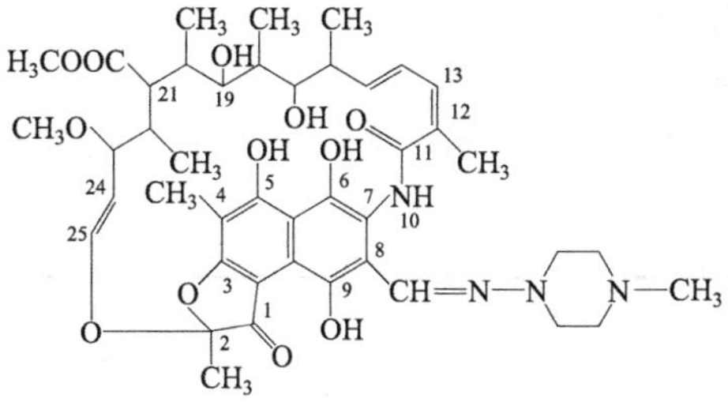

化学名称：3-{[(4-甲基-1-哌嗪基)亚氨基]甲基}利福霉素。

别名:甲哌利福霉素。

本品为鲜红色或暗红色结晶性粉末,无臭,无味;在氯仿中易溶,在甲醇中溶解,在水中几乎不溶。其1%水混悬液的pH为4～6.5。本品遇光易变质,水溶液易氧化损失效价。

本品遇亚硝酸溶液易被亚硝酸氧化成暗红色的酮类化合物。

本品分子结构中含有1,4-萘二酚结构,在碱性条件下易氧化成醌型化合物。

利福平抑制细菌DNA依赖RNA聚合酶,并且对细胞内外的结核杆菌均显较高的活性。利福平对革兰阴性菌和革兰阳性菌都有较强的抑制作用,但由于利福平对这些细菌的穿透能力差,所以,对这些病原微生物的感染治疗较少。本品主要用于耐药的结核杆菌感染,对进行性空洞肺结核疗效更好,也可用于麻风杆菌、厌氧菌感染。与异烟肼或乙胺丁醇等合用可提高疗效,减少耐药性,且毒副作用小。本药可作片剂口服。用药期间检查肝功能,肝功能不全者慎用。

本品代谢物具有色素基团,因而尿液、粪便、唾液、痰液及汗液常现橘红色。

做一做

根据以上学习材料及网络上有关利福平抗结核药知识,完成表3-15。

表3-15 利福平学习讨论表

讨论主题	讨论结果
利福平有何结构特点？	
利福平的作用靶点是什么？	
利福平的代谢物是什么？	

活动3 汇报展示学习成果

通过学生分组讨论、学习以上内容和网络上抗结核药物的相关知识，教师指导，每组均完成任务书。每组选出代表讲述任务书完成情况，并展示小组成果，教师点评，给予鼓励，并对学习过程、学习成果进行评价和考核。

任务六 抗真菌药

任务目标 1. 了解抗真菌药物的类型

2. 了解氟康唑的有关知识

实施过程 1. 学生分组讨论抗真菌药的相关知识

2. 学生分组学习抗真菌药物的类型有哪些

3. 教师指导，归纳总结

4. 学生完成任务书

教学准备 1. 教师准备任务书及学习材料

2. 学生预习学习材料，并利用网络资源了解抗真菌药物的有关知识

任务书

序号	任务	完成过程说明	成果展示
1	真菌感染的类型		
2	常用的抗真菌药物		
3	氟康唑的抑菌机制和应用特点		

完成本任务的学习后，填写上述任务书，并以小组为单位及时交送老师。

活动1　学习抗真菌药物的类型

案例

【3-4】 患者，女，25岁，一年前车门夹伤食指，出现指甲甲板增厚分离，变为灰白色，极大地影响了美观，令该女士十分烦恼。用药：外用联苯苄唑软膏；内服氟康唑。经过一段时间治疗，病情有所好转。

议一议

阅读案例3-4和网络上有关真菌感染知识，完成表3-16。

表3-16　案例3-4学习讨论表

讨论主题	讨论结果
患者的手指甲表现何种症状？怎么引起的？	
患者用了哪些药物？	
你还知道哪些药物能治疗该女士的指甲病？	

学习材料

真菌感染及抗真菌药物分类

真菌也称霉菌。真菌感染疾病是危害人类健康的常见病之一，特别是居住环境较差、卫生习惯不好、生活环境潮湿、生活质量低下的人群更易发生。真菌感染可分为两种：一种是感染表皮、毛发和指甲等部位的浅表真菌感染，常引起一些癣病，占真菌感染患者的90%；另一种是感染皮下组织和内脏的深部真菌感染，深部真菌感染的危害性大，严重者可导致死亡。近年来，由于临床上广谱抗生素的大量使用，破坏了细菌与真菌之间的共生关系，加之药物的滥用、器官移植和艾滋病的传播等，使机体的免疫能力下降，导致深部真菌感染疾病的发病率明显增加，因而对抗真菌药物的研究和开发日益受到重视。

水杨酸和苯甲酸是最早用来治疗皮肤、指甲等真菌感染疾病的药物，效果令人满意，但刺激性特大。两性霉素 B 是最早用于治疗深部真菌感染的药物，可静脉滴注给药。后来唑类抗真菌药物的出现，不但在外用上而且在内服给药治疗深部真菌感染方面也有了良好的效果。

临床上使用的抗真菌药物按结构可分为抗真菌抗生素、唑类抗真菌药物和其他抗真菌药物三类。

活动 2　学习常用的抗真菌药物

学习材料

（一）唑类抗真菌药

克霉唑（Clotrimazole）是 20 世纪 60 年代末第一个问世的唑类抗真菌药，随后大量的唑类抗真菌药被开发，这些药物不仅可用于治疗浅表真菌感染，而且还可口服治疗全身性真菌感染。克霉唑为第一个应用于临床的唑类抗真菌药，虽然对深部真菌感染有效，但由于吸收不规则和毒性较大而主要外用。后来开发的硝酸咪康唑（Miconazole nitrate）、硝酸益康唑（Econazole nitrate）和噻康唑（Tioconazole）其化学结构类似，为广谱抗真菌药，其作用优于克霉唑。特别是硝酸咪康唑除可用于黏膜、阴道的白色念珠菌及皮肤真菌感染外，还可用于深部真菌感染，为临床上常见的抗真菌药物。酮康唑是第一个口服有效的咪唑类广谱抗真菌药物，对皮肤真菌及深部真菌感染均有效。伊曲康唑是 1980 年合成的三氮唑类药物，用三氮唑环代替了咪唑环，该药具有广谱抗真菌作用，体内体外抗真菌作用比酮康唑强 5～100 倍。

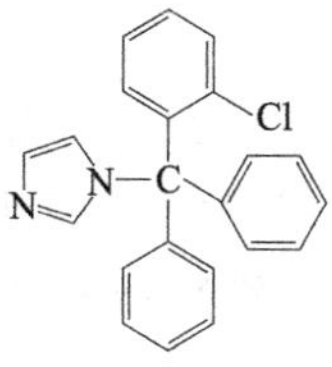

克霉唑 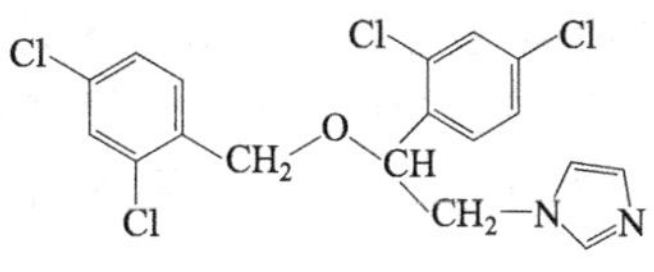　　咪康唑 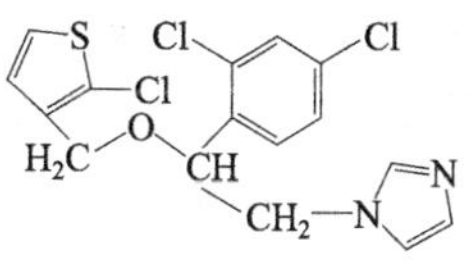　　噻康唑

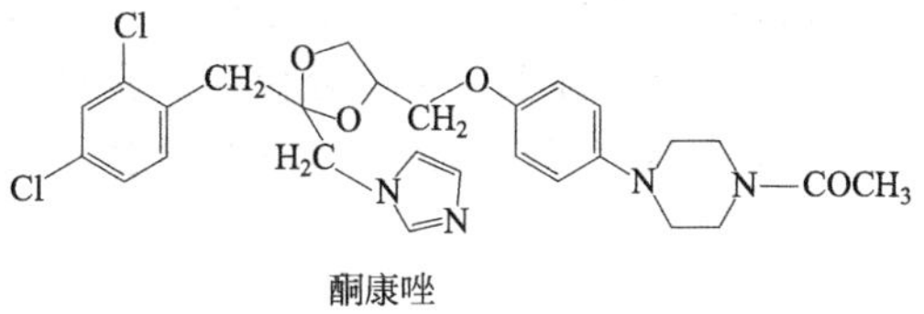

酮康唑

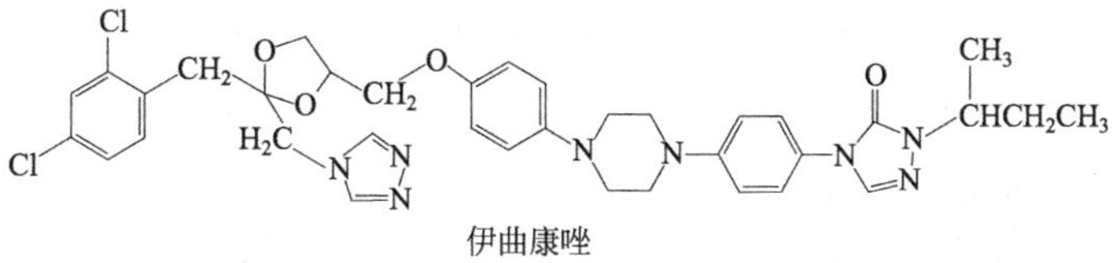

伊曲康唑

比较唑类抗真菌药物的结构，其特点为：分子结构中至少有一个唑环（咪唑或三氮唑）；以唑环 1 位氮原子通过中性碳原子与芳烃基相连，芳烃基一般为一卤或二卤取代苯环。

氟康唑（Fluconazole）

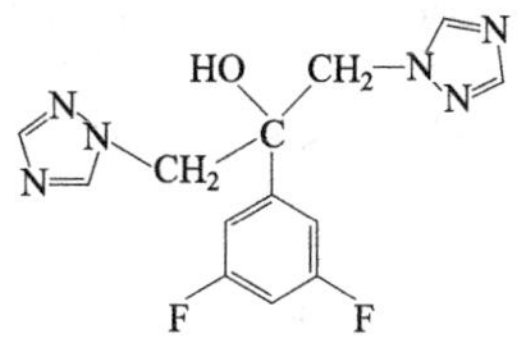

化学名称：α-(2,4-二氟苯基)-α-(1H-1,2,4-三唑-1-基甲基)-1H-1,2,4-三唑-1-基乙醇。

本品为白色或类白色结晶性粉末；无臭或微带特异臭，味苦；在甲醇中易溶，在乙醇中溶解，在二氯甲烷、水或乙酸中微溶，在乙醚中不溶。熔点 137～141℃。

氟康唑是根据咪唑类抗真菌药物构效关系研究结果，以三氮唑替换咪唑环后，得到的抗真菌药物。它的特点是与蛋白结合率较低，生物利用度高，并具有穿透中枢的特点，对白色念珠菌及其他念珠菌、黄曲菌、烟曲菌、皮炎芽生菌、粗球孢子菌、荚膜组织胞浆菌等有抗菌作用。氟康唑对真菌的细胞色素 P450 有高度的选择性，它可使真菌细胞失去正常的甾醇，而使 14α-甲基甾醇在真菌细胞内蓄积，起到抑制真菌的作用。

本品为含氟的三氮唑类抗真菌药，可口服，且可制成粉针剂供静注。对念珠菌及表皮真菌的感染比酮康唑强 5～10 倍，口服吸收好，蛋白结合率低，可渗入脑脊液。

（二）抗真菌抗生素

抗真菌抗生素按化学结构可分为多烯类和非多烯类。

1. 非多烯类抗生素

非多烯类抗生素主要对浅表真菌感染有效，其代表药物主要为灰黄霉素（Griseofulvin）和癣可宁（Siccanin）。灰黄霉素对皮肤真菌有效，但有一定毒性，一般只可外用。癣可宁用于浅表真菌感染，疗效与灰黄霉素相似，不良反应少见。

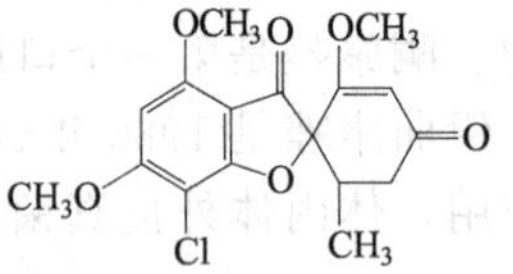

灰黄霉素 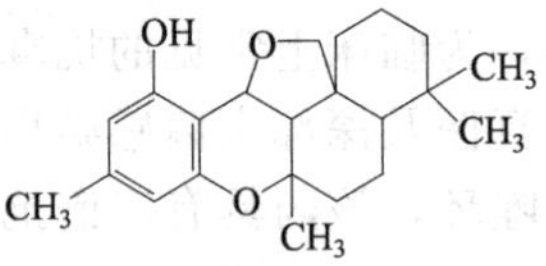　　癣可宁

2. 多烯类抗生素

1951 年至今，已发现约 60 多种烯类抗生素，其结构为含碳数目为 12～14 到 35～37 的大环内酯类，一般含有 4～7 个共轭双键，且连有一个氨基糖。此类药物在水和一般有机溶剂中的溶解度较小，只是在二甲基甲酰胺、二甲基亚砜、吡啶等极性溶剂中溶解度较大。

多烯类抗生素对深部真菌感染有效。由于多烯结构稳定性差，可被光、热、氧等迅速破坏，应在无水、中性、避光、密闭条件下，在凉处保存。常见的多烯类抗生素药物有两性霉素 B（Amphotericin B）、制菌霉素（Nystatin）和曲古霉素（Trichomycin）等。

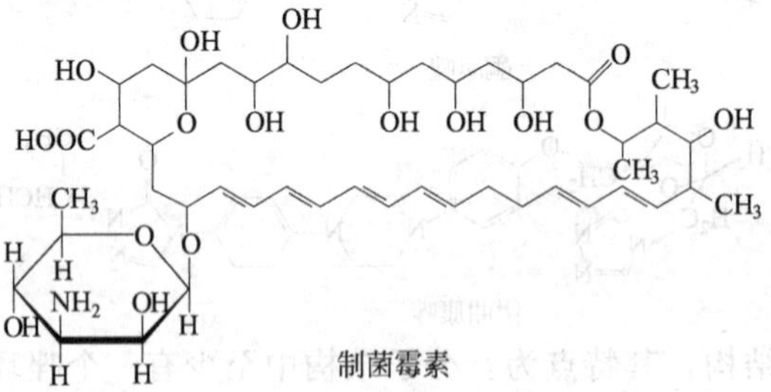

制菌霉素

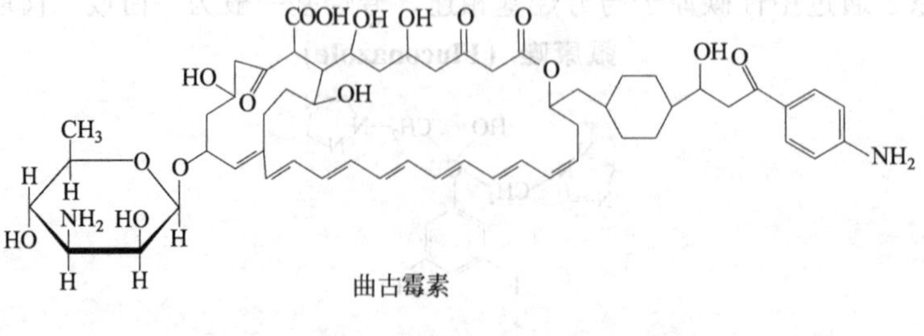

曲古霉素

(三) 其他抗真菌药

1981年发现了萘替芬（Naftifine），具有较高的抗真菌活性，局部用药治疗皮肤癣病的效果优于益康唑，治疗白色念珠菌病效果同克霉唑。由于其良好的抗真菌活性和新颖的结构特征，而受到重视，继而又发现抗菌作用更高、毒性更低的特比萘酚（Terbinafine），为烯丙胺类抗真菌药物，抑制真菌细胞麦角甾醇合成过程中的鲨烯环氧化酶，并使鲨烯在细胞中蓄积而起杀菌作用。本品具有广谱抗真菌作用，适用于浅表真菌引起的皮肤、指甲感染。另外，还有胞嘧啶的衍生物氟胞嘧啶（Flucytosine），其对念珠菌、隐球菌等感染有较好的疗效。其结构与抗肿瘤药物氟尿嘧啶相似，而且在酸、碱性条件下，可水解脱氨生成氟尿嘧啶。

萘替芬

特比萘酚

氟胞嘧啶

做一做

根据以上学习材料及网络上有关抗真菌药的知识，完成表3-17。

表3-17　抗真菌药物学习讨论表

讨论主题	讨论结果
唑类抗真菌药有何结构特点？作用靶点是什么？	
氟康唑有何结构特点？临床作用特点是什么？	
特比萘芬有何结构特点？作用靶点是什么？	

活动3　汇报展示学习成果

通过学生分组讨论、学习以上内容和网络上抗真菌药物的相关知识，教师指导，每组均完成任务书。每组选出代表讲述任务书完成情况，并展示小组成果，教师点评，给予鼓励，并对学习过程、学习成果进行评价和考核。

任务七　抗病毒药物

任务目标　1. 了解历史病毒事件，感知病毒的危害、特性

2. 学习病毒的类型，掌握典型药物

实施过程　1. 学生在教师指导下，阅读学习材料，总结病毒的危害和特性

2. 学生通过自主学习，了解临床上常见的抗病毒药物

3. 在教师指导下，共同学习典型药物：阿昔洛韦，拉米夫定，病毒唑

4. 教师指导，归纳总结

5. 学生完成任务书

教学准备 1. 教师准备任务书及学习材料

2. 学生预习学习材料，并利用药品实物（包装）、说明书、《中华人民共和国药典》（2010年版）二部、专业期刊和网络媒体资源了解抗病毒药物的有关知识

任务书

序号	任务	完成过程说明	成果展示
1	通过阅读案例，了解病毒的危害和特点		
2	核苷类抗病毒药物的典型药物，每种药物的作用机制和应用特点		
3	分析金刚烷胺的结构特点，掌握其作用特点		
4	免疫缺陷病毒(HIV)蛋白酶抑制剂，列举其代表药物		
5	通过查阅资料，了解抗病毒药物的新型药物		

完成本任务的学习后，填写上述任务书，并以小组为单位及时交送老师阅示。

活动1　病毒的危害和特性

案例

【3-5】

1. 非典型肺炎

传染性非典型肺炎（严重急性呼吸综合征，即SARS）是由SARS冠状病毒（SARS-CoV）引起的一种具有明显传染性、可累及多个脏器系统的特殊肺炎，世界卫生组织（WHO）将其命名为严重急性呼吸综合征（severe acute respiratory syndrome，SARS）。临床上以发热、乏力、头痛、肌肉关节酸痛等全身症状和干咳、胸闷、呼吸困难等呼吸道症状为主要表现，部分病例可有腹泻等消化道症状。重症病例表现明显的呼吸困难，并可迅速发展成为急性呼吸窘迫综合征（acute respiratory dist ess syndrome，ARDS）。2002年11月在我国内地出现病例并开始大范围流行，疫情从粤港两地向全国扩散，其中尤以北京为烈。经过中国政府采取有效的强有力的措施，医护人员的众志成城，取得了抗击“非典”的胜利。

2. 禽流感

禽流感是禽流行性感冒的简称，它是一种由甲型流感病毒的一种亚型（也称禽流感病毒）引起的传染性疾病，被国际兽疫局定为甲类传染病，又称真性鸡瘟或欧洲鸡瘟。禽流感(bird flu 或 avian influenza) 是由禽流感病毒引起的一种急性传染病，也能感染人类，人感染后的症状主要表现为高热、咳嗽、流涕、肌痛等，多数伴有严重的肺炎，严重者心、肾等多个脏器衰竭导致死亡，病死率很高，通常人感染禽流感死亡率约为33%。此病可通过消化道、呼吸道、皮肤损伤和眼结膜等多种途径传播，区域间的人员和车辆往来是传播本病的重要途径。

文献中所记录的禽流感最早发生于1878年的意大利。当时，意大利发生鸡群大量死亡，当时被称为鸡瘟。到1955年，科学家证实其致病病毒为甲型流感病毒。此后，这种疾病被更名为禽流感。禽流感被发现100多年来，人类并没有掌握特异性的预防和治疗方法，仅能以消毒、隔离、大量宰杀禽畜的方法防止其蔓延。

3. 艾滋病

人类免疫缺陷病毒（human immunodeficiency virus，HIV），顾名思义，它会造成人类免疫系统的缺陷。艾滋病是至今无有效疗法的致命性传染病。1981 年，人类免疫缺陷病毒在美国首次发现。它是一种感染人类免疫系统细胞的慢病毒（lentivirus），属反转录病毒的一种。该病毒破坏人体的免疫能力，导致免疫系统失去抵抗力，而导致各种疾病及癌症得以在人体内生存，发展到最后，导致艾滋病（获得性免疫缺陷综合征）。

HIV 病毒主要攻击人体的辅助 T 淋巴细胞系统；一旦侵入机体细胞，病毒将会和细胞整合在一起终生难以消除；病毒基因变化多样；广泛存在于感染者的血液、精液、阴道分泌物、唾液、尿液、乳汁、脑脊液、有神经症状的脑组织液，其中以血液、精液、阴道分泌物中浓度最高；对外界环境的抵抗力较弱，对乙肝病毒有效的消毒方法对艾滋病病毒消毒也有效；感染者潜伏期长、死亡率高；艾滋病病毒的基因组比已知任何一种病毒基因都复杂。

议一议

阅读案例 3-5 和网络上有关病毒感染知识，完成表 3-18。

表 3-18 案例 3-5 学习讨论表

讨论主题	讨论结果
阅读案例 3-5 后，你有何感想？	
你还知道哪些病毒感染疾病？	
你知道哪些药物抗病毒？	

活动 2 学习常用的抗病毒药物

学习材料

（一）病毒及抗病毒药物类型

病毒是能感染所有生物细胞的微小有机体。病毒的结构不同于细菌，它的中心是一种核酸（RNA 或 DNA），蛋白质包裹在其外而组成微小颗粒。它没有细胞壁，没有自己的代谢系统，必须寄生在宿主（动物、植物或微生物）的活细胞内，利用宿主的核酸、蛋白质、酶等进行自身繁殖。病毒在寄生细胞内的增殖称为复制。

病毒没有自己的代谢系统，必须依靠宿主细胞进行复制，某些病毒极易变异。因为近年来临床上药物的滥用、乱用，使病毒的变异速度大大加快，使我们的生活中出现了越来越多无法治愈的新型病毒性疾病，例如：禽流感，超级病毒等。故研制新的抗病毒药物以及加强临床的合理用药，战胜病毒感染性疾病已刻不容缓。

目前，临床上常用的抗病毒药物依据化学结构可分为核苷类、三环胺类、多肽类和其他类等。

（二）核苷类抗病毒药

核苷类药物在抗病毒药物中具有相当重要的地位。核苷类抗病毒药物依据化学结构可以分为非开环类和开环类。

1. 非开环核苷类抗病毒药

非开环核苷类抗病毒药物主要有利巴韦林（Ribavirin）、齐多夫定（Zidovudine）、司他夫定（Stavudine）和拉米夫定（Lamivudine）等。

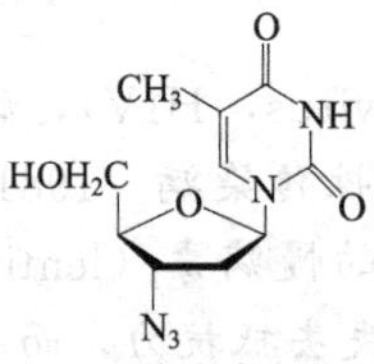

齐多夫定 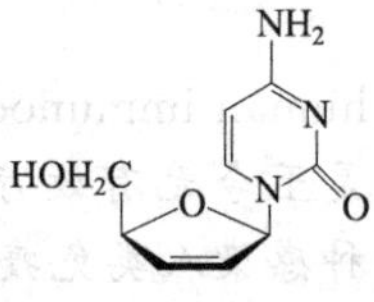　　司他夫定

利巴韦林是目前广泛应用的抗病毒药物。齐多夫定是第一个抗免疫缺陷病毒的药物，1986年被推荐在临床上治疗艾滋病和与艾滋病有关的疾病。但毒副作用较大，主要导致骨髓抑制、贫血等。后来又发现作用强、毒副作用小的司他夫定和拉米夫定等。

利巴韦林（Ribavirin）

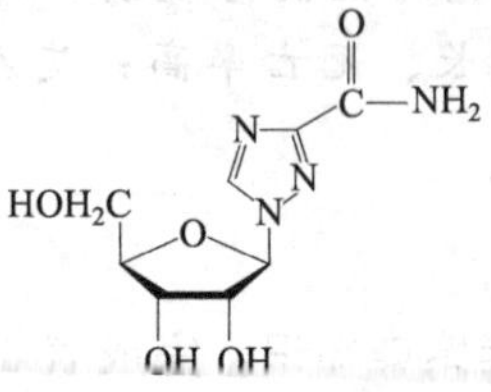

化学名称：1-*β*-*D*-呋喃核糖基-1*H*-1，2，4-三氮唑-3-羧酰胺。

别名：三氮唑核苷、病毒唑（Virazole）。

本品为无色或白色结晶性粉末，无臭，无味。易溶于水，微溶于乙醇，不溶于氯仿或乙醚。常温下稳定，精制品有两种晶型，分别为熔点166～168℃（乙醇）及256～257℃。

利巴韦林为广谱抗病毒药物，可用于治疗麻疹、水痘、腮腺炎等，也可用喷雾、滴鼻方法治疗上呼吸道病毒感染，均有较好疗效；对流行性出血热能明显缩短退热时间；也可抑制免疫缺陷病毒（HIV）感染者出现艾滋病前期临床症状。

拉米夫定（Lamivudine）

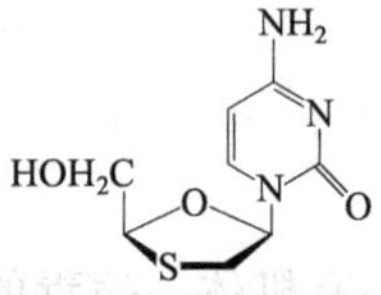

拉米夫定

化学名称：2′，3′-双脱氧-3′-硫代胞嘧啶（2′，3′-deoxy-3′-thiocytidine）。

别名：3-TC。在中国上市后的商品名为贺普丁。

近几年来，拉米夫定作为一种新的核苷类似物广泛被医患接受，是目前临床应用中疗效较好的、具代表性的核苷类似物。它的作用机制为抑制病毒DNA多聚酶和反转录酶活性，并对病毒DNA链的合成和延长有竞争性抑制作用。拉米夫定是核苷类似物，而核苷酸则是合成人体遗传物质DNA和RNA的原料（DNA和RNA实际上就是许多核苷酸手拉手排成一长串构成的）。核苷类似物在结构上模拟核苷酸的结构，但却不具有核苷酸的功能。因此在DNA合成过程中，核苷类似物可以掺入进去，但却不能合成有正常功能的核酸链，从而使病毒的复制终止。拉米夫定模拟的是胞嘧啶，其结构与人体内的天然胞嘧啶结构不同，只作用于病毒，而对人体没有副作用。

2. 开环核苷类抗病毒药

开环核苷类抗病毒药物主要有阿昔洛韦（Acyclovir）、更昔洛韦（Ganciclovir）、喷昔洛韦（Penciclovir）等。法昔洛韦是喷昔洛韦的前体药物，口服给药后迅速吸收，生成具有很高生物利用度的活性代谢物，增强抗病毒作用。在治疗生殖器疱疹上优于阿昔洛韦，是阿昔洛韦的有效替代药物。

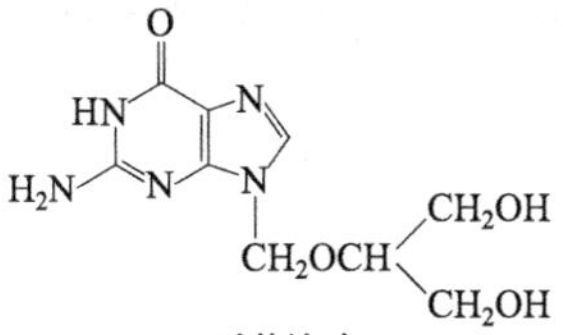

更昔洛韦

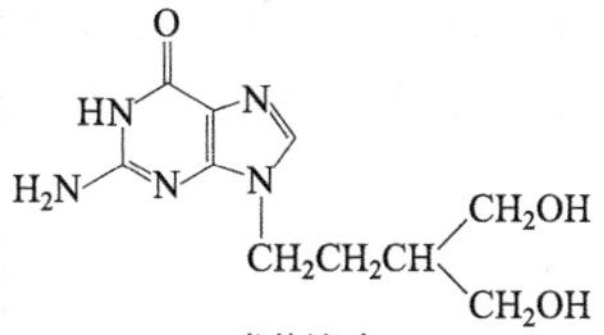

喷昔洛韦

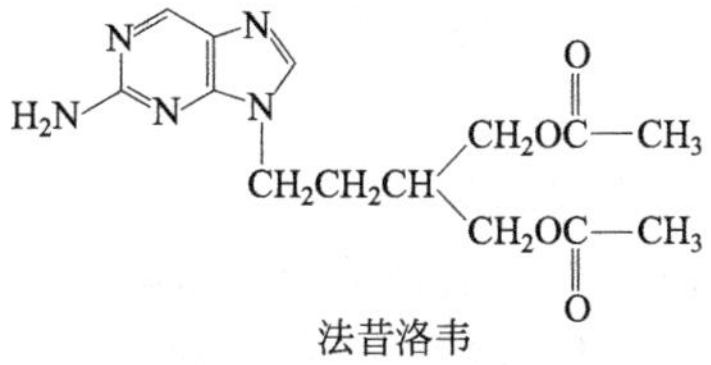

法昔洛韦

阿昔洛韦（Acyclovir）

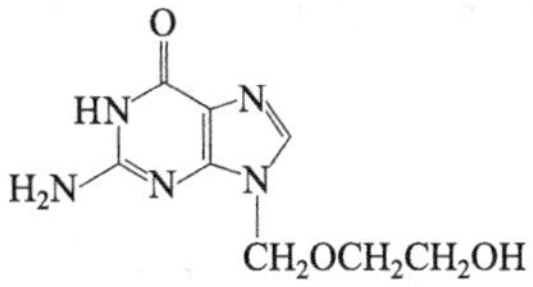

化学名称：9-(2-羟乙氧甲基)鸟嘌呤。

别名：无环鸟苷。

本品为白色结晶性粉末；无臭，无味。在冰醋酸或热水中略溶，在水中极微溶解，在乙醚或氯仿中几乎不溶，在稀氢氧化钠溶液中溶解。5%溶液的 pH 为 11。1 位氮上的氢因有酸性可制成钠盐，易溶于水，可供注射用。

本品为广谱抗病毒药，是抗疱疹病毒的首选药物，是第一个上市的开环核苷类抗病毒药。该品进入疱疹病毒感染的细胞后，与脱氧核苷竞争病毒胸苷激酶或细胞激酶，药物被磷酸化成活化型阿昔洛韦三磷酸酯，然后通过两种方式抑制病毒复制：①干扰病毒 DNA 多聚酶，抑制病毒的复制；②在 DNA 多聚酶作用下，与增长的 DNA 链结合，引起 DNA 链的延伸中断。阿昔洛韦被广泛用于治疗疱疹性角膜炎、生殖器疱疹、全身性带状疱疹和疱疹性脑炎及病毒性乙型肝炎等。

（三）三环胺类抗病毒药

盐酸金刚烷胺（Amantadine hydrochloride）

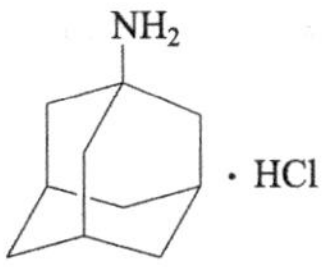

化学名称：三环［3.3.1.1^{3,7}］癸烷-1-胺盐酸盐。

金刚烷胺为一对称的三环状胺，它可以抑制病毒颗粒穿入宿主细胞，也可以抑制病毒早期复制和阻断病毒基因的脱壳及核酸向宿主细胞的侵入。盐酸金刚烷胺能有效预防和治疗所有 A 型流感毒株，尤其是亚洲流感病毒 A_2 毒株。另外，对德国水痘病毒、B 型流感病毒、一般流感病毒、呼吸合胞体病毒和某些 RNA 病毒也具有一定活性。盐酸金刚烷胺口服能被很好地吸收，可通过血脑屏障，并可分泌于唾液、鼻腔分泌物和乳汁中，约 90%的药物以原形排泄，主要从肾小管排泄，也可用于震颤麻痹。适用于原发性帕金森病、脑炎后的帕金森综合征、药物诱发的锥体外系反应、一氧化碳中毒后帕金森综合征及老年人合并有脑动脉硬化的帕金森综合征。也可用于预防或治疗亚洲甲-Ⅱ型流感病毒所引起的呼吸道感染。本品与灭活的甲型流感病毒疫苗合用时可促使机体产生预防性抗体。

金刚烷胺的类似物还有金刚烷乙胺（Rimantadine），它对 A 型流感病毒的作用强于金刚烷胺。而且中枢神经副作用小于金刚烷胺。

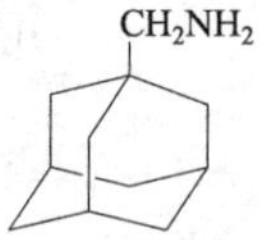

金刚烷乙胺

（四）多肽类抗病毒药

人类免疫缺陷病毒（HIV）蛋白酶抑制剂

人类免疫缺陷病毒（HIV）蛋白酶抑制剂是治疗艾滋病的另一类药物。有两种免疫缺陷病毒蛋白产物是裂解成熟蛋白的前体，裂解过程受免疫缺陷病毒蛋白酶的催化，抑制免疫缺陷病毒蛋白酶的活性，使免疫缺陷病毒蛋白不能裂解出来，免疫缺陷病毒就无感染性。此类药物主要有沙喹那韦（Saquinavir）、利托那韦（Ritonavir）等。

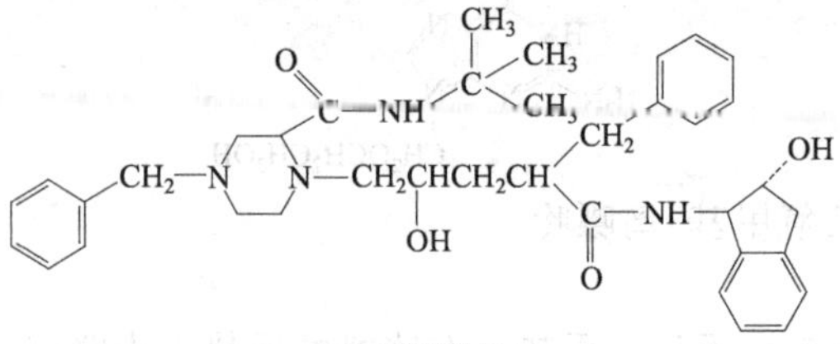

沙喹那韦

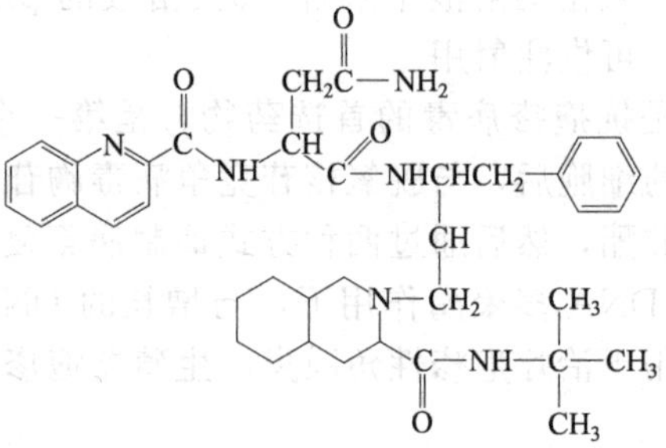

利托那韦

沙喹那韦是一个多肽衍生物，它能抑制人类免疫缺陷病毒（HIV）蛋白酶，从而阻断病毒蛋白酶转录后的修饰。它是此类药物中第一个用于治疗免疫缺陷病毒感染的药物。利托那韦为蛋白酶抑制剂，它可阻断免疫缺陷病毒蛋白酶，而该酶影响病毒的终末形成，可阻止发生新的感染病灶，并延缓疾病的进展。

（五）神经氨酸酶抑制剂

磷酸奥司他韦（Oseltamivir phosphate）

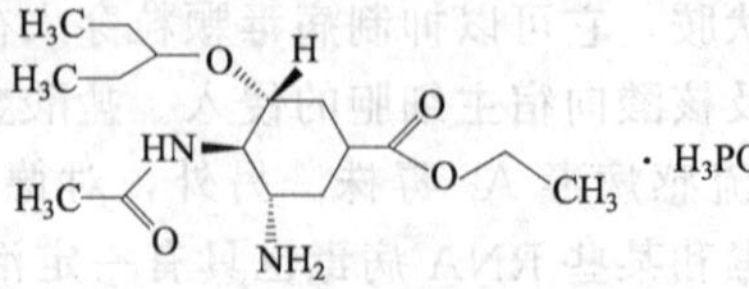

奥司他韦为乙酯型前药，是全碳六元环类作用于神经氨酸酶的特异性抑制剂，其抑制神经氨酸酶的作用，可以抑制成熟的流感病毒脱离宿主细胞，从而抑制流感病毒在人体内的传播，以起到治疗流行性感冒的作用。奥司他韦是基于结构的合理药物设计的成功案例，在这种药物的研发过程中大量应用了计算机辅助药物设计的手段，根据靶酶的三维结构有针对性地设计了高效、低毒、专一性强的神经氨酸酶抑制剂。

磷酸奥司他韦为口服制剂。临床上用于预防和治疗A型和B型流感病毒导致的流行性感冒，是预防和治疗流感最有效的药物之一。该药对禽流感病毒有一定的疗效。

做一做

根据以上学习材料和网络上有关抗病毒药物的知识，完成表3-19。

表3-19　抗病毒药物学习讨论表

药　　物	结构特点	作用靶点	药理作用特点
利巴韦林			
拉米夫定			
金刚烷胺			
奥司他韦			

活动3　汇报展示学习成果

通过学生分组讨论、学习以上内容和网络上抗病毒药物的相关知识，教师指导，每组均完成任务书。每组选出代表讲述任务书完成情况，并展示小组成果，教师点评，给予鼓励，并对学习过程、学习成果进行评价和考核。

思　考　题

1. 写出喹诺酮类抗菌药的共同结构特征，分析其化学性质。
2. 简述喹诺酮类抗菌药的构效关系。
3. 喹诺酮类抗菌药在使用时应注意哪些方面？为什么？
4. 写出磺胺类药物的基本结构。简述其构效关系。
5. 复方新诺明由哪两种药物组成？为什么？
6. 异烟肼的肼基具有哪些主要性质？
7. 写出唑类抗真菌药物的结构特点。
8. 抗病毒药如何分类？各有何代表药物？
9. 通过网络资源学习，谈谈自己对抗菌药使用的看法，对自己在以后的生活和工作中做到合理用药有何指导？

项目四

抗寄生虫病药物

项目说明

本项目共完成四个学习任务，主要通过教师指导、学生分组学习讨论等活动，理解并掌握驱肠虫药的有关知识，疟疾的类型及传播途径，典型药物的结构特征、性质和临床应用等内容。目的在于帮助学生认识该类药物的特性，并能使学生具备从事该类药物的制备、鉴定、营销等相关工作的能力，能对常见的寄生虫病的治疗选择相关的药物。

任务一　驱肠虫药

任务目标　1. 了解驱肠虫药的种类

2. 理解典型药物的有关知识

实施过程　1. 学生分组讨论常见的抗寄生虫病药物

2. 学生自主学习抗寄生虫病药物的有关知识

3. 教师指导，归纳总结

4. 学生完成任务书

教学准备　1. 教师准备任务书及学习材料

2. 学生预习学习材料，并利用网络资源了解驱肠虫药的有关知识

任务书

序号	任　　务	完成过程说明	成果展示
1	常见的肠道寄生虫病		
2	盐酸左旋咪唑的主要用途		
3	根据阿苯达唑的结构，说明其化学鉴定方法		

完成本任务的学习后，填写上述任务书，并以小组为单位及时交送老师。

活动 1　了解肠道寄生虫病及其治疗药物分类的相关知识

议一议

日常生活中你所知道的肠道寄生虫有哪些？用过哪些驱虫药？填写表 4-1。

表 4-1　常见的寄生虫和药物

常见的肠道寄生虫	药　　　物

学习材料

肠道寄生虫及药物类型

常见的肠道寄生虫有蛔虫、钩虫、绦虫及鞭虫等。驱肠虫药是指作用于肠道寄生虫，将其杀死或驱出体外的药物。药物一般是通过麻痹肠道寄生虫的神经肌肉，使虫体失去附着于宿主肠壁的能力而被排出体外这一过程而起作用的。理想的驱肠虫药，应对寄生虫具有高度的选择性，对人体应吸收极少，毒性低，对胃肠道黏膜的刺激性小。常用的驱肠虫药按化学结构可分为哌嗪类、咪唑类、嘧啶类和酚类，现在常用的有枸橼酸哌嗪、盐酸左旋咪唑、阿苯达唑等药物。

活动2　学习抗肠道寄生虫病典型药物

学习材料

抗肠道寄生虫病药物

盐酸左旋咪唑（Levamisole hydrochloride）

化学名称：*S*-(－)-6-苯基-2,3,5,6-四氢咪唑并［2,1-*b*］噻唑盐酸盐。

本品为四咪唑的左旋体，白色或类白色的针状结晶或结晶性粉末，无臭，味苦。本品在水中极易溶解，在乙醇中易溶，在氯仿中微溶，在丙酮中极微溶解。熔点225～230℃，比旋光度为－120°～－127°。

本品水溶液与氢氧化钠溶液煮沸，放冷，加亚硝基铁氰化钠试液，即显红色，放置后颜色逐渐变浅。本品溶液遇碘生成红棕色沉淀。遇氯化汞试液产生白色沉淀。

本品为广谱驱肠虫药，对驱除蛔虫、钩虫、蛲虫都有高效，能选择性地抑制虫体琥珀酸脱氢酶的活性，阻断虫体的无氧代谢，使虫体肌肉麻痹，随粪便排出体外。而本品对哺乳动物的琥珀酸脱氢酶无影响。此外，本品又有调节机体免疫功能，可增强机体抗感染能力，可用于癌症的辅助治疗。

阿苯达唑（Albendazole）

化学名称：［(5-丙硫基)-1*H*-苯并咪唑-2-基］氨基甲酸甲酯。

别名：肠虫清。

阿苯达唑为白色或类白色粉末，无臭，无味。不溶于水，微溶于丙酮或氯仿，在乙醇中几乎不溶，在冰醋酸中溶解。熔点208～210℃，熔融时同时分解。

本品灼烧时分解，产生硫化氢气体，可使醋酸铅试纸变黑。

本品的稀硫酸溶液加碘化钾试液，即产生红棕色沉淀。

阿苯达唑为高效低毒的广谱驱虫药。临床可用于驱蛔虫、蛲虫、绦虫、鞭虫、钩虫、粪圆线虫等。在体内代谢为亚砜类或砜类后，抑制寄生虫对葡萄糖的吸收，导致虫体糖原耗竭，或抑制延胡索酸还原酶系统，阻碍ATP的产生，使寄生虫无法存活和繁殖。但其有致畸作用，且对胚胎有毒性，故2岁以下幼儿及孕妇禁用。

对寄生于动物体的各种线虫、血吸虫、绦虫以及囊尾蚴亦具有明显的驱除作用，也可用于家畜的驱虫。

做一做

通过以上两个药物的学习和网络上有关盐酸左旋咪唑、阿苯达唑知识，请填写表 4-2。

表 4-2 左旋咪唑与阿苯达唑比较

问　题	左旋咪唑	阿苯达唑
作用靶点		
作用特点		
应用注意事项		

活动 3　汇报展示学习成果

通过学生分组讨论、学习以上内容和网络上驱肠虫药的相关知识，教师巡回指导，每组均完成任务书。每组选出代表讲述任务书完成情况，并展示小组成果，教师点评，给予鼓励，并对学习过程、学习成果进行评价和考核。

任务二　抗　疟　药

任务目标　1. 熟知抗疟药的类型

2. 理解典型药物的有关知识

实施过程　1. 学生分组讨论常见的抗疟药物

2. 学生自主学习抗疟药物的有关知识

3. 教师指导，归纳总结

4. 学生完成任务书

教学准备　1. 教师准备任务书及学习材料

2. 学生预习学习材料，并利用网络资源了解疟疾的有关知识

任务书

序号	任　务	完成过程说明	成果展示
1	疟原虫的发育阶段		
2	根据病情选用抗疟药的方法		
3	青蒿素的临床用途		

完成本任务的学习后，填写上述任务书，并以小组为单位及时交送老师。

活动 1　疟疾及传播途径

案例

【4-1】

(1) 患者，男，23 岁，10 月上旬每天发冷，发热，伴头痛、全身酸痛，乡医院给予速效伤风胶囊、银翘解毒片和肌注青霉素治疗 3 天，无效，入住海南省人民医院，经检查发现

红细胞内有恶性疟原虫环状及配子体，给予氯喹十伯氨喹啉治疗，症状很快缓解，患者自我感觉良好，3天后患者要求出院。11月中旬，患者又出现上述症状，且极为凶险，乡医院给予抗疟疾药物治疗，送往县医院途中死亡。

（2）疟疾曾是热带、亚热带地区猖獗流行的疾病，曾夺走成千上万人的生命。

南美洲的印第安人发现了金鸡纳树的树皮能治疟疾。他们将树皮剥下，晾干后研成粉末，用以治疗疟疾。印第安人严守“金鸡纳”的秘密，规定如果谁把药的秘密泄露给外族人，就要受到严厉的制裁。

据说在17世纪时，有一位西班牙伯爵带着他心爱的妻子埃娜一起来到秘鲁首都利马。不幸，他的妻子染上了疟疾，一位印第安姑娘看护她，看到她的病情日益加重，决定悄悄为她治病。她的所做所为伯爵都悄悄看在眼里，他认为印第安姑娘要谋害他妻子，要惩处她，她不得已讲出了“金鸡纳树”的秘密。埃娜痊愈后，西班牙人就带着这种树皮回到欧洲。

17世纪末，奎宁由欧洲传入我国，曾称为“金鸡纳霜”，当时是非常罕见的药。后来，瑞典纳尤斯对这种植物的树皮进行了认真的研究，提取了其中的有效成分，起名为“奎宁”。“奎宁”这个词在秘鲁文字中是树皮的意思。

议一议

阅读案例4-1，想一想。你对疟疾有了解吗？疟疾会传染吗？疟疾传播的途径是什么？同学们讨论，填写表4-3。

表4-3　疟疾的有关知识

问　题	结　果
患者症状如何？用了哪些药物？	
患者11月的病和10月的病有关系吗？	
第　个抗疟疾药物是什么？从哪里来的？	
还有哪些抗疟疾药物？	

学习材料

疟疾及传播途径

疟疾的自然传播媒介是按蚊，人被有传染性的雌性按蚊叮咬后即可受染，雌性按蚊叮咬吸血时将唾腺内的疟原虫传入人体。寄生于人体的疟原虫有4种，即间日疟原虫、三日疟原虫、恶性疟原虫和卵形疟原虫。在我国间日疟原虫最常见，恶性疟原虫较少见。后者病情较重，可以致命。

疟原虫有两个发育阶段，即在蚊体内的有性生殖阶段和在人体内的无性生殖阶段。在人体内的发育又分红细胞前期（疟疾潜伏期）、红细胞外期（疟疾复发的根源）、红细胞内期（临床症状发作）及配子体（疟疾流行传播的根源）。

各期的疟原虫对不同抗疟药的敏感性也不同，因此，在治疗疟疾时应根据不同的周期，选用不同的抗疟药。

活动2　学习抗疟药的类型

想一想

同学们想一想，完成表4-4。

表 4-4　不同疟原虫发育阶段的杀灭药物

问　题	作用药物
红细胞前期	
红细胞外期	
红细胞内期	
配子体	
蚊子体内(有性繁殖)	

学习材料

抗疟疾药物的分类

抗疟药是指能预防、治疗或控制疟疾传播的药物。现抗疟药中尚无一种能对疟原虫生活史的各个环节都有杀灭作用。因此，必须了解各种抗疟药对疟原虫生活史的不同环节的作用，以便根据不同的目的正确选择药物。各种抗疟药通过影响疟原虫生活史的不同发育阶段发挥其抗疟效果。此类药物根据作用环节的不同而分为：

① 红细胞前期药　主要用于疟疾预防的抗疟药，如乙胺嘧啶、氯胍。

② 红细胞外期和配子体药　主要用于控制疟疾复发和传播的抗疟药，如伯氨喹。

③ 红细胞内期药　主要用于控制疟疾症状的抗疟药，如氯喹、奎宁、羟基哌喹、磷酸咯萘啶、青蒿素等。

④ 蚊子体内有性繁殖药　如乙胺嘧啶。

抗疟疾药物根据结构和来源不同分为：喹啉醇类（如奎宁）；氨基喹啉类（如氯喹、伯胺喹）；2,4-二氨基嘧啶类(如乙胺嘧啶）和青蒿素类（如青蒿素）。

活动 3　学习抗疟典型药物

做一做

观察重点药物乙胺嘧啶、氯喹和伯胺喹的结构，分析其结构特点，填写表 4-5。

表 4-5　典型药物及特点

药　　物	特　　点
	4-氨基喹啉药物，药物分子牢固插入 DNA 双螺旋之间，影响 DNA 复制。结构中有一个手型碳，临床用外消旋体。能有效控制疟疾症状，作用快而持久，效力强，是治疗疟疾症状发作的有效药物，也可用于治疗肠外阿米巴病、结缔组织病和光敏感型疾病(如日晒红斑)等
	8-氨基喹啉类药物，干扰辅酶Ⅱ的还原过程，破坏疟原虫的糖代谢。能有效地防治疟疾的复发和传播
	2,4-二氨基嘧啶类药物，为二氢叶酸还原酶抑制剂，干扰疟原虫的叶酸代谢，常用作病因性预防药，其特点是作用持久，服药一次作用维持 1 周以上，还能抑制疟原虫在蚊子体内的发育，可阻断传播。长期大量服用会引起叶酸缺乏症状，如恶心、呕吐、腹痛、腹泻等，及早停药，可自行恢复，也可给予亚叶酸钙改善骨髓造血功能

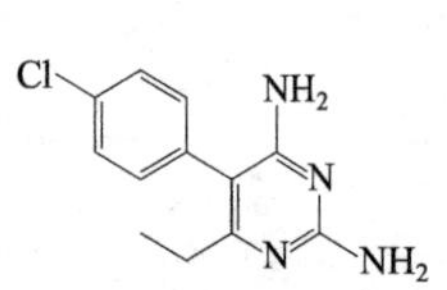

乙胺嘧啶 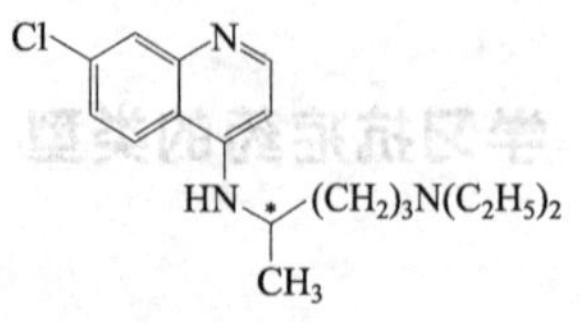　　氯喹 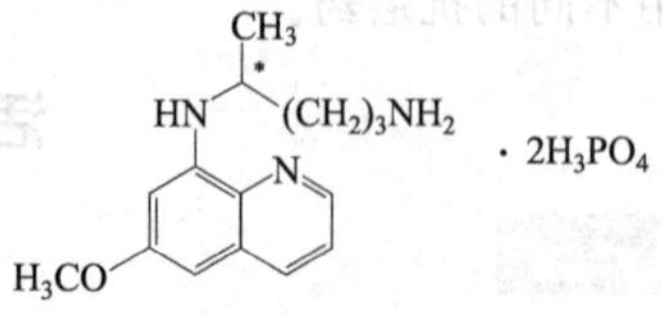　　磷酸伯氨喹

活动4 熟知青蒿素的有关知识

学习材料

青蒿素的有关知识

青蒿素（Artemisinin）是从中药黄花蒿中提取的有过氧基团的倍半萜内酯抗疟新药。青蒿素是中国科学家在1971年发现的第一个被国际公认的天然药物，在其基础上合成了多种衍生物，如双氢青蒿素、蒿甲醚、青蒿琥酯等。青蒿素类药物毒性低、抗疟性强，被WTO批准为世界范围内治疗脑型疟疾和恶性疟疾的首选药物。

青蒿素（Artemisinin）

别名：黄花蒿素、黄蒿素。

本品为无色针状晶体，味苦。在丙酮、乙酸乙酯、氯仿、苯及冰醋酸中易溶，在乙醇和甲醇、乙醚中可溶解，微溶于冷石油醚，在水中几乎不溶。熔点156～157℃，旋光度+69°（$c=0.5$，$CHCl_3$）。

青蒿素结构中含有过氧键，极易被硫酸亚铁还原；遇碘化钾试液氧化析出碘，加淀粉指示剂，立即显紫色。本品含内酯结构，遇强碱则很快溶解，其内酯环打开的同时发生重排和分解；本品的无水乙醇溶液加盐酸羟胺试液及氢氧化钠，置水浴微沸，放冷后，加盐酸和三氯化铁试液，立即生成深紫红色的异羟肟酸铁。

青蒿素对疟原虫红细胞内期有直接杀灭作用，在机体内吸收快，分布广，排泄快。主要用于间日疟、恶性疟的症状控制，以及耐氯喹虫株的治疗，也可用以治疗凶险型恶性疟，如脑型、黄疸型疟疾等。

对青蒿素的结构进行改造，得到了更为优良的半合成衍生物，如蒿甲醚、青蒿琥酯和双氢青蒿素。

（1）蒿甲醚　其抗疟作用为青蒿素的10～20倍，其开发成功的剂型蒿甲醚注射液为主要含蒿甲醚的无色或淡黄色澄明灭菌油溶液。

（2）青蒿琥酯　是唯一的能制成水溶性制剂的青蒿素有效衍生物，给药非常方便。作为抗疟药，不但效价高，而且不易产生耐受性。

（3）双氢青蒿素　比青蒿素有更强的抗疟作用，它由青蒿素经硼氢化钾还原而获得。

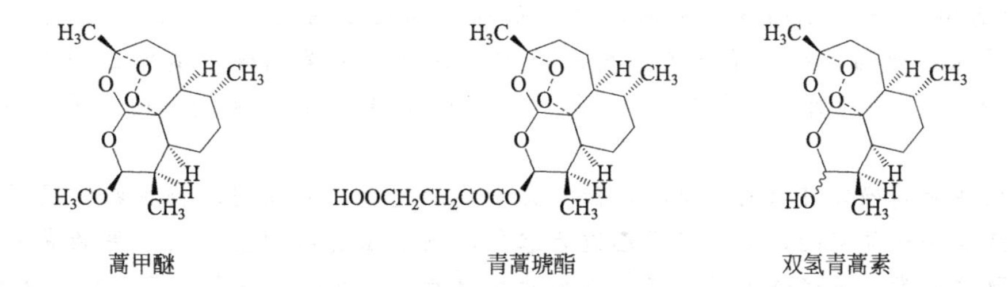

蒿甲醚　　青蒿琥酯　　双氢青蒿素

做一做

根据以上学习材料和网络上有关青蒿素知识，完成表4-6。

表 4-6　青蒿素类药物特点

药　　物	结　　构	作用特点
青蒿素		
蒿甲醚		
青蒿琥酯		
双氢青蒿素		

活动 5　自主学习：奎宁与青蒿素的发现

学习材料

（一）奎宁的有关知识

奎宁（Quinine），俗称金鸡纳霜，又称为金鸡纳碱，茜草科植物金鸡纳树及其同属植物的树皮中的王要生物碱。分子式 $C_{20}H_{24}N_2O_2$。

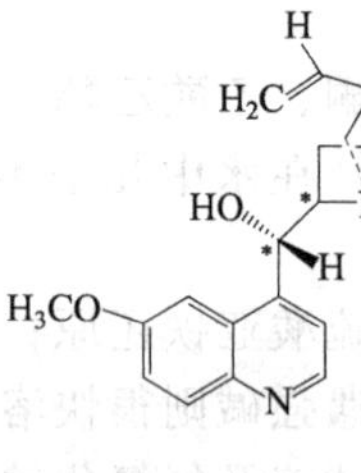

奎宁

随着医学上对奎宁需要量的增长，人们希望天然药物能以人工方法制造出来。1820 年 P. J. 佩尔蒂埃和 J. B. 卡芳杜首先制得纯品。

第二次世界大战期间美国的 Sterling Winthrop 公司以此为引导，合成了氯喹宁（Chloroquine），药效良好。氯喹宁在战后成为最重要的抗疟药物。

奎宁结构由喹啉环和喹核碱环组成，临床用二盐酸盐。奎宁分子中有 4 个手型碳，其光学异构体活性各不相同。如奎宁的非对映异构体奎尼丁为钠通道阻滞剂，临床上用于抗心律失常。

奎宁日用量大于 1g 时可产生金鸡纳副反应，即头痛、耳鸣、眼花、恶心、呕吐、视力和听力减退等。

（二）青蒿素的发现

20 世纪 60 年代，越南战争时期，北越军队受到疟疾困扰。为此，北越向中国求援。于是，毛泽东向他的顶级科学家下令要求他们帮助研发相关药物。该项目始于 1967 年 5 月 23 日，代号 523 项目。在接下来 14 年中，来自 60 所军民机构的 500 位科学家参与了此项目。

典籍记载青蒿确实可以治疗疟疾，但是大量实验发现，青蒿提取物抗疟效果并不理想。科学家们经长期反复实验，首次采用乙醚为溶剂，制备出具有明显抗疟效果的青蒿提取物。用乙醚提取这一步，是保证青蒿素有效制剂的关键所在。在此基础上，蒿甲醚、复方蒿甲醚等青蒿素类抗疟药先后诞生，使人类利用青蒿素抗疟达到新高度。屠呦呦提出用乙醚提取，对于发现青蒿的抗疟作用和进一步研究青蒿都至关重要。

81 岁的中国科学家屠呦呦 2011 年获得有诺贝尔奖“风向标”之称的国际医学大奖美国拉斯克奖临床研究奖。这是中国科学家首次获得拉斯克奖，也是迄今为止中国生物医学界获得的世界级最高大奖。

上海交通大学张万斌教授领衔的科研团队历时七年，经过无数次实验，终于在 2012 年研发出一种常规的化学合成方法，首次实现了抗疟药物青蒿素的高效人工合成，使青蒿素可以实现大规模工业化生产，造福数亿患者。

活动 6 汇报展示学习成果

通过学生分组讨论、学习以上内容和网络上抗疟疾药的相关知识，教师巡回指导，每组均完成任务书。每组选出代表讲述任务书完成情况，并展示小组成果，教师点评，给予鼓励，并对学习过程、学习成果进行评价和考核。

任务三 抗血吸虫病药

任务目标 1. 了解血吸虫病的种类和常用药物
2. 了解吡喹酮的作用和用途

实施过程 1. 学生自主学习血吸虫病药物的种类
2. 教师指导学习吡喹酮的相关知识
3. 学生完成任务书

教学准备 1. 教师准备任务书及学习材料
2. 学生预习学习材料，并自行查阅相关课外资料

任务书

序号	任　务	完成过程说明	成果展示
1	血吸虫病的种类，我国血吸虫病的特点		
2	吡喹酮的用途和作用特点		

完成本任务的学习后，填写上述任务书，并以小组为单位及时交送老师。

活动 1 血吸虫病的危害及药物治疗

学习材料

（一）血吸虫病药物的知识

血吸虫病（schistosomiasis）是一种严重危害人类健康的寄生虫病，据世界卫生组织（WHO）于 1995 年估计，全球有 75 个国家和地区有血吸虫病的流行，受威胁人口约 6.25 亿，感染血吸虫病者 1.93 亿。感染人的血吸虫主要有 6 种：埃及血吸虫、曼氏血吸虫、日本血吸虫、湄公血吸虫、间插血吸虫和马来血吸虫，以前三种流行最广。我国为日本血吸虫病流行区，是日本血吸虫病 4 个流行国中最严重的国家，也是全球血吸虫病危害最严重的 4 个国家之一。我国的血吸虫病流行于长江流域及其南部的 12 个省（市、自治区），受威胁的人群达 1 亿。

治疗血吸虫病的药物分为锑剂和非锑剂两类。锑剂疗效好但毒性大，对心脏和肝脏均有一定毒性。为了克服它的缺点，1932 年开始进行非锑剂的研究。1948 年外国研究者发现硫恩酮

对曼氏和埃及血吸虫病有效，但对日本血吸虫病无效。呋喃丙胺是我国创制的口服抗日本血吸虫病药物，在此基础上，国内外先后合成了呋喃嘧二唑、呋喃烯唑和呋喃双胺等药物。

德国发现的吡喹酮为广谱抗蠕虫新药，对曼氏血吸虫病、埃及血吸虫病和日本血吸虫病均有较高的疗效，毒性低，对绦虫病疗效尤佳，现广泛用于治疗日本血吸虫病。此外又发现氯硝柳胺除了能驱绦虫外，还能杀灭血吸虫的中间宿主钉螺，可用作灭螺药。

（二）治疗血吸虫病典型药物

吡喹酮（Praziquantel）

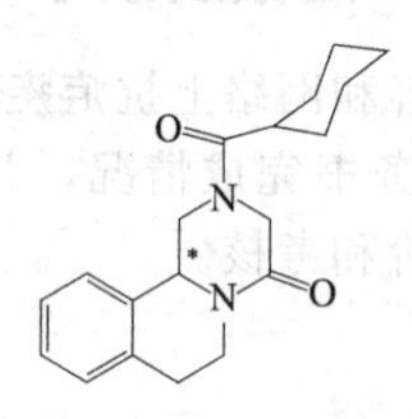

化学名称：2-(环己甲酰基)-1,2,3,6,7,11*b*-六氢-4*H*-吡嗪并［2,1-*α*］异喹啉-4-酮。

本品为白色或类白色结晶性粉末，味苦。熔点136～141℃。在水或乙醚中不溶，在乙醇中溶解，在三氯甲烷中易溶。

本品具有广谱抗寄生虫作用，对日本血吸虫病、埃及血吸虫病和曼氏血吸虫病均有很好的疗效，主要用于防治日本血吸虫病。其特点为毒性较低，副作用较轻，有取代呋喃丙胺的趋势。

做一做

通过以上学习，完成表4-7。

表4-7　血吸虫病药物知识表

问　题	结　果
血吸虫病有何危害？	
我国医疗事业对血吸虫病治疗的贡献有哪些？	
血吸虫病的传播途径是什么？	

活动2　汇报展示学习成果

通过学生分组讨论、学习以上内容和网络上血吸虫病药物的相关知识，教师巡回指导，每组均完成任务书。每组选出代表讲述任务书完成情况，并展示小组成果，教师点评，给予鼓励，并对学习过程、学习成果进行评价和考核。

任务四　抗阿米巴病药

任务目标　1. 了解阿米巴病的特征

2. 熟知甲硝唑的有关知识

实施过程　1. 学生自主学习阿米巴病的特点和抗阿米巴药物的分类、常用药物

2. 教师分析甲硝唑的相关知识

3. 教师指导学生学习并归纳总结

4. 学生完成任务书

教学准备 1. 教师准备任务书及学习材料

2. 学生预习学习材料，并自行查阅相关课外资料

任务书

序号	任　　务	完成过程说明	成果展示
1	阿米巴病的表现形式		
2	抗阿米巴病药物的分类，分别列举相应药物		
3	根据甲硝唑的结构特点，说明其化学性质		

完成本任务的学习后，填写上述任务书，并以小组为单位及时交送老师。

活动 1　熟知阿米巴病及相关治疗药物

学习材料

（一）阿米巴病的有关知识

阿米巴是一种单细胞原虫，分包囊和滋养体两个发育阶段。一般由吞食包囊而感染，包囊在肠内变成滋养体，在结肠黏膜寄生，引起急性病变，即为阿米巴痢疾。滋养体又可随血液扩散到肝、肺、脑、肾等器官，成为继发性阿米巴病，如肝脓肿和肺脓肿等。滋养体又可变成包囊，随粪便排出体外，伺机再传入宿主体内。

抗阿米巴药作用于滋养体，对包囊无作用。临床用药一般分为肠内抗阿米巴药、肠外抗阿米巴药和兼抗肠内外阿米巴药三类。肠内抗阿米巴药有 8-羟基喹啉类的喹碘方、氯碘喹啉、双碘喹啉和抗生素类的巴龙霉素等。喹碘方等因毒、副作用已渐趋淘汰，巴龙霉素能直接杀灭阿米巴，对急性阿米巴痢疾疗效好，不良反应少。肠外抗阿米巴药常以氯喹为首选药。兼抗肠内外阿米巴药有甲硝唑和哌硝噻唑。甲硝唑对肠内外阿米巴病的疗效都较显著，已成为最常用的抗阿米巴病药。哌硝噻唑对阿米巴痢疾和阿米巴肝脓肿都有高效。

阴道毛滴虫也为原虫，寄生于泌尿生殖道，为妇科常见病，甲硝唑和哌硝噻唑均对滴虫病有高效。

（二）治疗阿米巴病典型药物

甲硝唑（Metronidazole）

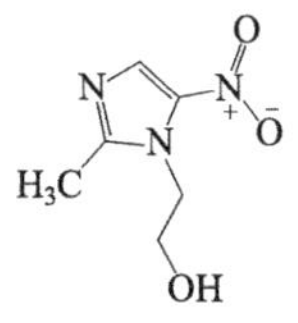

N　N^{+}　O　O^{-}　N　H_3C　OH

化学名称：2-甲基-5-硝基咪唑-1-乙醇。

别名：灭滴灵、甲硝唑羟乙唑。

本品为白色或微黄色结晶或结晶性粉末，有微臭，味苦而略咸。在乙醇中略溶，在水或氯仿中微溶，在乙醚中极微溶解。熔点 159～163℃。

本品加入氢氧化钠试液，温热，即得紫红色溶液；滴加稀盐酸使成酸性后即变成黄色，再加过量氢氧化钠试液则变成橙红色。此为芳香性硝基化合物的一般反应。

本品为含氮杂环化合物，具有碱性，加硫酸溶解后，加三硝基苯酚试液，放置后即生成黄色沉淀。熔点 150℃。

本品分子中的硝基，在锌粉、盐酸作用下，还原生成氨基，发生重氮化、偶合反应，可

用于鉴定。

本品口服、静注或直肠给药后都能迅速完全地被吸收，用药后极易分布到人体各组织，并易透过血脑屏障。在脑脊液、唾液、胆汁及肝脓肿脓液、阴道分泌液中，均能达到有效浓度，临床应用广泛。

本品为治疗阴道滴虫病的特效药，有对阿米巴滋养体有很强的杀灭作用，可与肠内或肠外抗阿米巴药交替应用，如与氯喹交替应用，治疗阿米巴肝脓肿，可提高疗效。此外，本品对厌氧菌感染也有疗效，作用类似于克林霉素，临床用于腹腔感染引起的脓毒症、败血症、胸腔感染引起的肺脓肿、心内膜炎及中耳感染引起的脑脓肿等，治愈率较高。

本品不良反应以消化道反应最为常见，包括恶心、呕吐、食欲不振、腹部绞痛，一般不影响治疗；神经系统症状有头痛、眩晕，偶有感觉异常、肢体麻木、共济失调、多发性神经炎等，大剂量可致抽搐。少数病例发生荨麻疹、潮红、瘙痒、膀胱炎、排尿困难、口中金属味及白细胞减少等，均属可逆性，停药后自行恢复。

本品应遮光、密闭保存。

活动2 汇报展示学习成果

通过学生分组讨论、学习以上内容和网络上阿米巴病药物的相关知识，教师巡回指导，每组均完成任务书。每组选出代表讲述任务书完成情况，并展示小组成果，教师点评，给予鼓励，并对学习过程、学习成果进行评价和考核。

思 考 题

1. 寄生虫病分为哪些类型？

2. 什么是抗疟药？如何根据病情选用抗疟药？

3. 试从青蒿素的结构特点分析，简述青蒿素为什么必须制成粉针剂。

4. 青蒿素经结构改造后可得到哪些药物？与青蒿素相比，在作用上分别有何特点？

5. 现在常用的抗血吸虫病药物主要有哪些？

6. 写出下列药物的结构式、化学特性和主要用途：盐酸左旋咪唑，阿苯达唑，青蒿素，甲硝唑。

项目五

抗肿瘤药物

项目说明

本项目共完成四个学习任务，主要通过教师指导分析、学生自主学习、学生分组学习讨论等活动，理解抗肿瘤药物的概念，理解并掌握生物烷化剂类药物、抗代谢药物的有关知识，并了解天然抗肿瘤药物等内容。目的在于帮助学生认识该类药物的特性，并能使学生具备从事该类药物的制备、鉴定、营销等相关工作的能力，具有实践动手操作能力，了解常见不同抗癌药物的临床应用。

任务一 抗肿瘤药的概念

任务目标 1. 熟知抗肿瘤药的类型

2. 了解肿瘤及其危害

实施过程 1. 教师介绍肿瘤的概念，学生分组讨论自己所了解的肿瘤疾病及其危害

2. 学生自主学习抗肿瘤药的类型

3. 教师指导，归纳总结

4. 学生完成任务书

教学准备 1. 教师准备任务书及学习材料

2. 学生预习学习材料，并利用网络资源了解抗肿瘤药的有关知识

任务书

序号	任　　务	完成过程说明	成果展示
1	肿瘤的危害		
2	查阅相关资料，找找肿瘤的发病因素		
3	对恶性肿瘤的治疗方法		
4	抗癌药物的分类		
5	化学治疗药的分类		
6	化学治疗药主要的副作用		

完成本任务的学习后，填写上述任务书，并以小组为单位及时交送老师。

活动1 讨论肿瘤及危害

案例

【5-1】 巍巍来自河南农村，是一名学生，家庭虽不富裕生活却也其乐融融，三年前，他突然得了一种莫名其妙的病：半边脸肿了起来，刚开始不痛不痒，可没多久，身体也开始出现红斑，有的甚至溃烂，家人带他辗转来到了河南省人民医院皮肤科。到医院时，孩子已经高烧多日，右半边脸肿得似乎透明，眼睛都睁不开，身上多处皮肤溃烂。从巍巍腿部溃烂的皮肤上取了一点组织进行病理活检，结果确定：巍巍患的是比较罕见的皮肤T细胞淋巴瘤，是皮肤癌的一种。

学习材料

肿瘤及其特点

肿瘤是细胞产生的赘生物细胞群，可以是良性的，也可以是恶性的。恶性肿瘤又叫癌症，是一种严重威胁着人类健康的常见病。它会破坏所在器官的结构和功能。目前研究认为致癌因素包括有化学致癌因素、物理致癌因素、遗传因素及其他与肿瘤发病有关的因素。

肿瘤的扩散是恶性肿瘤的主要特征。具有浸润性生长的恶性肿瘤，不仅可以在原发部位生长、蔓延（直接蔓延），而且可以通过各种途径扩散到身体其他部位（转移）。一种为直接蔓延，即瘤细胞沿组织间隙、淋巴管、血管或神经束浸润，破坏临近正常组织、器官，并继续生长。例如晚期子宫颈癌可蔓延至直肠和膀胱，晚期乳腺癌可以穿过胸肌和胸腔甚至达肺。另一种为转移，即瘤细胞从原发部位侵入淋巴管、血管、体腔，迁移到他处而继续生长，形成与原发瘤同样类型的肿瘤。良性肿瘤不转移，只有恶性肿瘤才转移。

肿瘤对人体的危害表现在各个方面。如肝癌，由于肝细胞破坏和肝内胆管阻塞，可引起全身性黄疸，侵袭破坏邻近器官；如食管癌可穿透食管壁，侵犯食管前面的气管，形成食管-气管瘘，吞咽时，食物落入气管内，引起咽下性肺炎，还会引起疼痛、发热。到癌症晚期，机体严重消瘦、无力、贫血和全身衰竭的状态，这是癌症患者死亡的重要原因。

做一做

根据以上学习材料，完成表 5-1。

表 5-1　肿瘤及其特点讨论表

讨论主题	讨论结果
1. 案例 5-1 中患者有哪些症状？患的是哪种癌症？你还知道有哪些癌症？	
2. 什么是肿瘤？	
3. 肿瘤有什么危害？	
4. 肿瘤有哪些特点？	

活动 2　学习抗肿瘤药的类型

学习材料

肿瘤的治疗及抗癌药物的类型

目前肿瘤的治疗方法有手术切除、免疫疗法、放射治疗、化学治疗（药物治疗）、中药治疗等手段进行综合性治疗。

抗肿瘤药物是指抗恶性肿瘤的药物，又称抗癌药。自 1946 年氮芥用于治疗恶性肿瘤以来，人类在化学治疗药研究方面有了很大进展，并由单独应用进入了综合治疗的阶段。目前最为常见的抗癌药物有化疗药物、中药、生物制品、靶向药物等。肿瘤药物在肿瘤治疗过程中占有很重要的地位，近几年不断有新型的抗肿瘤药物被发现并应用于临床。

化学治疗不仅能明显延长患者的生命，还能成功地治愈多种肿瘤。目前临床使用的化学治疗药物有烷化剂、抗代谢物、抗肿瘤抗生素、动植物有效成分、金属配合物等。这些药物在抑制肿瘤细胞生长的同时，对人体的正常细胞也有不同程度的损伤，如出现骨髓抑制、消化道副反应、脱发和神经系统症状等。因此，提高对肿瘤细胞作用的选择性，是研究此类药物的一个重要方向，是长期以来国内外医药研究的重大课题。

做一做

通过以上学习材料的学习，完成表5-2。

表5-2 肿瘤治疗及其抗药物类型讨论表

讨论主题	讨论结果
1. 肿瘤的治疗方法有哪些？	
2. 什么是化疗？	
3. 抗癌药物有哪些类型？	

活动3 汇报展示学习成果

通过学生分组讨论、学习以上内容和网络上抗癌药物的相关知识，教师巡回指导，每组均完成任务书。每组选出代表讲述任务书完成情况，并展示小组成果，教师点评，给予鼓励，并对学习过程、学习成果进行评价和考核。

任务二 生物烷化剂类抗肿瘤药

任务目标 1. 了解生物烷化剂的种类及作用原理
2. 理解典型药物的有关知识

实施过程 1. 教师分析阐述生物烷化剂的分类和作用机理
2. 学生自主学习典型药物的有关知识
3. 教师指导，归纳总结
4. 学生完成任务书

教学准备 1. 教师准备任务书及学习材料
2. 学生预习学习材料，并利用网络资源了解生物烷化剂类抗肿瘤药的有关知识

任务书

序号	任　务	完成过程说明	成果展示
1	生物烷化剂按化学结构分类		
2	烷化剂的作用机理		
3	环磷酰胺的抗癌作用		
4	卡莫司汀的用途		

完成本任务的学习后，填写上述任务书，并以小组为单位及时交送老师。

活动1 了解生物烷化剂的种类及作用原理

案例

【5-2】 第一次世界大战时德军使用芥子气的炮弹，使一个英军阵地3周内死亡14278人，主要症状是皮肤溃烂、呼吸道黏膜起疱坏死。

美国一名乡村医生用芥子气治疗皮肤癌，证明有效。从此，开启了人类对化学抗癌药物的研究。

学习材料

烷化剂

烷化剂也称生物烷化剂，是最早也是非常重要的一类抗肿瘤药物。这类药物具有高度的化学活性，在体内能形成缺电子活泼中间体或其他具有活泼的亲电性基团的化合物，与生物大分子（如蛋白质、核酸、酶）的亲核中心（如氨基、巯基、羟基、羧基、磷酸基等）以共价键结合，使细胞的结构和生理功能发生变异，抑制细胞分裂，从而导致细胞死亡（如图5-1所示）。

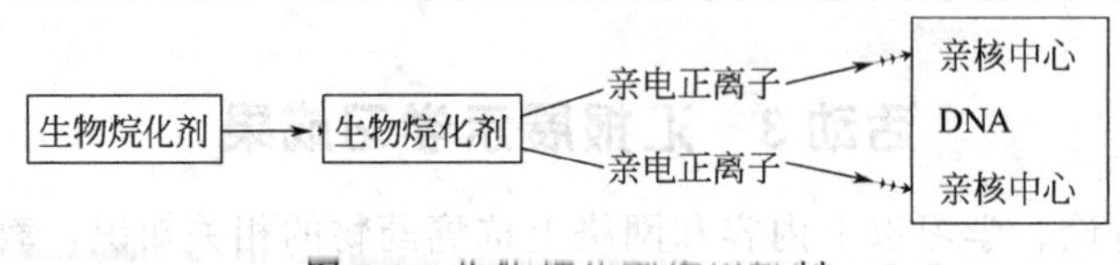

图 5-1　生物烷化剂作用机制

生物烷化剂属于细胞毒类药物，在抑制肿瘤细胞的同时，对其他增生较快的正常细胞，如骨髓细胞、肠上皮细胞、毛发细胞核生殖细胞等也产生抑制作用，引起恶心、呕吐、骨髓抑制、脱发等副作用。

按照化学结构分类，目前临床使用的生物烷化剂可分为：氮芥类、亚乙基亚胺类、亚硝基脲类、磺酸酯及多元醇类。

做一做

通过以上学习，完成表5-3。

表 5-3　生物烷化剂讨论表

讨论主题	讨论结果
1. 阅读案例5-2后，你知道什么是芥子气？毒性怎样？	
2. 什么是生物烷化剂？怎样发挥烷化作用？	
3. 生物烷化剂有哪些类型？	
4. 你知道的生物烷化剂药物有哪些？	

活动2　学习生物烷化剂类重点药物

学习材料

（一）生物烷化剂类药物

环磷酰胺为氮芥与磷酰氨基结合而成的化合物，是临床常用的烷化剂类免疫抑制剂。可用于治疗各种自身免疫性疾病，即能抑制细胞增殖，非特异性杀伤抗原敏感性小淋巴细胞，限制其转化为免疫母细胞。

环磷酰胺（Cyclophosphamide）

$$(ClH_2CH_2C)_2N-P(=O)(NH-CH_2CH_2CH_2-O) \cdot H_2O$$

化学名称：p[N-双(β-氯乙基)氨基]-1-氧-3-氮-2-磷杂环己烷-p-氧化物一水合物。

别名：癌得星。

本品为白色结晶或结晶性粉末，失去结晶水后即液化为油状液体。在乙醇中易溶，在水或丙酮中溶解。熔点 48.5～52℃。

本品分子中含有磷酰氨基，显弱酸性，且在水溶液中不稳定，易分解，故制成粉针剂。

环磷酰胺是根据前药概念设计的药物。由于吸电子的磷酰基降低了氯原子的活性，在体外几乎无抗肿瘤作用，只有进入体内经肝脏活化后才能发挥烷化反应。

环磷酰胺进入体内经肝脏活化后，在正常组织中被代谢成为无毒物排出体外，所以对正常组织一般无不良反应。而在肿瘤组织中因为缺乏正常组织所具有的酶，所以药物不能正常代谢，只能分解为毒性强烈的磷酰氮芥和丙烯醛，从而抑制肿瘤组织的生长，因此它是一种选择性好、毒副作用小的杂环氮芥。临床上用于恶性淋巴瘤、多发性骨髓瘤、白血病、乳腺癌、卵巢癌、宫颈癌、前列腺癌、结肠癌、支气管癌、肺癌等，均有一定疗效。

（二）金属配合物类抗肿瘤药物

自 1969 年首次报道顺铂对动物肿瘤有强烈的抑制作用后，人们开始重视对金属配合物的研究，合成了许多金属配合物。现已证实，铂、铑、锗、锡、铜等配合物都具有相当的抗肿瘤活性，金属配合物已逐渐成为抗肿瘤药物研究中较为活跃的领域之一。

临床使用中较常见的有顺铂、卡铂、奥沙利铂等。

顺铂（Cisplatin）

Cl　Cl
Pt
NH_3　NH_3

化学名称：(Z)-二氨基二氯铂。

别名：顺氯氨铂，顺式铂，顺式二氨二氯铂。

本品为亮黄色或橙黄色的结晶性粉末，无臭。易溶于二甲基亚砜，略溶于二甲基甲酰胺，微溶于水，不溶于乙醇。在室温条件下，对光和空气比较稳定，加热至 170℃时即转化为反式，生成水合物，进一步水解生成无活性且具有剧毒的低聚合物，低聚合物在 0.9%氯化钠溶液中不稳定，可迅速转化为顺铂，因此在临床上应不会有导致中毒的危险。

本品是中心以二价铂同两个氯原子和两个氨分子结合的重金属配合物，类似于烷化剂。具有细胞毒性，可抑制癌细胞的 DNA 复制过程，并损伤其细胞膜上结构，有较强的广谱抗癌作用。临床对卵巢癌、前列腺癌、睾丸癌、肺癌、鼻咽癌、食管癌、恶性淋巴瘤、头颈部鳞癌、甲状腺癌及成骨肉瘤等多种实体肿瘤均能显示疗效。但对肾脏和骨髓毒性较大，长期使用会产生耐药性。

（三）亚硝基类抗肿瘤药物

亚硝基脲类抗肿瘤药物具有 β-氯乙基亚硝基脲的结构特征，此类药物具有较强的亲脂性，易透过血脑屏障进入脑脊髓中，因此适用于脑瘤和其他中枢神经系统肿瘤的治疗。临床广泛应用的药物有卡莫司汀（Carmustine，BCNU，卡氮芥）、洛莫司汀（Lomustine，CCNU，环己亚硝脲）、司莫司汀（Semustine，甲环亚硝脲）、尼莫司汀（Nimustine，ACNU）等。

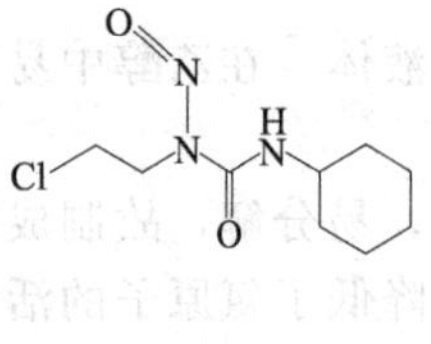

洛莫司汀 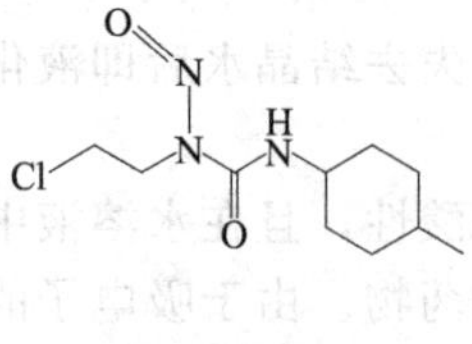　　司莫司汀 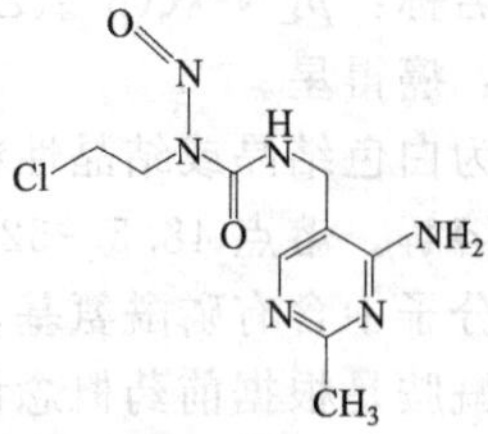　　尼莫司汀

卡莫司汀 (Carmustine)

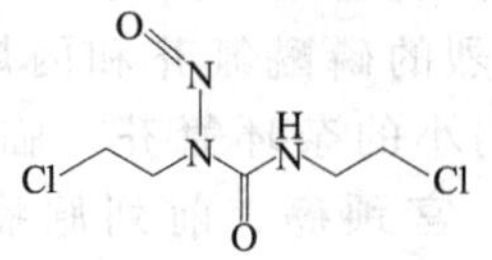

化学名称：1,3-双(α-氯乙基)-1-亚硝基脲。

别名：卡氮芥。

卡莫司汀为无色或微黄或微黄绿色的结晶或结晶性粉末；无臭。本品在甲醇或乙醇中溶解，在水中不溶。本品熔点为30～32℃，熔融时同时分解。

本品脂溶性强，可进入脑脊液，常用于脑部原发肿瘤（如成胶质细胞瘤）及继发肿瘤，也能治疗实体瘤。

本品应遮光，密闭，在5℃以下冷冻处保存。

做一做

通过以上学习，比较三个重点药物的特征，完成表5-4。

表5-4　生物烷化剂重点药物学习讨论表

药物	结构类型	作用特点	性质特点
环磷酰胺			
卡莫司汀			
顺铂			
你还知道哪些药物？			

活动3　汇报展示学习成果

通过学生分组讨论、学习以上内容和网络上生物烷化剂抗癌药的相关知识，教师巡回指导，每组均完成任务书。每组选出代表讲述任务书完成情况，并展示小组成果，教师点评，给予鼓励，并对学习过程、学习成果进行评价和考核。

任务三　抗代谢类抗肿瘤药物

任务目标　1. 了解肿瘤代谢及抗代谢

2. 熟悉典型药物的有关知识

实施过程　1. 教师指导学生学习肿瘤代谢及抗代谢的有关知识

2. 学生自主学习氟尿嘧啶、甲氨蝶呤的有关知识

3. 教师指导，归纳总结

4. 学生完成任务书

教学准备 1. 教师准备任务书及学习材料

2. 学生预习学习材料，并利用网络资源了解抗代谢药物的有关知识

任务书

序号	任　　务	完成过程说明	成果展示
1	抗代谢药物的概念、分类		
2	抗代谢药物的毒副反应		
3	抗代谢药物的抗癌谱特点		
4	根据氟尿嘧啶的结构，分析其化学性质		
5	甲氨蝶呤的抗癌作用机理		

完成本任务的学习后，填写上述任务书，并以小组为单位及时交送老师。

活动1　认识肿瘤代谢及抗代谢

学习材料

肿瘤代谢及其抗代谢

肿瘤组织比正常组织代谢旺盛，尤以恶性肿瘤更为明显。其代谢特点与正常组织相比并无质的差别，但在一定程度上反映了瘤细胞分化不成熟和生长旺盛的特点。

在微生物生长过程中常常需要一些生长因子才能正常生长，可以利用生长因子的结构类似物干扰微生物的正常代谢，以达到抑制微生物生长的目的。此类生长因子的结构类似物又称为抗代谢物。

抗代谢药是指能与体内代谢物发生特异性结合，从而影响或拮抗代谢功能的药物，通常它们的化学结构与体内的核酸或蛋白质代谢物相似。作用方式有二：其一，两者竞争同一酶系，影响酶与代谢物间的正常生化反应速率，而减少或取消代谢物的生成；其二，以“伪”物质身份参与生化反应，生成无生物活性的产物，而阻断某一代谢，致使该合成路径受阻。

抗代谢药物是通过抑制DNA合成中所需要的叶酸、嘌呤、嘧啶及嘧啶核苷途径，从而抑制肿瘤细胞的生存和复制所必需的代谢途径，导致肿瘤细胞的死亡。

抗代谢药物在肿瘤的化学治疗上占有重要的地位，也是肿瘤化疗常用的药物。目前尚未发现肿瘤细胞有独特的代谢途径，即肿瘤组织与正常组织之间核酸的合成代谢没有明显的差异，所以抗代谢药物的选择性较差，往往给人体增殖较快的正常细胞带来毒性。如出现骨髓、消化道黏膜毒副反应。因此，使用抗代谢药物时要密切注意血象。

抗代谢药物的抗瘤谱相对于烷化剂比较窄，临床上多用于治疗白血病、绒毛上皮瘤，对某些实体瘤也有效。由于抗代谢物的结构与正常代谢物的结构极为相似，且大多数抗代谢物是将代谢物的结构做细微的改变而得，所以抗代谢物的选择性较小，毒副作用较大，但由于抗代谢物的作用点各异，交叉耐药性相对较小。

常见的抗代谢物有嘧啶拮抗物、嘌呤拮抗物、叶酸拮抗物等。

做一做

通过以上学习，完成表5-5。

表 5-5 肿瘤代谢及抗代谢讨论表

讨论主题	讨论结果
1. 肿瘤代谢有何特点？	
2. 什么是抗代谢？怎样抑制或杀灭癌细胞的？	
3. 列举常用的抗代谢药物类型，你知道哪些药物？	

活动 2 学习抗代谢类重点药物

学习材料

（一）嘧啶拮抗物

嘧啶拮抗物主要有尿嘧啶衍生物和胞嘧啶衍生物。尿嘧啶是体内正常的嘧啶碱基，其掺入肿瘤组织中的速度比其他嘧啶快，利用生物电子等排原理，因 F 原子半径与 H 原子半径相近，以 F 原子代替尿嘧啶 5 位上的 H 原子，得到氟尿嘧啶（Fluorouracil）。

由于氟尿嘧啶和尿嘧啶的结构极为相似，在代谢过程中能从分子水平代替正常代谢物尿嘧啶，从而干扰 DNA 的合成，导致肿瘤细胞的死亡。氟尿嘧啶的抗肿瘤谱比较广，是治疗实体肿瘤的首选药物，疗效确切，但毒性较大。

近年来，为了降低氟尿嘧啶的毒性，提高其疗效，人们研制了大量毒副作用小的衍生物，取得了较好的疗效。如氟尿嘧啶、双呋氟尿嘧啶、去氧氟脲苷等。

F O N N O O O

H₃C CH₃ F N O CH₃ O N O H

双呋氟尿嘧啶 去氧氟脲苷

氟尿嘧啶（Fluorouracil）

F NH O N O H

化学名称：5-氟-2,4(1*H*,3*H*)-嘧啶二酮。

缩写：5-FU。

本品为白色或类白色结晶或结晶性粉末。略溶于水，微溶于乙醇。熔点 281～284℃。

本品分子中酰亚胺结构显酸性，嘧啶环显碱性，所以在稀盐酸或氢氧化钠水溶液中均能溶解。

本品在空气及水溶液中都非常稳定，但在亚硫酸及溴水中不稳定，因其分子中的双键能与亚硫酸氢钠、溴水溶液等发生加成反应。

本品为嘧啶类的氟化物，属于抗代谢抗肿瘤药，在体内转变为 5-氟尿嘧啶核苷酸和 5-氟尿嘧啶脱氧核苷酸后，抑制胸腺嘧啶核苷酸合成酶，阻断脱氧嘧啶核苷酸转换成胸腺嘧啶核苷酸，干扰 DNA 合成。其对 RNA 的合成也有一定的抑制作用。故本品的抗瘤谱较广，临床用于结肠癌、直肠癌、胃癌、乳腺癌、卵巢癌、绒毛膜上皮癌、恶性葡萄胎、头颈部鳞癌、皮肤癌、肝癌、膀胱癌等的治疗。

（二）叶酸拮抗物

叶酸是核酸合成所需要的代谢物，也是红细胞生长发育的重要因子，临床可用作抗贫血药。当机体缺乏叶酸时，白细胞减少，因此叶酸拮抗物可用于缓解急性白血病。临床使用的叶酸拮抗物有氨蝶呤钠（Aminopterin sodium）、甲氨蝶呤（Methotrexate）、二氯甲氨蝶呤（Dichloromethotrexate）等。

甲氨蝶呤（Methotrexate）

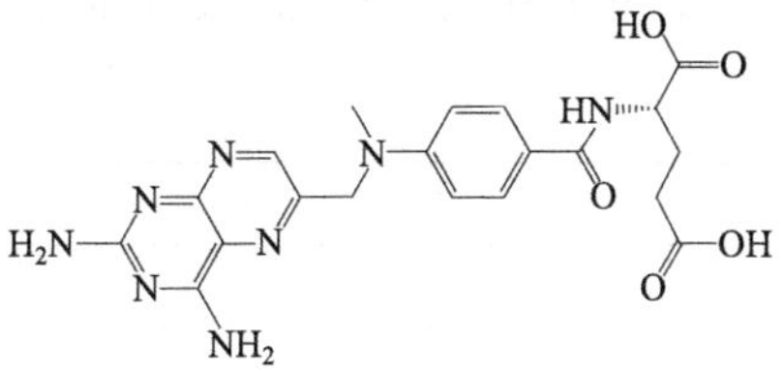

化学名称：L-(+)-*N*-[4-[[(2,4-二氨基-6-蝶啶基)甲基]甲氨基]苯甲酰基]谷氨酸。

缩写：MTX。

别名：氨甲叶酸。

本品为橙黄色结晶性粉末。几乎不溶于水、乙醇、氯仿和乙醚，易溶于稀碱溶液，微溶于稀盐酸。

本品在强酸性溶液中不稳定，酰氨基会水解成谷氨酸和蝶呤酸而失去活性。

甲氨蝶呤为抗叶酸类抗肿瘤药，主要通过对二氢叶酸还原酶的抑制而达到阻碍肿瘤细胞合成的作用，从而抑制肿瘤细胞的生长与繁殖。

本品主要用于治疗急性白血病、绒毛膜上皮癌和恶性葡萄胎，对头颈部肿瘤、乳腺癌、宫颈癌、消化道癌和恶性淋巴瘤也有疗效。白细胞减少者忌用。

做一做

通过以上两个重点药物的学习，比较抗代谢药物的特点，完成表 5-6。

表 5-6　抗代谢药物讨论表

药物	结构类型	作用特点	性质特点
氟尿嘧啶			
甲氨蝶呤			
你知道的药物还有哪些？			

活动 3　汇报展示学习成果

通过学生分组讨论、学习以上内容和网络上抗代谢抗癌药的相关知识，教师巡回指导，每组均完成任务书。每组选出代表讲述任务书完成情况，并展示小组成果，教师点评，给予鼓励，并对学习过程、学习成果进行评价和考核。

任务四　自主学习——其他抗肿瘤药物

任务目标　1. 了解抗肿瘤抗生素的常见药物的用途

2. 了解抗肿瘤的植物药有效成分及其衍生物的种类

3. 熟悉氮芥气的特性

4. 理解盐酸氮芥的作用与用途

实施过程　1. 学生分组查阅天然抗肿瘤药物的相关资料

2. 学生自主学习氮芥气的有关知识

3. 教师指导，归纳总结

4. 学生完成任务书

教学准备 1. 教师准备任务书及学习材料

2. 学生预习学习材料，并利用网络资源了解其他抗肿瘤药的有关知识

任务书

序号	任　　务	完成过程说明	成果展示
1	抗肿瘤抗生素分类并举例		
2	抗肿瘤植物药分类并举例		
3	羟基喜树碱的临床应用		
4	鬼臼毒素的临床应用		
5	长春地辛的临床应用		
6	紫杉醇的用途		
7	盐酸氮芥与环磷酰胺在结构上的共性		

完成本任务的学习后，填写上述任务书，并以小组为单位及时交送老师。

活动 1　了解天然抗肿瘤药

天然抗肿瘤药物主要包括抗肿瘤抗生素和抗肿瘤的植物药有效成分及其衍生物。

学习材料

抗肿瘤抗生素

抗肿瘤抗生素是由微生物产生的具有抗肿瘤活性的化学物质。现已发现的抗肿瘤抗生素有多种，它们大多直接抑制 DNA 的合成。这些药物按化学结构可分为多肽类和蒽醌类两大类。多肽类抗生素有放线菌素 D、博来霉素、平阳霉素、培洛霉素、表柔比星、丝裂霉素 C、米托蒽醌等。

放线菌素 D（Dactinomycin D）

别名：更生霉素。

本药是由放线菌产生的一类多肽抗肿瘤药物。

鲜红色或红色结晶，或橙红色结晶性粉末；无臭；有引湿性；遇光极不稳定；在乙醇溶液中显左旋性。本品易溶于丙酮、氯仿或异丙醇，略溶于甲醇，微溶于乙醇，在水中几乎不溶。熔点 243～248℃。

本品临床上用于治疗绒毛膜上皮癌、恶性葡萄胎、肾母细胞瘤及恶性淋巴瘤等。对霍奇金病、肠癌、乳腺癌也有效。

盐酸多柔比星（Doxorubicin hydrochloride）

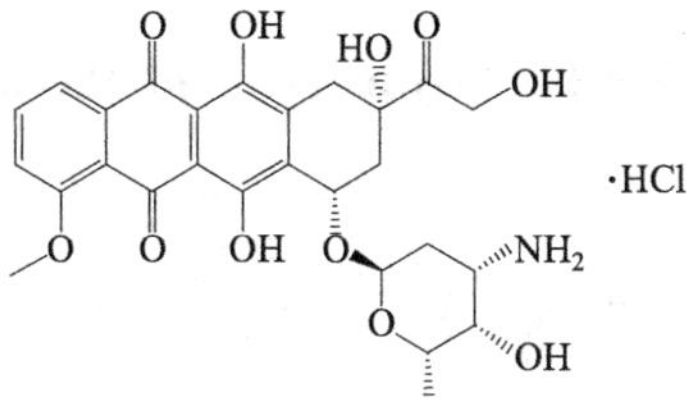

别名：阿霉素。

由于结构中具有共轭的蒽醌结构，显示为橘红色针状结晶。易溶于水，水溶液稳定，但在碱性条件下不稳定，易迅速分解。熔点 201～205℃。

药物结构中含酚羟基和氨基，具有酸碱两性。

本品是广谱的抗肿瘤药物，临床上主要用于治疗乳腺癌、甲状腺癌、肺癌、卵巢癌、肉瘤等实体瘤。主要的毒副作用是骨髓抑制和心脏毒性。

盐酸米托蒽醌（Mitoxantrone hydrochloride）

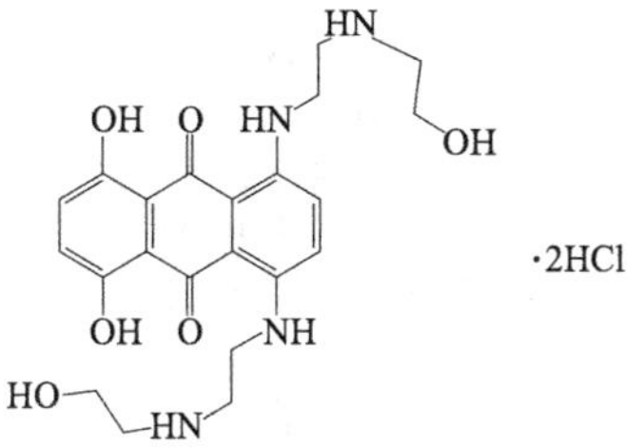

本品为蓝黑色结晶，无臭，有吸湿性。熔点 203～205℃，其游离碱熔点 162～164℃。本品在水中溶解，乙醇中微溶，氯仿中不溶。干燥品稳定，但在碱性水溶液中可能降解。

本品含有酚羟基，易被氧化。水溶液加酸性高锰酸钾后溶液的蓝色褪去。另外，它也具有生物碱的性质，水溶液加苦味酸试液，生成蓝色沉淀。

本品临床上主要用于治疗晚期乳腺癌、非霍奇金淋巴瘤和成人急性非淋巴细胞白血病复发。抗肿瘤作用是多柔比星的 5 倍，且心脏毒性小。

做一做

通过以上材料的学习，讨论并完成表 5-7。

表 5-7　抗肿瘤抗生素类药物学习讨论表

药　　物	结构类型	作用特点	性质特点
放线菌素 D			
盐酸多柔比星			
盐酸米多蒽醌			
你知道的药物还有哪些？			

学习材料

抗肿瘤的植物药有效成分及其衍生物

从植物中寻找抗肿瘤药物已成为抗癌药物研究的重要组成部分。植物药中的有效成分属于天然药物，天然药物经过结构修饰，成为其半合成衍生物。

常见的抗肿瘤植物药的有效成分有4类：喜树生物碱类、鬼臼生物碱类、长春碱类、紫杉烷类。

羟喜树碱（Hydroxycamptothecin）

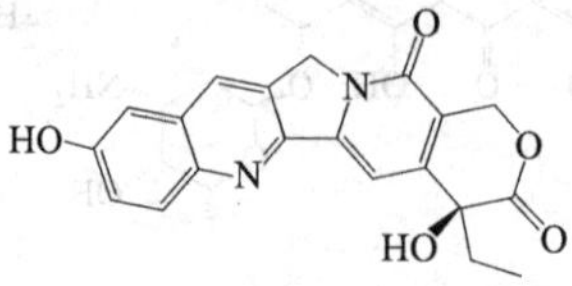

本品为黄色柱状结晶。不溶于水，微溶于有机溶剂。由于具有酚羟基而溶于碱性水溶液，溶液具有黄色荧光。

本品具有内酯结构，易水解，一般制成粉针剂。

本品是从我国特有的珙桐科植物喜树中分离得到的第一个内酯生物碱——喜树碱的10-羟基衍生物，显碱性，但碱性很弱，与酸不能形成稳定的盐。临床上主要用于肠癌、肝癌和白血病的治疗。

鬼臼毒素（Podophyllotoxin）

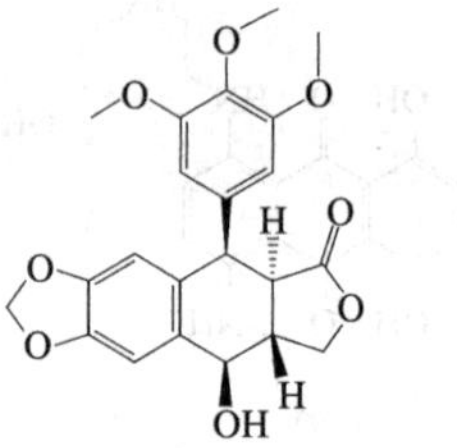

别名：足叶青毒素。

白色结晶或结晶性粉末。不溶于水，可溶于乙醇、氯仿、丙酮。

本品是从小檗科鬼臼属植物中提取到的木脂类抗肿瘤成分。

鬼臼毒素及其衍生物具有显著的抗肿瘤活性，其中部分已成为目前临床上首选的抗癌药物。目前临床上主要用于治疗尖锐湿疣、多发性浅表性上皮瘤、颅内恶性肿瘤、淋巴瘤等。

长春地辛（Vindesine）

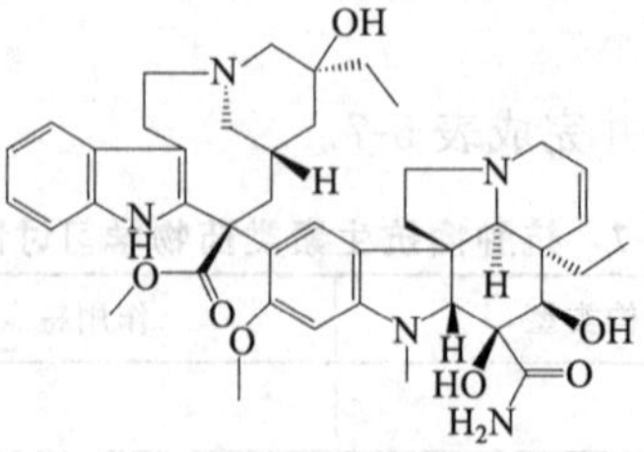

别名：长春花碱酰胺。

长春碱是从夹竹桃科植物长春花中提取的一类生物碱，也是第一个被发现的抗肿瘤药物。长春地辛是其衍生物。

本品为白色结晶，易溶于水，临床用其硫酸盐。

本品抗瘤谱较广。用于治疗肺癌、乳腺癌、食管癌、急性或慢性白血病等。对恶性黑色素瘤、生殖细胞瘤、头颈部瘤、平滑肌肉瘤及卵巢癌也有一定疗效。

紫杉醇（Paclitaxel）

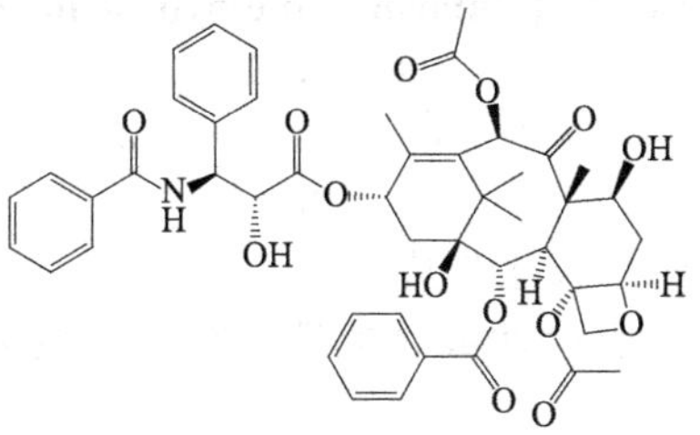

别名：泰素。

紫杉醇是从短叶红豆杉的树皮中分离出来的抗肿瘤化合物。

本品为白色针状结晶。熔点 213～216℃。难溶于水。

紫杉醇的作用机制独特，有促进细胞微管蛋白聚合的作用，并阻止微管正常的生理性解聚，从而可以避免癌细胞的快速分裂。它对很多耐药患者有效，成为目前最热门的抗肿瘤药物之一。但是紫杉醇的使用中出现了两个问题：一是水溶性很差，难以支撑合适制剂，生物利用度低；二是在植物中的含量低，来源有限。目前正研究其合成品以及衍生物。

本品用于治疗转移性卵巢癌、转移性乳腺癌等疗效显著。

做一做

通过以上材料的学习，讨论并完成表 5-8。

表 5-8 抗肿瘤植物药有效成分学习讨论表

药　物	结构类型	作用特点	性质特点
羟喜树碱			
鬼臼毒素			
长春地辛			
紫杉醇			
你知道的药物还有哪些？			

活动 2 认识毒气——氮芥

学习材料

非选择性烷化剂

氮芥（Nitrogen mustards）是一类结构与芥子气相似的细胞毒化疗药物，属于非选择性烷化剂的一种。

早期的氮芥类物质也能像芥子气一样用作化学武器。在第二次世界大战中许多国家都有着氮芥的库存，但后来并未投入使用。其与芥子气同属于毒性强烈且持久的糜烂性毒剂，因此，这些物质的生产和使用受到了严格的限制。

盐酸氮芥是最早用于临床并取得突出疗效的抗肿瘤药物。它是一具有高度化学活性的化合物，为双氯乙胺类烷化剂的代表。本品进入体内后，通过分子内成环作用，形成高度活泼的乙烯亚胺离子，在中性或弱碱条件下迅速与多种有机物质的亲核基团（如蛋白质的羧基、氨基、巯基、核酸的氨基和羟基、磷酸根）结合，进行烷基化作用。

此类药物在临床中使用的有盐酸氮芥和盐酸氧氮芥，后者进入体内还原为氮芥而发挥作用，因而作用相对较缓和持久。

盐酸氮芥（Chlormethine hydrochloride）

$$CH_3-N(CH_2CH_2Cl)_2 \cdot HCl$$

化学名称：*N*-双(*β*-氯乙基)甲胺盐酸盐

本品为白色结晶性粉末，有引湿性或腐蚀性。在水中极易溶解，在乙醇中易溶。熔点108～110℃。

本品局部刺激性很强，不可口服、肌内注射及皮下注射；只可用于静脉内及腔内注射。

本品是最早用于抗肿瘤的氮芥类烷化剂。目前临床用于治疗淋巴肉瘤、网状细胞肉瘤、霍奇金病、肺癌、慢性白血病、卵巢癌等。

本品性质不稳定，在水溶液或体液中几分钟即可能发生化学变化而失效，故其溶液需临时配制，并应于开封后10min内注入体内。

活动3　汇报展示学习成果

通过学生分组讨论、学习以上内容和网络上抗生素抗癌药、植物药有效成分的相关知识，教师巡回指导，每组均完成任务书。每组选出代表讲述任务书完成情况，并展示小组成果，教师点评，给予鼓励，并对学习过程、学习成果进行评价和考核。

思　考　题

1. 试解释环磷酰胺的选择性抗肿瘤作用原理。
2. 抗代谢物有哪些种类？它们是如何抑制肿瘤细胞生长的？
3. 常用的抗肿瘤抗生素有哪些？分别举一个例子。
4. 常用的天然植物抗肿瘤药物有哪些类别？分别举一个例子。
5. 写出下列药物的化学结构，并说明其作用和用途：环磷酰胺、顺铂、氟尿嘧啶、甲氨蝶呤、盐酸氮芥。

项目六
影响中枢神经系统药物

项目说明

本项目共有七个学习任务，主要通过学生分组学习、讨论、实践、教师指导等活动，理解并掌握镇静催眠药物的类型、结构特征以及重点药物的名称、结构、性质和临床应用特点，了解抗癫痫药、抗精神病药物的类型，学习抗癫痫药、抗精神病药物、中枢兴奋药物、镇痛药重点药物的名称、结构、性质和临床应用特点。目的在于帮助学生有能力在对该类药物的制剂、检验、贮存和指导患者合理用药等岗位上工作。

任务一 镇静催眠药物

任务目标 1. 理解镇静催眠药的概念
2. 熟知镇静催眠药的类型
3. 理解地西泮、奥沙西泮、苯巴比妥的有关知识

实施过程 1. 学生分组讨论常见的镇静催眠药有哪些
2. 学生分组学习镇静催眠药的有关知识
3. 教师指导，归纳总结
4. 学生完成任务书

教学准备 1. 教师准备任务书及学习材料
2. 学生预习学习材料，并利用网络资源了解镇静催眠药物的有关知识

任务书

序号	任　务	完成过程说明	成果展示
1	镇静催眠药概念及分类		
2	巴比妥类和苯二氮䓬类的基本结构、代表药物		
3	配制苯巴比妥钠注射液的注射用水能否在煮沸、放冷数天后，再用来溶解原料配制注射液？		
4	根据苯二氮䓬类药物的稳定性，分析、判断口服地西泮后，其在胃肠道中发生的变化		
5	地西泮和奥沙西泮的关系		

完成本任务的学习后，填写上述任务书，并以小组为单位及时交送老师。

活动1 讨论失眠及所知道的催眠药

案例

【6-1】 黄××，女，24岁，反复失眠3年，加重3月。患者诉3年前无明显诱因下出

现失眠，主要表现难以入睡，晚10点上床睡觉，到凌晨2～3点后依然难以入睡，甚至一夜都不能入睡，心烦，情绪低落，予安定、阿普唑仑等对症治疗。

议一议

根据案例6-1和你已掌握的知识，完成表6-1。

表6-1 失眠及催眠药学习讨论表

讨论主题	讨论结果
案例中用了哪些失眠药？	
你和你的家人以及周围的朋友有过难以入睡或睡眠困难的问题吗？	
你们是怎么解决这些困扰的呢？	

请同学们分组调查，写出人们遇到失眠问题时是如何解决的，如果选用药物治疗，可选用哪些药物。请将调查结果在全班进行汇报。

学习材料

（一）失眠

失眠是由各种原因引起的入睡困难、睡眠深度过浅或频度过短、早醒及睡眠时间不足或质量差的一种常见病。其病因主要有：环境原因、个体因素、躯体原因、精神因素、情绪因素、安眠药或嗜酒者的戒断反应等。失眠者选用安全的安眠药有利于身体健康和治疗失眠。目前常用于治疗失眠的药物有镇静催眠药（包括巴比妥类、苯二氮䓬类等）、抗抑郁药、抗组胺药（目前极少用于催眠）和中药。

（二）镇静催眠药的含义

镇静药和催眠药是一类对中枢神经系统产生广泛抑制作用的药物。镇静药与催眠药之间没有本质上的区别，小剂量时产生镇静作用，能使兴奋不安、烦躁、紧张的患者得以平静安宁；中剂量时对中枢神经系统进一步抑制，产生催眠作用，可引起近似生理睡眠；大剂量时能对中枢神经系统产生抑制，引起呼吸、循环等功能衰竭，严重者，可导致死亡。因此，同一药物不同剂量可显不同作用，临床应用时要严格控制药量。

按化学结构分类，镇静催眠药可分为巴比妥类、苯二氮䓬类、咪唑并吡啶类等。

做一做

根据以上学习材料和网络上有关催眠药知识，完成表6-2。

表6-2 催眠药学习讨论表

讨论主题	讨论结果
催眠药与镇静药有何关系？	
你认为理想的镇静催眠药是怎样的？	
依据其结构，镇静催眠药可分为几类？	

活动2 学习镇静催眠典型药物

学习材料

（一）巴比妥类药物

巴比妥类药物为巴比妥酸（丙二酰脲）的衍生物，是较早用于临床的一类镇静催眠药。

巴比妥酸本身不具有治疗作用，只有 C-5 上的两个氢原子都被烃基取代后才能产生活性。由于取代基的不同，其作用时间不同。一般按作用时间可分为长时、中时、短时及超短时四类（表 6-3）。最初该类药物作为镇静催眠药物使用，由于易产生耐药性、耐受性和中枢抑制等毒副作用，加之新类型的镇静催眠药物不断涌现，故目前巴比妥类药物较少用于镇静催眠，主要用作抗癫痫。

表 6-3　几种常用巴比妥类药物

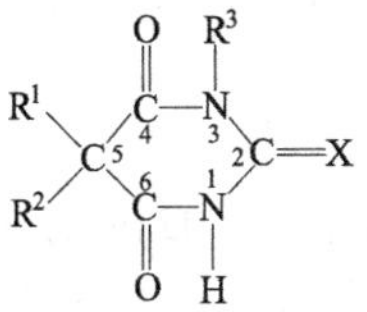

作用时间	药物名称	R^1	R^2	R^3	X	主要用途
长	苯巴比妥	$—C_2H_5$	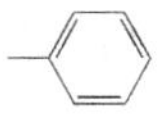	—H	═O	镇静催眠、抗癫痫
中	异戊巴比妥	$—C_2H_5$	CH_3 $—CHCH_2CH_2$ CH_3	—H	═O	镇静催眠
短	司可巴比妥	$—CH_2CH═CH_2$	$—CH(CH_2)_2CH_3$ CH_3	—H	═O	催眠、麻醉前给药
	戊巴比妥	$—C_2H_5$	$—CH(CH_2)_2CH_3$ CH_3	—H	═O	催眠、基础麻醉
超短	海索比妥	$—CH_3$	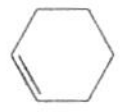	$—CH_3$	═O	催眠、静脉麻醉
	硫喷妥钠	$—C_2H_5$	$—CH(CH_2)_2CH_3$ CH_3	—H	—SNa	催眠、静脉麻醉

研究表明，C-5 位上的两个取代基，其碳原子总数在 4～8 之间，具有良好的镇静催眠作用，大于 9 个碳原子，则产生惊厥作用；2 位上的羰基氧原子可用其生物电子等排体硫原子代替，使脂溶性增大，起效快，由于易于体内解离，作用时间短，为超短效药物（如硫喷妥钠，临床上常用作静脉麻醉）；3 位或 1 位氮原子上引入甲基等，使脂溶性大，起效快，易代谢，但两个位置上同时引入甲基则产生惊厥作用。

苯巴比妥（Phenobarbital）

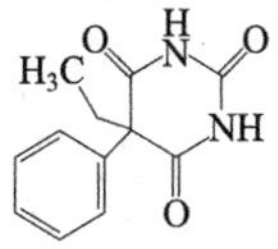

化学名称：5-乙基-5-苯基-2,4,6(1*H*,3*H*,5*H*)-嘧啶三酮。

别名：鲁米那。

本品为白色有光泽的细小结晶或结晶性粉末；无臭，味微苦。熔点174.5～178℃。极微溶于水，略溶于氯仿，能溶于乙醇、乙醚、氢氧化钠及碳酸钠溶液中。其饱和水溶液显酸性。

本品弱酸性，溶于氢氧化钠或碳酸钠溶液中，可生成苯巴比妥钠，易溶于水，可供注射用。其钠盐水溶液pH值为8.5～10，因可吸收空气中CO_2析出苯巴比妥沉淀。

苯巴比妥具有双内酰亚胺结构（环状酰脲）而具水解性。其钠盐水溶液不稳定，在室温条件下即可水解开环，碱性条件下更易水解。水解的程度与水解产物随条件的不同而异。

本品水溶液在一定碱性条件下，滴加硝酸银试液生成白色沉淀，振摇沉淀即溶解，继续滴加硝酸银试液，又生成不溶性沉淀。

本品与吡啶硫酸铜试液作用显紫色。

本品分子中具有苯环结构，可与甲醛-硫酸试剂作用，在二液层界面产生玫瑰红色环；也可与亚硝酸钠-硫酸试剂反应，生成橙黄色亚硝基苯衍生物。利用这两种反应，可与无苯环取代的巴比妥类药物区别。

苯巴比妥的pK_a为7.4，与体液pH相当。在酸性尿中解离少，易于肾小管再吸收，体内消除缓慢。调节尿液pH值可以调节苯巴比妥的排泄速度。

苯巴比妥服用24h后可引起头晕、困倦等后遗症，久用可产生依赖性、耐受性等，还具有中枢毒性和血液毒性。因此，目前苯巴比妥一般不作镇静催眠药使用，而主要用做治疗癫痫大发作。

（二）苯二氮䓬类药物

苯二氮䓬类药物是20世纪50年代后期发展起来的一类镇静催眠药，同时还具有抗焦虑、抗惊厥及中枢性肌肉松弛作用。该类药物的基本结构是1,4-苯并二氮䓬环，连接不同的取代基或并合不同杂环。由于这类药物毒副作用较巴比妥类小，在临床上已成为镇静、催眠、抗焦虑的首选药物（表6-4）。

表6-4　几种苯二氮䓬类药物

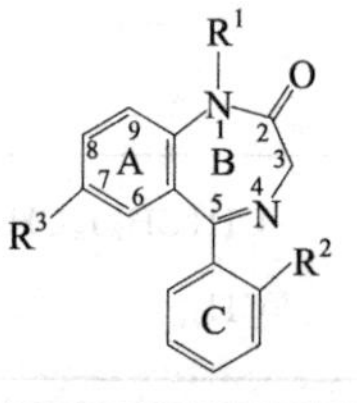

药物名称	R^1	R^2	R^3
地西泮	$-CH_3$	—H	—Cl
硝西泮	—H	—H	$-NO_2$
氯硝西泮	—H	—Cl	$-NO_2$
氟西泮	$-(CH_2)_2N(C_2H_5)_2$	—F	—Cl

地西泮（Diazepam）

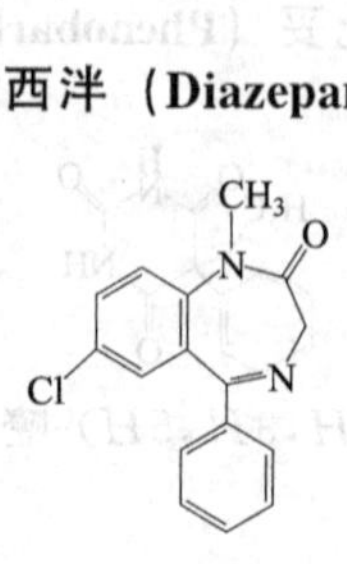

化学名称：1-甲基-5-苯基-7-氯-1,3-二氢-2H-1,4-苯并二氮杂䓬-2-酮。

别名：安定。

本品为白色或类白色的结晶性粉末；无臭，味微苦。熔点为130～134℃。易溶于氯仿或丙酮，溶于乙醇，略溶于乙醚，几乎不溶于水。

本药物含有1,4-苯并二氮䓬环，显弱碱性，可溶于盐酸等强酸。本品的注射液常以盐酸调节适宜的pH值（6.2～6.9），并用100℃流通蒸汽灭菌。

本品分子中具有酰胺及丙烯胺结构，遇酸或碱，受热易水解生成2-甲氨基-5-氯-二苯甲酮和甘氨酸。水解开环可发生在1,2位或4,5位上，或两过程平行进行。4,5位开环是可逆的。在体温和酸性条件下，4,5位开环水解，尤其是在7位和1,2位上有吸电子基团（—NO_2，三唑环等）时，水解反应几乎都在4,5位间进行；当pH值升高到中性时又重新环合。口服药物后，在胃酸的作用下开环，进入碱性环境的肠道中又重新环合成原药。因此，4,5位间开环不会影响药物的生物利用度。

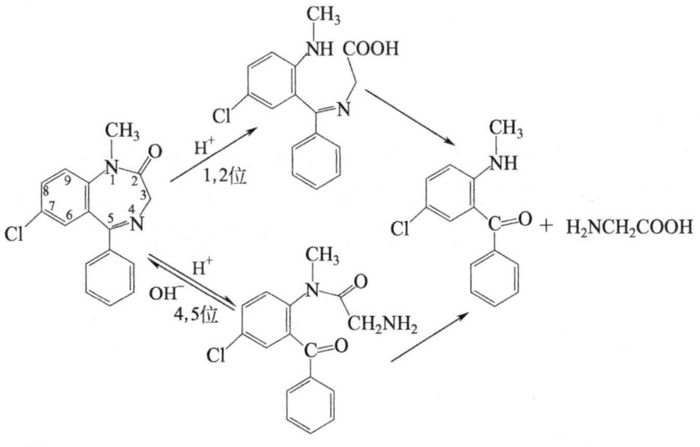

CH_3 NH COOH Cl N H$^+$ 1,2位 CH_3 NH Cl O + H_2NCH_2COOH H$^+$ OH$^-$ 4,5位 CH_3 N O CH_2NH_2 Cl O

本品加硫酸溶解后，溶液在紫外光（365nm）下显黄绿色荧光。

本品溶于稀盐酸，加碘化铋钾试液，即产生橙红色复盐（B·$HBiI_4$）沉淀，放置后颜色加深。

本品体内代谢主要在肝脏进行，其代谢途径为N-1去甲基、N-3羟基化，形成的羟基代谢产物仍具有活性，为奥沙西泮。

本品用于治疗焦虑症和一般性失眠，也用于抗惊厥、抗癫痫及神经官能症等。

奥沙西泮（Oxazepam）

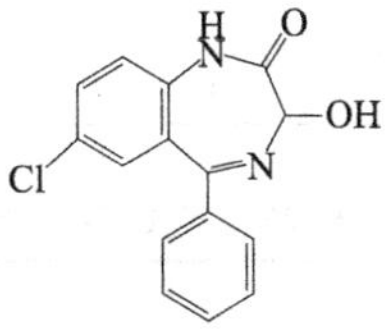

H O N OH N Cl

化学名称：5-苯基-3-羟基-7-氯-1,3-二氢-2H-1,4-苯并二氮杂䓬-2-酮。

别名：舒宁。

本品为白色或类白色结晶性粉末；几乎无臭。熔点为198～202℃，加热熔融同时分解。几乎不溶于水，微溶于乙醇、氯仿或丙酮，极微溶于乙醚。

本品在酸性或碱性中加热水解，生成2-苯甲酰基-4-氯苯胺、乙醛酸和氨，前者经重氮化后与碱性β-萘酚偶合，生成橙红色的偶氮化合物。

$$\text{奥沙西泮} \xrightarrow[\triangle]{OH^- \text{或} H^+} \text{2-氨基-5-氯二苯甲酮} + HCCOOH(=O) + NH_3$$

$$\text{2-氨基-5-氯二苯甲酮} \xrightarrow{HCl,\ NaNO_2} \text{重氮盐}(N_2^+Cl^-) \xrightarrow{\beta\text{-萘酚},\ OH^-} \text{偶氮化合物}$$

本品为地西泮的体内活性代谢物，药理作用与地西泮相似，副作用较少。对紧张、焦虑、失眠及神经官能症均有疗效。对癫痫的小发作及大发作，也有一定的疗效。本品半衰期短，易于清除，适用于老年人和肾功能不良者。

知识拓展

其他镇静催眠药

苯二氮䓬类药物 1,2 位在胃中易开环分解，影响其生物利用度。人们在其 1,2 位引入三氮唑环，增强其稳定性，提高与受体的亲和力，活性显著增强，如艾司唑仑（Estazolam）、阿普唑仑（Alprazolam）和三唑仑（Triazolam），活性均比地西泮强几十倍。

艾司唑仑　　阿普唑仑　　三唑仑

做一做

根据以上学习材料和网络上有关镇静催眠药知识，完成表 6-5 和表 6-6。

表 6-5　镇静催眠药学习讨论表

药　物	结构特点	性　质	临床应用特点
地西泮			
奥沙西泮			
苯巴比妥			

表 6-6　镇静催眠药学习讨论表

讨 论 主 题	讨 论 结 果
巴比妥类药物构效关系是什么？	
苯巴比妥钠为何制成粉针剂？	
苯二氮䓬类药物不稳定结构有哪些？1,2 位如何改变？举例说明	
如何鉴别苯巴比妥、地西泮和奥沙西泮？	
女，65 岁，失眠，请你推荐应服用哪种镇静催眠药，从结构、代谢进行说明	

活动 3　自主学习：其他镇静催眠药物

学习材料

（一）咪唑并吡啶类

咪唑并吡啶类是一种新结构类型的镇静催眠药，其镇静催眠作用很强，较少发生耐受性和成瘾性。20 世纪 90 年代唑吡坦上市后成为欧美国家使用的主要镇静催眠药。

酒石酸唑吡坦（Zolpidem tartrate）

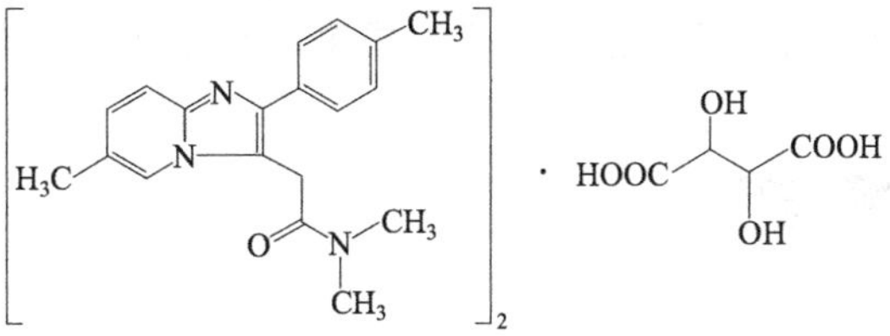

化学名称：*N*,*N*,6-三甲基-2-(4-甲基苯基)-咪唑并［1,2-*a*］吡啶-3-乙酰胺酒石酸盐。

本品为白色结晶，溶于水。游离品熔点 193～197℃。饱和水溶液的 pH4.2。本品对光和热均稳定，水溶液在 pH1.5～7.4 稳定。

本品分子中具有酰氨基，在酸、碱催化下发生水解，药效降低。

本品通过选择性地与中枢神经系统的 ω_1 受体亚型结合，产生药理作用，是 ω_1 受体亚型的完全激动剂。本品小剂量时，能缩短入睡时间，延长睡眠时间，在正常治疗周期内，极少产生耐受性和成瘾性。临床用于治疗各种失眠症。

（二）睡眠的奥妙

睡眠是高等脊椎动物周期性出现的一种自发的和可逆的静息状态，表现为机体对外界刺激的反应性降低和意识的暂时中断。人的一生中大约有 1/3 的时间是在睡眠中度过的。当人们处于睡眠状态中时，可以使人们的大脑和身体得到休息、休整和恢复，有助于人们日常的工作和学习。科学提高睡眠质量，是人们正常工作、学习、生活的保障。

睡眠由两个交替出现的时相所组成：一个是慢波相，又称非快速眼动睡眠；另一个则是异相睡眠，又称快速眼动睡眠，此时相中出现眼球快速运动，并经常做梦。非快速眼动睡眠主要用于恢复体力，快速眼动睡眠主要用于恢复脑力。

睡眠的好坏，与睡眠环境关系密切。在 15～24℃ 的温度下，睡眠质量最佳。富含负离子的空气环境对睡眠也有非常好的帮助，负离子可以有效调节大脑植物神经系统，改善大脑皮层功能，对治疗失眠有很好的效果。晚上 10 点到凌晨 3 点睡觉是最好的，因为这段时间是人的深度睡眠期，这几个小时睡好了能保证一天有精神。人入睡到进入深度睡眠一般需要 30～60 分钟，所以，晚上 10 点到 10 点半睡觉最好。

年龄越小，需要的睡眠时间就越长，新生儿平均每天要睡 18～20 小时；2～3 个月时睡 16～18 小时；5～9 个月时睡 15～16 小时；1 岁 14～15 小时；2～3 岁为 12～13 小时；4～5 岁为 11～12 小时；7～13 岁为 9～10 小时。随年龄的增长，人体各系统发育逐渐完善，接受外界事物的能力和兴趣也越强，睡眠时间也逐渐缩短。现代试验表明，当人在睡眠时生长激素分泌旺盛，这种生长激素正是使小儿得以发育、功能得到完善的重要因素。因此，婴幼儿时期，多睡对生长发育有很大的好处。

做一做

根据以上学习材料和网络上有关唑吡坦和睡眠的知识，完成表 6-7。

表 6-7　其他镇静催眠药学习讨论表

讨论主题	讨论结果
镇静催眠药除了巴比妥类和苯二氮䓬类外，还有哪些？	
如何睡眠有利于你的生活和学习？	

活动 4　汇报展示学习成果

通过学生分组讨论、学习活动 1 至活动 3 的内容和网络上有关镇静催眠药物的相关知识，教师巡回指导，每组均完成任务书。每组选出代表讲述任务书完成情况，并展示小组成果，教师点评，给予鼓励，并对学习过程、学习成果进行评价和考核。

任务二　抗癫痫药

任务目标　1. 熟悉抗癫痫药的类型

2. 理解苯妥英钠、卡马西平的有关知识

实施过程　1. 学生分组讨论常见的抗癫痫药有哪些

2. 学生分组学习抗癫痫药的有关知识

3. 教师指导，归纳总结

4. 学生完成任务书

教学准备　1. 教师准备任务书及学习材料

2. 学生预习学习材料，并利用网络资源了解抗癫痫药的有关知识

任务书

序号	任　务	完成过程说明	成果展示
1	抗癫痫药的类型、代表药物		
2	根据苯妥英钠的稳定性进行分析：影响苯妥英钠稳定性的因素，提高其制剂稳定性的预防措施		
3	从结构上看，卡马西平属于哪种类型的抗癫痫药？它有哪些性质？如何鉴定？		

完成本任务的学习后，填写上述任务书，并以小组为单位及时交送老师。

活动 1　讨论癫痫及所知道的抗癫痫药

案例

【6-2】 现年 25 岁的凯蒂·斯平克斯 4 年前遭遇一场车祸，造成脑震荡，治疗后康复。

令所有人做梦都没想到的是，新娘凯蒂在乘车前往教堂举行婚礼的半路上，突然癫痫发作，大叫一声，口吐白沫，随即倒地，全身抽搐。当她苏醒过来时，她竟然失去了大部分记忆，导致她甚至不再认识自己的未婚夫，新郎迈克在她眼中变成了一个从未见过面的“陌生人”!

幸运的是，当结婚招待会举行后 1 小时，凯蒂终于奇迹般地找回了大部分失去的记忆，并终于记起了迈克是谁。

不过随着时间推移，凯蒂的癫痫症已经越来越严重，她经常一天要发作 20 次癫痫，而她几乎每天都会遭遇“临时性健忘症”，暂时不再认得丈夫迈克和两个年幼的女儿，有时凯蒂晚上睡梦中也会癫痫发作，当她醒来发现一个“陌生人”躺在自己身边时，她甚至会惊恐地将“陌生人”迈克——也就是她的丈夫赶下床去。

议一议

阅读案例 6-2 和你已有的癫痫病知识，完成表 6-8。

表 6-8　癫痫病学习讨论表

讨论主题	讨论结果
案例中凯蒂有哪些症状？凯蒂为何患癫痫病？	
你见过癫痫发作吗？有哪些症状？你知道癫痫是什么原因导致的吗？	
癫痫有几类？治疗癫痫有哪些方法？	

活动 2　学习抗癫痫药物的类型

学习材料

癫痫及抗癫痫药类型

癫痫俗称“羊角风”或“羊癫风”，是大脑神经元突发性异常放电，导致短暂的大脑功能障碍的一种慢性疾病。癫痫的发病原因复杂多样，包括遗传因素、脑部疾病、全身或系统性疾病等。临床上根据癫痫发作时的表现，将其分为大发作、小发作和精神运动性发作等。癫痫可危害生命，癫痫患者经常会在任何时间、地点、环境下且不能自我控制地突然发作，容易出现摔伤、烫伤、溺水、交通事故等。癫痫可危害精神，癫痫患者经常被社会所歧视，在就业、婚姻、家庭生活等方面均遇到困难，患者精神压抑，身心健康受到很大影响。癫痫导致认知障碍，主要表现为患者记忆障碍、智力下降、性格改变等，最后逐渐丧失工作能力甚至生活能力。

目前癫痫的治疗包括药物治疗、手术治疗、神经调控治疗等，但主要还是以药物治疗为主。癫痫患者经过抗癫痫药物治疗，约 70％的患者其发作是可以得到控制的，其中 50％～60％的患者经过 2～5 年的治疗是可以痊愈的，患者可以和正常人一样地工作和生活。在药物治疗过程中，应该尽可能采用单药治疗，直到达到有效或最大耐受量。单药治疗失败后，可联合用药。抗癫痫治疗需持续用药，不应轻易停药。目前认为，至少持续 3 年以上无癫痫发作时，才可考虑是否可以逐渐停药。停药过程中，每次只能减停一种药物，并且需要 1 年左右时间逐渐停用。

抗癫痫药主要用于防止和控制癫痫的发作。理想的抗癫痫药，应具有起效快、作用持久、不良反应少、在治疗剂量时不影响患者正常活动、适合长期使用等特点。

最早用于临床的抗癫痫药是溴化钾，其次是苯巴比妥。苯巴比妥具有良好的抗癫痫效果，通过研究发现，其 C-2 上的羰基被亚甲基取代，得扑米酮，对癫痫大发作和精神运动性发作有效。将苯巴比妥分子中的羰基去掉一个，得乙内酰脲类化合物，如苯妥英，对癫痫大发作和精神运动性发作都有疗效。用—CH_2—取代乙内酰脲分子中的—NH—，所得到的丁二酰亚胺类化合物乙琥胺，对癫痫小发作效果好。

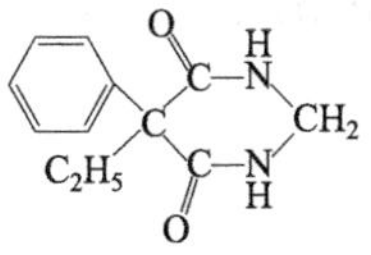

扑米酮 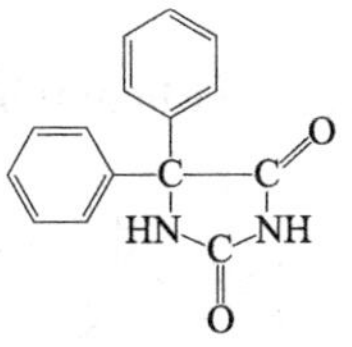　　苯妥英 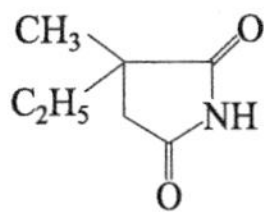　　乙琥胺

此外，还发现二苯并氮杂䓬类中的卡马西平，对其他药物难以控制的成年人精神运动性癫痫和癫痫大发作有效。脂肪羧酸类的丙戊酸钠、丙戊酰胺都是不含氮的广谱抗癫痫药，见效快，毒性低，对各种癫痫都有较好的效果。

卡马西平（结构式：二苯并氮杂䓬环，N 上连 $CONH_2$）

丙戊酸钠：$(CH_3CH_2CH_2)_2CHCOONa$

丙戊酰胺：$(CH_3CH_2CH_2)_2CHCONH_2$

常用抗癫痫药的类型及主要用途见表 6-9。

表 6-9　常用抗癫痫药的类型及主要用途

结构类型	常用药物	主要用途
巴比妥类	苯巴比妥	控制癫痫大发作及局限性发作
乙内酰脲类	苯妥英	癫痫大发作首选，对局限性和精神运动性发作有效
䓬唑烷酮类	三甲双酮	对癫痫失神性小发作有效（对造血系统毒性较大，现已少用）
氢化嘧啶二酮类	扑米酮	控制癫痫大发作和局限发作，对精神运动性发作有效
苯二氮䓬类	地西泮	用于控制各种癫痫，治疗癫痫持续状态首选药物之一
二苯并氮杂䓬类	卡马西平	控制癫痫大发作、复杂部分性发作和精神运动性发作有效
丁二酰亚胺类	乙琥胺	控制癫痫小发作
脂肪羧酸类	丙戊酸钠	适用于癫痫大发作、肌阵挛发作和失神发作，对各型小发作的效果更好
苯基三嗪类	拉莫三嗪	一种新型抗癫痫药，作为补充治疗药
磺酰胺类	舒噻嗪	用于精神运动性发作，也与其他药物合用于癫痫大发作

做一做

根据以上学习材料和网络上有关抗癫痫药物的知识，完成表 6-10。

表 6-10　抗癫痫药物学习讨论表

讨论主题	讨论结果
抗癫痫药有几类？	
你知道的抗癫痫药有哪些？能进行分类吗？	
癫痫病的危害有哪些？	

活动 3　学习抗癫痫重点药物

学习材料

典型抗癫痫药物

苯妥英钠（Phenytoin sodium）

（结构式：5,5-二苯基乙内酰脲钠盐，标注 H、N、ONa、N、O）

化学名称：5,5-二苯基-2,4-咪唑烷二酮钠盐。

别名：大伦丁钠。

本品为白色结晶性粉末；无臭，味苦；微有吸湿性。易溶于水，溶于乙醇，几乎不溶于氯仿或乙醚。

本品的水溶液呈碱性，露置于空气中吸收二氧化碳析出苯妥英，使溶液变浑浊。故临床应用粉针剂。

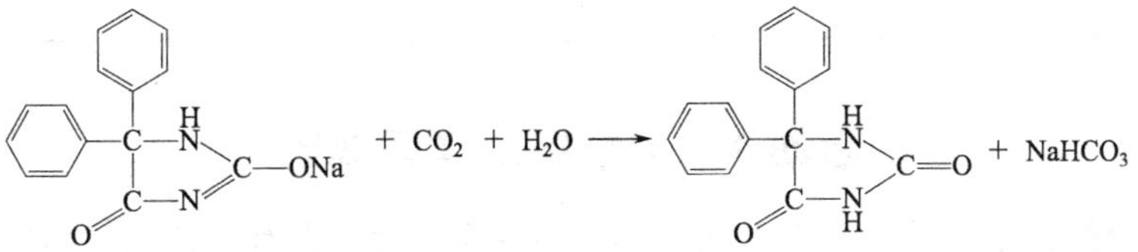

本品水溶液加酸酸化析出苯妥英，游离的苯妥英在氨水中转变成铵盐溶解，再遇硝酸银试液可产生白色银盐沉淀。

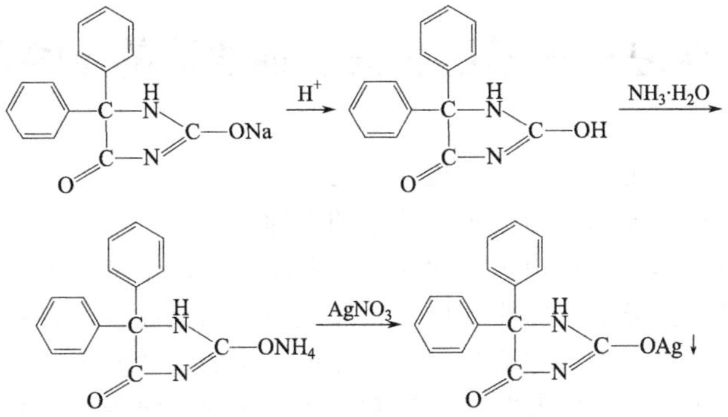

本品水溶液与二氯化汞试液反应，生成白色沉淀，此沉淀不溶于氨试液。

本品与吡啶硫酸铜试液反应显蓝色。

本品具有抗癫痫和抗心律失常作用，是癫痫大发作的首选药，还可用于癫痫持续状态，对癫痫小发作无效。本品也用于治疗三叉神经痛、坐骨神经痛及某些心律失常。

卡马西平（Carbamazepine）

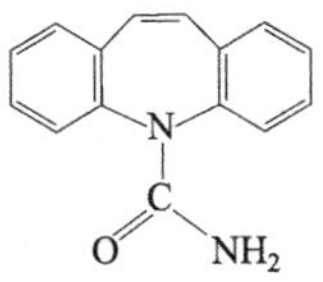

化学名称：5*H*-二苯并［*b*,*f*］氮杂䓬-5-甲酰胺。

别名：酰胺咪嗪。

本品为白色或类白色的结晶性粉末；几乎无臭。熔点为189～193℃。易溶于氯仿，略溶于乙醇，几乎不溶于水或乙醚。

本品用硝酸处理加热数分钟后，产生橙色的颜色反应。

本品对癫痫精神运动性发作最有效，对大发作、局限性发作和混合型癫痫也有疗效。本品还可用于治疗外周神经痛。

做一做

根据以上学习材料和网络上有关苯妥英钠、卡马西平药物知识，完成表6-11。

表 6-11　苯妥英钠、卡马西平学习讨论表

药物	结构特点	性质	临床应用特点
苯妥英钠			
卡马西平			
请查阅相关文献和资料，说说如何合理使用抗癫痫药			
想一想苯巴比妥钠和苯妥英钠在结构和性质上有什么相似的地方			

活动 4　汇报展示学习成果

通过学生分组讨论、学习活动 1 至活动 3 的内容和网络上有关抗癫痫药的相关知识，教师巡回指导，每组均完成任务书。每组选出代表讲述任务书完成情况，并展示小组成果，教师点评，给予鼓励，并对学习过程、学习成果进行评价和考核。

任务三　实践学习——苯巴比妥、地西泮的定性鉴定操作技术

任务目标　1. 掌握定性鉴定苯巴比妥和地西泮的方法

2. 知道苯巴比妥和地西泮定性鉴定的原理

实施过程　1. 学生分组学习、讨论苯巴比妥和地西泮的定性鉴定方法

2. 在教师的指导下，完成苯巴比妥和地西泮的定性鉴定方案

3. 在教师的指导下，完成苯巴比妥和地西泮的定性鉴定

教学准备　1. 教师准备学习材料及苯巴比妥和地西泮定性鉴定所用到的试剂

2. 学生预习学习资料，利用网络平台获取苯巴比妥和地西泮定性鉴定的相关知识

任务书

序号	任　　务	完成过程说明	成果展示
1	分析苯巴比妥和地西泮的结构，给出定性鉴定的方法		
2	定性鉴定苯巴比妥和地西泮应注意的问题		
3	用简单的化学方法鉴定司可巴比妥钠、硫喷妥钠与苯巴比妥钠		
4	鉴定地西泮和奥沙西泮		

完成本任务的学习后，填写上述任务书，并以小组为单位及时交送老师。

活动 1　学习苯巴比妥、地西泮的定性鉴定操作技术

学习材料

（一）苯巴比妥的鉴定方法

（1）取本品约 10mg，加硫酸 2 滴与亚硝酸钠约 5mg，混合，即显橙黄色，随即转橙红色。

（2）取本品约 50mg，置试管中，加甲醛试液 1mL，加热煮沸，冷却，沿管壁缓缓加硫

酸 0.5mL，使成两液层，置水浴中加热。接界面显玫瑰红色。

(3) 取本品约 0.1g，加碳酸钠试液 1mL 与水 10mL，振摇 2min，滤过，滤液中逐滴加入硝酸银试液，即生成白色沉淀，振摇，沉淀即溶解；继续滴加过量的硝酸银试液，沉淀不再溶解。

(4) 取本品约 50mg，加吡啶溶液（1→10）5mL，溶解后，加铜吡啶试液 1mL，即显紫色或生成紫色沉淀。

(二) 地西泮的鉴定方法

(1) 取本品约 10mg，加硫酸 3mL，振摇使溶解，在紫外灯（365nm）下检视，显黄绿色荧光。

(2) 取本品，加 0.5%硫酸的甲醇溶液制成每 1mL 中含 5μg 地西泮的溶液。以紫外-可见分光光度法测定，在 242nm、284nm 与 366nm 的波长处有最大吸收。在 242nm 波长处的吸光度约为 0.51，在 284nm 波长处的吸光度约为 0.23。

(三) 主要试药及仪器

(1) 试剂：苯巴比妥、地西泮、硫酸、亚硝酸钠、甲醛、碳酸钠试液、硝酸银试液、吡啶溶液（1→10）、铜吡啶试液、0.5%硫酸的甲醇溶液。

(2) 仪器：紫外灯、紫外-可见分光光度仪、水浴锅、试管。

(四) 技术要点

(1) 紫外-可见分光光度仪型号根据学校实际情况而定。

(2) 若无苯巴比妥和地西泮原料药，可选用其制剂，但需要进行处理，并注意比较原料药和制剂鉴定结果可能的不同。

活动 2 制定苯巴比妥和地西泮定性鉴定方案

根据活动 1 的学习，学生分组讨论，教师巡回指导，制定苯巴比妥、地西泮定性鉴定初步方案。

每组展示苯巴比妥、地西泮定性鉴定初步方案，选一名代表讲述方案制定过程，苯巴比妥、地西泮鉴定方法步骤，技术要点。

对每组制定的方案进行评价，教师总结，给予修改建议。

根据方案评价意见和教师的建议，每组优化苯巴比妥、地西泮定性鉴定方案。

活动 3 学习实践：对苯巴比妥、地西泮定性鉴定

每组依据学习资料和网络学习知识，修改后的苯巴比妥、地西泮定性鉴定方案，完成实验，教师巡回指导，答疑解惑。

活动 4 写出苯巴比妥和地西泮鉴定实践报告书

任务完成后，每组写出苯巴比妥和地西泮定性鉴定实践报告书（表 6-12），并及时交给老师评阅。

表 6-12 苯巴比妥和地西泮定性鉴定实践报告书

实验题目		苯巴比妥和地西泮定性鉴定					
班级		小组		日期		天气	
实验目的							
试剂(药品)/仪器							

续表

实验题目	苯巴比妥和地西泮定性鉴定		
实验操作过程	鉴定方法	实验结果/现象	备注
	1. 苯巴比妥的定性鉴定		
	2. 地西泮的定性鉴定		
实验成果			
分析讨论			

活动5 汇报展示实践成果

每组选出一位代表，讲述苯巴比妥和地西泮的鉴定过程，并展示实践成果，教师及时给予鼓励，并依据考核方案给予评价（表6-13）。

表6-13 苯巴比妥和地西泮定性鉴定评价表

项目	考核要点	配分	评分标准		扣分	得分
实验前准备	着装、行为	20	1. 着装符合实验实训要求	4分		
	环境		2. 检查岗位环境，干净、整洁，无其他物品	4分		
	仪器药品		3. 检查仪器药品是否符合本实验实训要求	4分		
			4. 检查安全防护措施	4分		
	安全、工作记录等		5. 任务书、记录册等准备情况	4分		
实验实训过程	仪器设备使用	40	1. 是否检查	10分		
	操作过程		2. 操作规范	30分		
原始记录	填写	10	原始记录是否及时记录，准确，实事求是	10分		
实验实训结束	清场	10	1. 仪器设备清理洗涤	6分		
			2. 环境卫生清理干净、整洁	4分		
其他	任务书	20	1. 按时完成任务书	5分		
	小组活动		2. 小组学习、讨论积极、热烈	10分		
	相关知识		3. 正确回答教师提出的问题	5分		
总分						

任务四 抗精神失常药物

任务目标 1. 熟悉抗精神失常药物的类型

2. 理解盐酸氯丙嗪、舒必利的有关知识

实施过程 1. 学生分组讨论常见的精神失常药有哪些

2. 学生分组学习抗精神失常药物的有关知识

3. 教师指导，归纳总结

4. 学生完成任务书

教学准备 1. 教师准备任务书及学习材料

2. 学生预习学习材料，并利用网络资源了解抗精神失常药物的有关知识

任务书

序号	任　务	完成过程说明	成果展示
1	抗精神失常药物的分类(根据化学结构)、代表药物		
2	防止盐酸氯丙嗪注射液氧化变质的方法		
3	舒必利属于哪类抗精神失常药物？有哪些作用？		

完成本任务的学习后，填写上述任务书，并以小组为单位及时交送老师。

活动1　讨论精神失常及所知道的抗精神失常药

案例

【6-3】

(1) 这个女孩，第一眼看到她，很纯很干净，她好害羞好害羞，从头到尾的讲述都那么害羞，虽然中间几次按捺不住自己的兴奋而突然脸红扑扑地仰起脑袋……下面截取记录她的一些原话："本来不想告诉你们，呵呵，江泽民你们认识么？哼哼（得意神情出现）他的儿子，就是主席的儿子喔！他说他爱上我了！昨晚他来找我了，我好幸福，他马上来和我结婚了，到时候我就是王妃，我会给你们其中表现好的奖赏的"……沉默几分钟后，突然严肃表情。然后问她怎么不说了，她又回复害羞了，然后又露出害怕神情……这就是妄想症，有关系妄想、身份妄想、被害妄想等几种妄想症状。

(2) 医生问患者："老李啊，吃饭了么？"患者回答："没有吃饭、吃饭、吃饭、吃饭……"直到医生让他停，然后问："哪里不舒服啊？"他回答："我姓李。"然后医生问："睡得怎么样啊？"他说："我姓李。""那你家里几个孩子啊？""我姓李。"这个患者的症状是重复语言和持续语言、模糊语言等。

议一议

阅读案例6-3，依据已有的精神失常方面知识，完成表6-14。

表6-14　有关精神病学习讨论

讨论主题	讨论结果
案例6-3中患者有哪些症状？	
你知道精神失常患者的症状有哪些？	
你知道精神失常病的种类吗？	
你知道的抗精神失常药有哪些？	

学习材料

精神失常及抗精神失常病药

精神失常病是指大脑机能活动发生紊乱，导致认识、情感、行为和意志等精神活动不同程度障碍的疾病的总称。致病因素有多方面：先天遗传、个性特征及体质因素、器质因素、

社会性环境因素等。许多精神患者有妄想、幻觉、错觉、情感障碍、哭笑无常、自言自语、行为怪异、意志减退，绝大多数患者缺乏自知力，不承认自己有病，不主动寻求医生的帮助。常见的精神病有：精神分裂症、躁狂症、抑郁性精神病、更年期精神病、偏执性精神病及各种器质性病变伴发的精神病等。

抗精神失常药，又称强安定药或神经阻滞剂，是一组用于治疗精神分裂症及其他精神病性精神障碍的药物。通常的治疗剂量并不影响患者的智力和意识，却能有效地控制患者的精神运动兴奋、幻觉、妄想、敌对情绪、思维障碍和异常行为等精神症状。

活动2 熟知抗精神失常药物的类型

学习材料

抗精神失常药物的类型

抗精神失常药物根据用途不同可分为抗精神病药（如氯丙嗪），抗躁狂症药（如碳酸锂），抗抑郁症药（如阿米替林等）。

抗精神失常药物按化学结构可分为吩噻嗪类、硫杂蒽类、丁酰苯类、苯二氮䓬类、苯酰胺类等。

抗抑郁症药按其作用靶点可分为去甲肾上腺素重摄取抑制剂（如盐酸阿米替林等），5-羟色胺重摄取抑制剂（如舍曲林、文拉法辛和盐酸帕罗西汀等），单胺氧化酶抑制剂（如吗氯贝胺等）。

1. 吩噻嗪类

20世纪50年代初，在研究抗组胺药异丙嗪的构效关系时发现了氯丙嗪具有很强的抗精神失常作用，为精神病的化学治疗开辟了新领域。

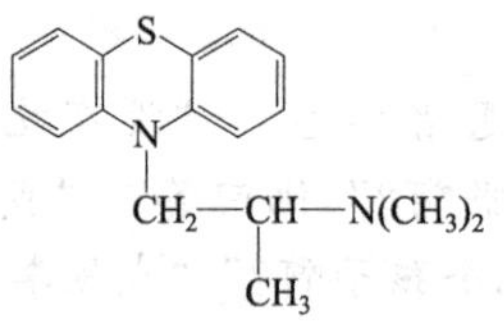

S N CH_2—CH—$N(CH_3)_2$ CH_3

异丙嗪

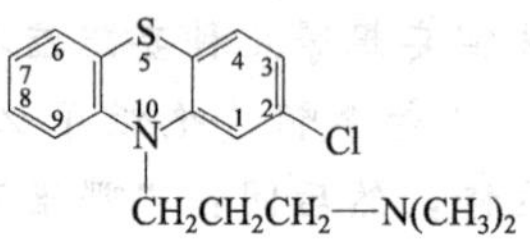

S N Cl 1 2 3 4 5 6 7 8 9 10 $CH_2CH_2CH_2$—$N(CH_3)_2$

氯丙嗪

氯丙嗪虽然疗效肯定，但不良反应较多。为了寻找高效低毒的新药，对氯丙嗪进行了一系列结构改造工作。如将吩噻嗪2位分别用乙酰基和三氟甲基取代氯，得乙酰丙嗪和三氟丙嗪，乙酰丙嗪的作用弱于氯丙嗪，但毒性较低；三氟丙嗪抗精神病作用显著增强，为氯丙嗪的3～5倍（表6-15）。

表6-15 几种吩噻嗪类药物结构及作用强度比较

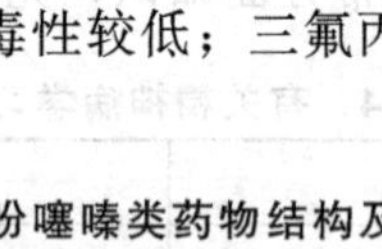

S N X $CH_2CH_2CH_2R$

药物名称	R	X	作用强度
氯丙嗪	—$N(CH_3)_2$	—Cl	1
乙酰丙嗪	—$N(CH_3)_2$	—$COCH_3$	<1
三氟丙嗪	—$N(CH_3)_2$	—CF_3	4
奋乃静	—N　NCH_2CH_2OH	—Cl	10

续表

药物名称	R	X	作用强度
氟奋乃静	$-N\ \ NCH_2CH_2OH$	$-CF_3$	50
三氟拉嗪	$-N\ \ NCH_3$	$-CF_3$	13
氟奋乃静庚酸酯	$-N\ \ N-CH_2CH_2OCOC_6H_{13}$	$-CF_3$	—
氟奋乃静癸酸酯	$-N\ \ N-CH_2CH_2OCOC_9H_{19}$	$-CF_3$	—

将 N-10 侧链上的二甲氨基用碱性的杂环取代，其中以哌嗪的衍生物疗效较好，如奋乃静、氟奋乃静、三氟拉嗪的作用大大增强。

将侧链含有羟乙基的哌嗪的药物与长链脂肪酸缩合成酯，可得到长效的抗精神失常药。如氟奋乃静庚酸酯和氟奋乃静癸酸酯的作用时间长。

2. 硫杂蒽类

硫杂蒽类又称噻吨类，是将吩噻嗪环上的氮原子换成碳原子，并通过双键与侧链相连而形成的化合物。如氯普噻吨（泰尔登）对神经官能症和精神分裂症都有较好的疗效，且毒性较小。珠氯噻醇作用比氯丙嗪强 20 倍，适用于老年痴呆症所致的不安和精神错乱、精神分裂症等。

S　Cl　$CHCH_2CH_2-N(CH_3)_2$

氯普噻吨

S　Cl　$CHCH_2CH_2-N\ \ N-CH_2CH_2OH$

珠氯噻醇

3. 丁酰苯类及其衍生物

在研究哌替啶类镇痛药的构效关系时，发现用丁酰苯基取代哌啶环上的甲基，不仅有一定的镇痛作用，还有很强的抗精神失常作用。最早应用于临床的是氟哌啶醇，现已广泛用于治疗急慢性精神分裂症、躁狂症和抑郁症。之后，又合成了作用更强的三氟哌多。

F　O　$C-CH_2CH_2CH_2-N$　R^1　R^2

	R^1	R^2
氟哌啶醇	—OH	—(C₆H₄)—Cl
三氟哌多	—OH	—(C₆H₄)—CF₃

在对丁酰苯类药物进行结构改造时，用 4-氟苯甲基取代丁酰苯部分的酮基，发现了具有长效作用的二苯丁基哌啶类抗精神失常药，如匹莫齐特、五氟利多及氟司必林等。

F　$CH(CH_2)_3-N$　R^1　R^2　F

	R^1	R^2
匹莫齐特	—H	O　NH　—N
五氟利多	—OH	CF_3　Cl

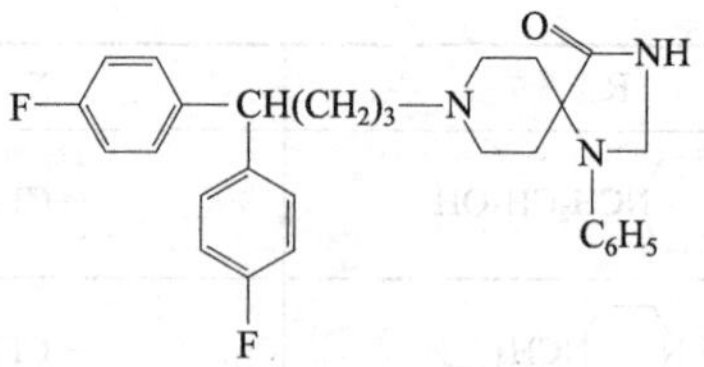

氟司必林

4. 苯甲酰胺类

苯甲酰胺类药物中，舒必利和瑞莫必利具有与氯丙嗪相似的抗精神病和镇吐作用。其中，瑞莫必利作用强度是舒必利的 50 倍，为氟哌啶醇的 1/3，是目前临床使用的精神安定剂和镇吐剂，副作用较小。

5. 二苯并氮杂䓬类

将吩噻嗪环中的硫原子以生物电子等排体—CH_2—CH_2—代替得到抗抑郁作用的药物，如丙咪嗪等。

6. 二苯并环庚二烯类

依照硫杂蒽类药物类型，将二苯并氮杂䓬母环上的氮原子以生物电子等排体碳原子取代，并通过双键与侧链相连，便形成二苯并环庚二烯类药物，如阿米替林等。

做一做

根据以上学习材料和网络上有关抗精神失常药知识，完成表 6-16。

表 6-16 抗精神失常药分类学习讨论表

讨论主题	讨论结果
抗精神失常药按结构可分为几类？举例说明	
抗抑郁症药按其作用靶点可分为几类？举例说明	
吩噻嗪类药母环是什么？如何对吩噻嗪类药物结构进行修饰？举例说明	

活动 3 学习抗精神失常重点药物

学习材料

抗精神失常典型药物

盐酸氯丙嗪（Chlorpromazine hydrochloride）

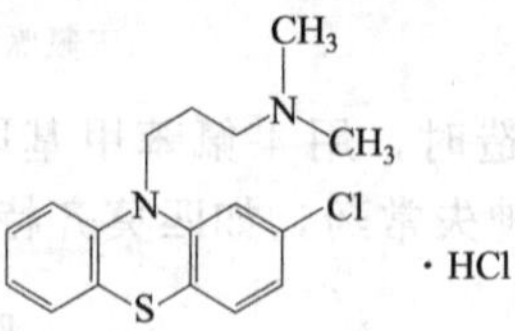

化学名称：*N*,*N*-二甲基-2-氯-10*H*-吩噻嗪-10-丙胺盐酸盐。

别名：冬眠灵。

本品为白色或乳白色结晶性粉末；微臭，味极苦，有吸湿性。熔点为 194～198℃。易溶于水、乙醇和或氯仿，不溶于乙醚或苯。

本品具有吩噻嗪环，性质不稳定，易被氧化变质。在空气或日光中放置，渐变为红色。

在其溶液中加入连二亚硫酸钠、亚硫酸氢钠或维生素 C 等抗氧剂，可阻止其变色。

本品水溶液遇硝酸显红色；与三氯化铁试液反应，显稳定红色。

本品主要用于治疗精神分裂症和狂躁症，亦用于镇吐、强化麻醉及人工冬眠等，还可用于治疗神经官能症的紧张、焦虑状态。

舒必利（Sulpiride）

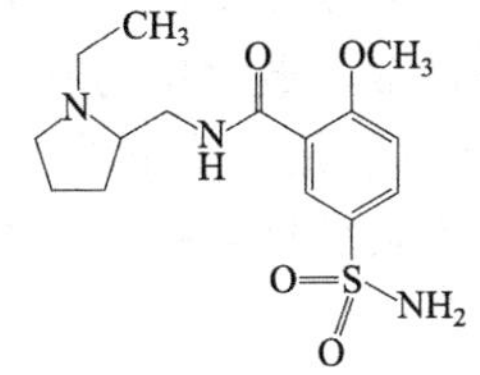

化学名称：*N*-[(1-乙基-2-吡咯烷基)甲基]-2-甲氧基-5-(氨基磺酰基)苯甲酰胺。

别名：止吐灵。

本品为白色或类白色结晶性粉末；无臭，味微苦。熔点 177～180℃。微溶于乙醇或丙酮，极微溶于氯仿，几乎不溶于水；在氢氧化钠溶液中极易溶解。

本品属苯甲酰胺类抗精神病药，作用特点是选择性阻断中脑边缘系统的多巴胺受体，对其他递质受体影响较小，抗胆碱作用较轻，无明显镇静和抗兴奋躁动作用。本品还具有强止吐和抑制胃液分泌作用。舒必利的止吐作用，口服比氯丙嗪强 166 倍，皮下注射时强 142 倍。临床主要用于治疗呕吐、精神分裂症及慢性退缩和幻觉妄想病、官能性抑郁和疑病状态、酒精中毒性精神病、智力发育不全伴有人格障碍、胃及十二指肠溃疡、眩晕、偏头痛等。

盐酸阿米替林（Amitriptyline hydrochloride）

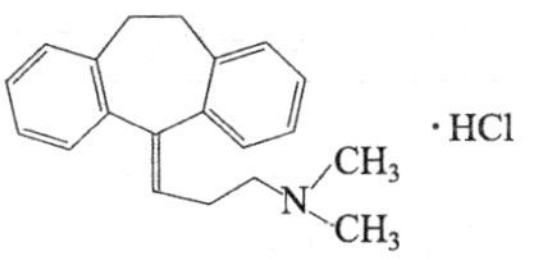

本品为无色或白色、类白色粉末，易溶于水、甲醇、乙醇或三氯甲烷，几乎不溶于乙醚。味苦，有烧灼感，随后有麻木感。

本品有双苯并稠环共轭体系，侧链含有脂肪叔胺结构，对日光较敏感，极易氧化，故需避光保存。

本品水溶液不稳定，在缓冲溶液中能分解产生降解产物。某些金属离子能催化降解，加入 0.1%乙二胺四乙酸二钠可增强稳定性。制成注射液时，所用的安瓿质量对制剂的稳定性有影响。

本品在体内吸收迅速，分布全身，主要在肝脏代谢，由肾脏排出。代谢产物去甲阿米替林，其活性与阿米替林相同，毒性却低于阿米替林。

本品能抑制 NE 和 5-HT 的重摄取，可明显改善抑郁症状，适用于治疗焦虑性或激动性抑郁症，尤其是对内因性精神抑郁症效果好。其缺点是具有较强的镇静作用和抗胆碱作用。不良反应比丙咪嗪小，常见不良反应有口干、嗜睡、便秘、视力模糊、排尿困难、心悸等。

盐酸帕罗西汀（Paroxetine hydrochloride）

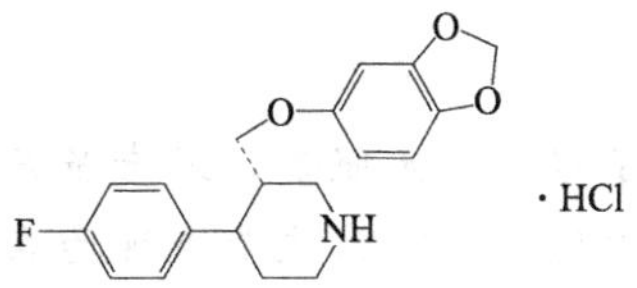

本品为白色或类白色结晶性粉末。微溶于水，极易溶于甲醇，微溶于乙醇和二氯甲烷。帕罗西汀包含两个手性碳原子，市售为 (3*S*,4*R*)-(−)-异构体。

本品口服吸收良好，有首过效应，其生物利用度不受抗酸药物或食物影响。本品代谢过程中先被氧化为具有儿茶酚结构的中间体，然后通过甲基化和结合反应，转化为其他物质与葡萄糖酸或硫酸结合。代谢产物无活性。

帕罗西汀为强效、高选择性 5-HT 重摄取抑制剂，用于治疗各种类型的抑郁症、强迫性神经症及社交焦虑症。不良反应少而轻微，最常见的有口干、厌食、恶心等。

对帕罗西汀过敏者及 15 岁以下儿童禁用。癫痫症，肝、肾功能不良者和哺乳期妇女慎用。与大多数抗抑郁药一样，不能与单胺氧化酶抑制剂合用。服用本品的患者应避免饮酒。停药时应逐渐减量，以免发生停药综合征。

做一做

根据以上学习材料和网络上有关氯丙嗪、舒必利、阿米替林和帕罗西汀药物知识，完成表 6-17 和表 6-18。

表 6-17 氯丙嗪、舒必利、阿米替林和帕罗西汀学习讨论表

药物	结构特点	性质	临床应用特点
氯丙嗪			
舒必利			
阿米替林			
帕罗西汀			

表 6-18 氯丙嗪、舒必利、阿米替林和帕罗西汀学习讨论表

讨 论 主 题	讨 论 结 果
吩噻嗪类药物的注射液若与巴比妥类药物的钠盐注射液配伍使用，会出现什么现象？如何避免？	
目前临床上常用的抗精神失常药物有哪些？它们的商品名是什么？	
阿米替林和帕罗西汀的体内代谢过程是怎样的？	
阿米替林和帕罗西汀的临床应用有哪些注意事项？	

活动 4 自主学习：了解光（化）毒反应

案例

【6-4】某女，56 岁，精神分裂症，用盐酸氯丙嗪控制精神症状，但患者精神发作时，在太阳光下不回屋内，出现皮肤红肿、瘙痒，患者抓挠溃烂。后给患者改服氟西汀。

学习材料

光毒反应

光毒反应是指任何个体接受了超量日光照射，或者虽是常规照射量但机体本身敏感性升高，导致皮肤表面发生急性损伤性反应。临床主要表现为在光照皮肤处出现红肿、发热、瘙痒、疱疹等症状。服用的药物量越大，在阳光下暴晒的时间越长，过敏反应则越严重，皮肤瘙痒将持续 24～48h，甚至更长的时间。可引起光毒反应的药物有：喹诺酮类抗生素、布洛芬、格列本脲、格列吡嗪、四环素类、米诺环素、磺胺类、多西环素、地美环素、氢氯噻嗪、氯丙嗪等。

抗抑郁药和吩噻嗪类抗精神病药包括氯丙嗪、丙氯拉嗪、奋乃静、三氟拉嗪、丙咪嗪、地昔帕明等，服用后易出现光敏感性皮炎。

例如，盐酸氯丙嗪注射液易被氧化，在空气中放置，日光作用下短时间即可引起变质反应，渐变为红色或红棕色；且注射液 pH 值降低，无论是口服或是注射给药，患者在日光强烈照射下会发生严重的光化毒反应，可能是吩噻嗪分解产生自由基所致。所以其注射液变色较深，酸度降低，则不能使用。

做一做

阅读案例 6-4 和学习材料，完成表 6-19。

表 6-19　光毒反应学习讨论表

讨论主题	讨论结果
什么是光毒反应？	
案例 6-4 中患者出现了什么症状？如何处理？	
盐酸氯丙嗪注射液日光照射会发生什么变化？还能用吗？	

活动 5　汇报展示学习成果

通过学生分组讨论、学习活动 1 至活动 4 的内容和网络上有关抗精神病药物的相关知识，教师巡回指导，每组均完成任务书。每组选出代表讲述任务书完成情况，并展示小组成果，教师点评，给予鼓励，并对学习过程、学习成果进行评价和考核。

任务五　实践学习——盐酸氯丙嗪的稳定性实验

任务目标　1. 掌握盐酸氯丙嗪的稳定性实验的方法
2. 知道外界因素对药物稳定性的影响，以及在实际工作中采取防止药物变质的措施的重要性

实施过程　1. 学生分组学习、讨论盐酸氯丙嗪稳定性实验操作方法
2. 在教师的指导下，完成盐酸氯丙嗪稳定性实验方案
3. 在教师的指导下，完成盐酸氯丙嗪稳定性实验

教学准备　1. 教师准备学习材料及盐酸氯丙嗪稳定性实验所用到的试剂
2. 学生预习学习资料，利用网络平台获取盐酸氯丙嗪稳定性实验的相关知识

任务书

序号	任　　务	完成过程说明	成果展示
1	分析盐酸氯丙嗪稳定性，给出本次实验方案		
2	盐酸氯丙嗪稳定性实验中应注意的问题		
3	光化毒反应的概念，列举会产生光化毒反应的药物		

完成本任务的学习后，填写上述任务书，并以小组为单位及时交送老师。

活动 1　学习盐酸氯丙嗪的稳定性实验操作技术

学习材料

(一) 原理

盐酸氯丙嗪水溶液易被氧化剂氧化而发生变色，加热可加速其变色。本实验根据其水溶液加氧化剂过氧化氢，加热颜色发生变化以说明其不稳定性。但加有少量抗氧剂者同样加热则变色较慢。

(二) 主要试药及仪器

(1) 试药：盐酸氯丙嗪注射液、过氧化氢试液、亚硫酸氢钠。

(2) 仪器：水浴锅、试管。

(三) 操作

取盐酸氯丙嗪注射液 2 支，将注射液分盛于 3 支试管中。于第 1 支试管中加入蒸馏水 5 滴；第 2 支试管中加过氧化氢试液 5 滴；第 3 支试管中加过氧化氢试液 5 滴及亚硫酸氢钠约 10mg，混匀。3 支试管同置水浴中加热 2min，取出比较 3 支试管的颜色变化。

(四) 技术要点

(1) 本实验中的抗氧剂亦可用维生素 C 代替亚硫酸氢钠。

(2) 若盐酸氯丙嗪注射液在加热时颜色改变不明显，可另取供试品，在加热前加 1 滴 0.1mol/L 盐酸溶液，以破坏注射液中原有的抗氧剂焦亚硫酸钠等，并有助于过氧化氢的氧化效果。

(3) 如有盐酸氯丙嗪原料，则可不用其注射液，取原料配制溶液进行实验即可。

活动 2　制定盐酸氯丙嗪稳定性实验方案

根据活动 1 的学习，学生分组讨论，教师巡回指导，制定盐酸氯丙嗪稳定性实验初步方案。

每组展示盐酸氯丙嗪稳定性试验初步方案，选一名代表讲述方案制定过程，盐酸氯丙嗪稳定性实验方法步骤，技术要点。

对每组制定的方案进行评价，教师总结，给予修改建议。

根据方案评价意见和教师的建议，每组优化盐酸氯丙嗪稳定性实验方案。

活动 3　学生实践：对盐酸氯丙嗪稳定性实验

每组依据学习资料和网络学习知识，依据修改后的盐酸氯丙嗪稳定性实验方案，完成实验，教师巡回指导，答疑解惑。

活动 4　写出盐酸氯丙嗪稳定性实验报告书

任务完成后，每组写出盐酸氯丙嗪稳定性实验报告书（表 6-20），并及时交给老师评阅。

表 6-20　盐酸氯丙嗪稳定性实验报告书

实验题目		盐酸氯丙嗪稳定性实验					
班级		小组		日期		天气	
实验目的							
试剂(药品)/仪器							

续表

实验题目	盐酸氯丙嗪稳定性实验			
实验操作过程	试剂和反应条件		颜色变化	备注
	1			
	2			
	3			
实验结论				
分析讨论				

活动5 汇报展示实践成果

每组选出一位代表，讲述盐酸氯丙嗪稳定性实验操作过程，并展示学习成果，教师及时给予鼓励，并依据考核方案给予评价（表6-21）。

表6-21 盐酸氯丙嗪稳定性实验评价表

项目	考核要点	配分	评分标准		扣分	得分
实验前准备	着装、行为 环境 仪器药品 安全、工作记录等	20	1. 着装符合实验实训要求 2. 检查岗位环境，干净、整洁，无其他物品 3. 检查仪器药品是否符合本实验实训要求 4. 检查安全防护措施 5. 任务书、记录册等准备情况	4分 4分 4分 4分 4分		
实验实训过程	操作过程	40	1. 按操作步骤操作规范 2. 仔细比较，得出结论	15分 25分		
原始记录	填写	10	原始记录是否及时记录，准确，实事求是	10分		
实验实训结束	清场	10	1. 仪器设备清理洗涤 2. 环境卫生清理干净、整洁	6分 4分		
其他	任务书 小组活动 相关知识	20	1. 按时完成任务书 2. 小组学习、讨论积极、热烈 3. 正确回答教师提出的问题	5分 10分 5分		
总分						

任务六 镇痛药物

任务目标 1. 理解镇痛药的概念及类型
2. 理解镇痛药物的结构特点和吗啡的结构改造
3. 理解盐酸吗啡、盐酸哌替啶、盐酸美沙酮的有关知识

实施过程 1. 学生分组讨论常见的镇痛药有哪些
2. 学生分组学习镇痛药的有关知识
3. 教师指导，归纳总结
4. 学生完成任务书

教学准备 1. 教师准备任务书及学习材料
2. 学生预习学习材料，并利用网络资源了解镇痛药的有关知识

任务书

序号	任　　务	完成过程说明	成果展示
1	镇痛药的类型，列举典型药物		
2	镇痛药与解热镇痛药的区别		
3	盐酸吗啡注射液在配制、调剂和贮存时应采取的重要措施		
4	吗啡的结构改造（半合成代用品）		
5	盐酸哌替啶、盐酸美沙酮的结构特点、鉴定方法		
6	镇痛药的“三点论”		
7	采取实际行动，“珍爱生命，远离毒品”		

完成本任务的学习后，填写上述任务书，并以小组为单位及时交送老师。

活动1　讨论疼痛类型及用药

议一议

你和周围的朋友有过胃肠痉挛或因创伤等引起疼痛的经历吗？你们是怎么解除疼痛的？这种疼痛和感冒引起的头痛等感觉一样吗？解决办法一样吗？

根据同学们的讨论，完成表6-22。

表6-22　疼痛及治疗药物学习讨论表

讨论主题	讨论结果
感冒发烧引起的疼痛感觉是怎样的？	
胃肠痉挛引起的疼痛感觉是怎样的？	
心绞痛是何种痛感？	
外伤性疼痛、癌痛及难以忍受的剧痛感觉是怎样的？	

学习材料

疼痛及镇痛药类型

疼痛是机体受到伤害性刺激后产生的一种保护性反应，常伴有恐惧、紧张、不安等情绪活动。疼痛又是某些疾病的一种症状，可使人感到痛苦。剧烈疼痛除反映在感觉上的痛苦和情绪上的不安外，还可导致生理功能紊乱，引起失眠，甚至诱发休克而危及生命。镇痛药是选择性地消除或减轻疼痛的药物。其作用机理与解热镇痛药（项目七）不同，是作用于中枢神经系统，常用于解热镇痛药不能控制的剧烈疼痛，如各种创伤、烧伤及癌症患者的疼痛。由于其存在麻醉性副作用，故又称麻醉性（或成瘾性）镇痛药。但不同于全身麻醉药，并不影响意识，也不影响痛觉以外的感觉，如视觉、听觉、触觉等。

镇痛药按来源的不同，可分为吗啡及其半合成代用品、全合成代用品、内源性镇痛物质等类型。

活动2　认识吗啡

学习材料

（一）罪恶之源“罂粟”

罂粟是罂粟科植物，其种子罂粟籽是重要的食物产品，其中含有对健康有益的油脂，而罂粟花绚烂华美，是一种很有价值的观赏植物。

罂粟提取物是多种镇静剂的来源，如吗啡、蒂巴因、可待因、罂粟碱、那可丁。阿片是罂粟科植物罂粟或白花罂粟未成熟果实划破后流出的浆汁，干燥后呈棕黑色膏状，内含20多种生物碱。其中吗啡含量最高，约为9%～17%，可待因约为0.3%～4%，蒂巴因约为0.1%～0.8%，还有罂粟碱及那可丁等成分。临床上吗啡作为镇痛药使用，可待因作为镇咳药使用，蒂巴因为半合成阿片受体激动剂埃托啡及阿片受体拮抗剂纳洛酮的原料。

但是罂粟在为人们治疗疾病，让人忘却痛苦和恐惧的同时，也能使人的生命在麻醉中枯萎，在迷幻中毁灭。罂粟是提取毒品海洛因的主要毒品源植物，长期应用容易成瘾，造成慢性中毒，严重危害身体，甚至会因呼吸困难而致命。它和大麻、古柯并称为三大毒品植物。所以，我国对罂粟种植严加控制，除药用科研外，一律禁植。

（二）盐酸吗啡

1805年从阿片中分离出吗啡纯品，1847年确定其分子式为$C_{17}H_{19}NO_3$，1923年阐明其化学结构，1952年人工全合成吗啡成功，1968年确定其绝对构型。

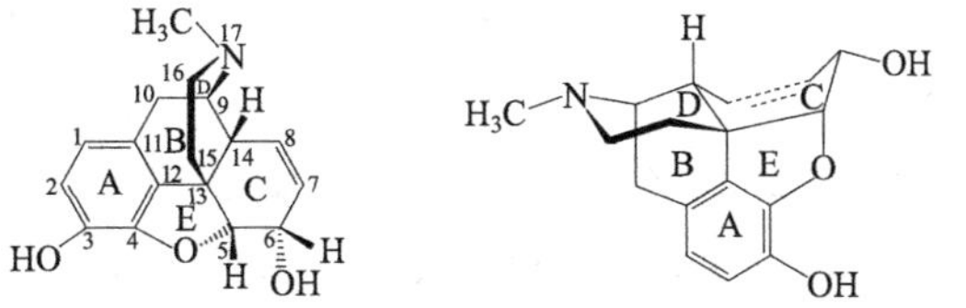

吗啡

吗啡分子是由五个环稠合成的刚性分子。其中C-5、C-6、C-9、C-13、C-14为手性碳原子，有16个光学异构体，天然品为左旋体。C-5、C-6、C-14上的氢均与连于C-9～C-13的乙胺链在同一方向，呈顺式排列。A环为芳环，呈平面形，C环呈船式构象，D环呈椅式构象。由于C、D环的相对固定，使A、B、E环近似一平面，C环则处于A、B、E平面的后方，D环处于A、B、E平面的前方。整个分子呈三维的“T”形。吗啡的镇痛作用与分子的构型有密切关系。构型改变，不仅会使镇痛作用降低或消失，甚至会产生不同的作用。

盐酸吗啡（Morphine hydrochloride）

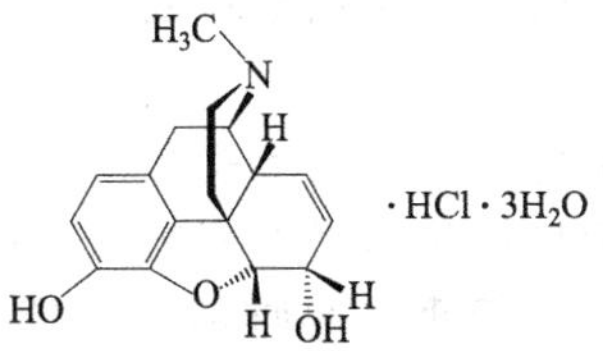

$\cdot HCl \cdot 3H_2O$

化学名称：17-甲基-4,5α-环氧-7,8-二脱氢吗啡喃-3,6α-二醇盐酸盐三水合物。

本品为白色有丝光的针状结晶或结晶性粉末；无臭。溶于水，略溶于乙醇，几乎不溶于氯仿或乙醚。比旋光度$-110.0°\sim-115.0°$（2%水溶液）。

本品的游离体吗啡分子结构中具有酚羟基及叔胺，所以呈酸碱两性，既溶于碱，又溶于酸。临床上常用其盐酸盐。

本品水溶液在pH4时较稳定；在中性或碱性条件下易被氧化变色，生成毒性较大的双吗啡（伪吗啡）以及其他有色物质。为防止盐酸吗啡注射液的氧化变质，可采取以下措施：在配制时，应调pH3.0～4.0；加乙二胺四乙酸二钠减少重金属离子影响；使用中性玻璃安瓿，充氮气驱氧；加亚硫酸氢钠、焦亚硫酸钠、抗坏血酸等作抗氧剂；采用100℃流通蒸汽灭菌30min等。

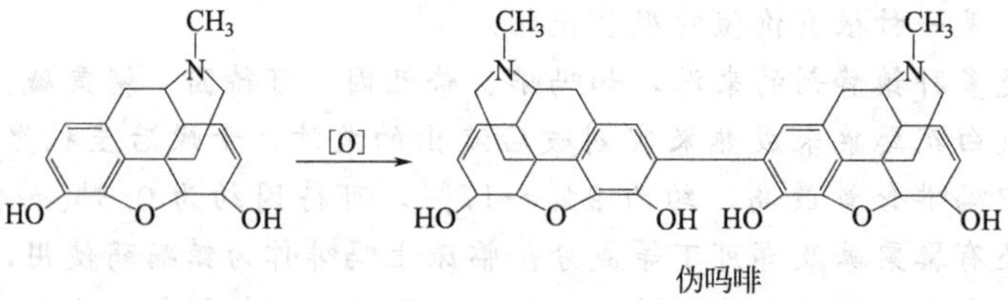

伪吗啡

本品水溶液加稀铁氰化钾试液，可将吗啡氧化成双吗啡，铁氰化钾被还原成亚铁氰化钾。再加三氯化铁，则生成亚铁氰化铁而显蓝绿色。

$$C_{17}H_{19}NO_3 + K_3Fe(CN)_6 \longrightarrow C_{34}H_{36}N_2O_6 + K_4Fe(CN)_6$$

$$K_4Fe(CN)_6 + FeCl_3 \longrightarrow Fe_4[Fe(CN)_6]_3 + KCl$$

吗啡加三氯化铁试液呈蓝色。这也是酚羟基的特有反应。

吗啡在硫酸、盐酸或磷酸中加热，经脱水、分子重排，生成阿扑吗啡。阿扑吗啡可被稀硝酸氧化成邻醌化合物，呈红色；也可被碘溶液氧化，生成翠绿色化合物，在水及醚存在时，醚层为深宝石红色，水层为绿色。据此可检查吗啡中有无阿扑吗啡的存在。

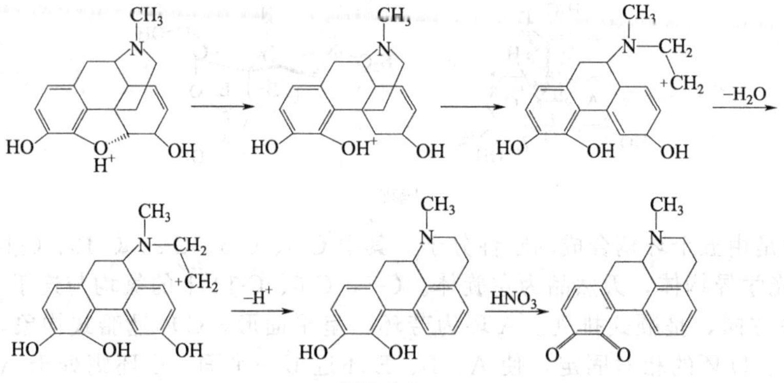

阿扑吗啡

本品与甲醛硫酸试液反应显紫堇色；与钼酸铵硫酸试液反应显紫色，继而变为蓝色，最后变为棕色。

本品主要用于抑制严重创伤引起的剧烈疼痛，也用于麻醉前给药。吗啡结构中含有两个羟基，体内易与葡萄糖酸结合，口服生物利用度较低，一般注射给药，也可经鼻、口腔、胃肠道黏膜给药。

本品作用于中枢神经系统及消化道，可引起恶心、呕吐、便秘、排尿困难、胆绞痛、呼吸抑制等不良反应，连续反复应用易产生耐受性和成瘾，停药即可产生戒断症状，应严格按照国家颁布的《麻醉药品管理办法》管理。吗啡能对抗催产素对子宫的兴奋作用而延长产程，并通过胎盘或乳汁分泌抑制胎儿或新生儿呼吸，故禁用于分娩止痛和哺乳期妇女止痛。

做一做

根据以上学习材料和网络上有关盐酸吗啡的知识，完成表 6-23。

表 6-23　盐酸吗啡学习讨论表

讨论主题	讨论结果
罂粟为什么被称为“罪恶之源”？	
吗啡的结构有何特点？	
根据吗啡的易氧化性说明配制盐酸吗啡注射液应注意哪些问题	
吗啡有何作用和毒性？	

活动3　学习吗啡的结构改造

学习材料

吗啡的结构改造

吗啡的镇痛作用强，但在产生镇痛作用的同时，还产生镇静、欣快、呼吸抑制、恶心、呕吐等严重副作用，连续使用易产生耐受性和成瘾，所以，吗啡不是一种理想的药物。20世纪30年代起，人们就开始对吗啡进行结构改造，并研究其构效关系。首先对吗啡分子中的一些部位，如3位上的酚羟基，4,5位之间的氧桥，6位上的仲醇基，7,8位之间的双键，17位上的甲基等进行修饰，合成了许多衍生物。

1. 羟基烷基化

将吗啡3位上的酚羟基烷基化，可使镇痛作用下降。如甲基化得可待因镇痛活性降为吗啡的1/6～1/12，成瘾性也减小，乙基化得乙基吗啡（狄奥宁），镇痛作用为吗啡的1/10，二者只作为镇咳药。

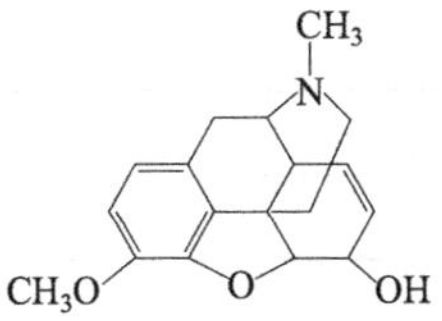

CH_3　CH_3O　OH　可待因

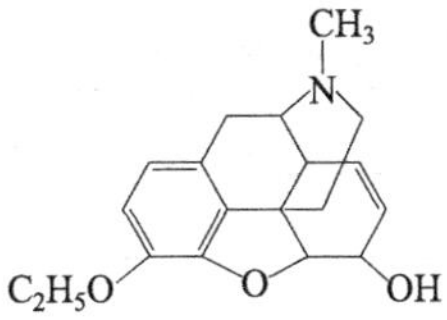

CH_3　C_2H_5O　OH　乙基吗啡

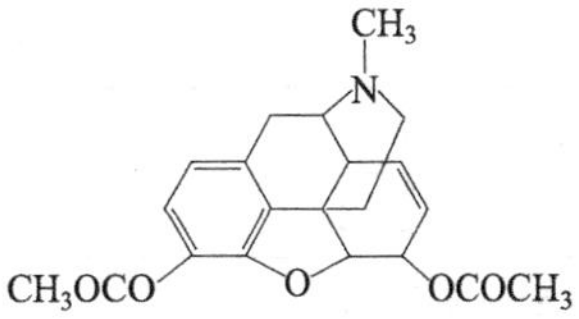

CH_3　CH_3OCO　$OCOCH_3$　海洛因

2. 羟基酰化

将吗啡6位上的羟基酰化使镇痛作用和成瘾性同时增加。将3、6位上的两个羟基同时乙酰化得海洛因，虽然镇痛作用是吗啡的5～10倍，但成瘾性更大，被定为毒品。

3. C环改造

对吗啡C环改造，如将7,8位间的双键氢化，6位上的羟基氧化成酮，得二氢吗啡酮，其镇痛作用为吗啡的3～5倍，成瘾性也增强。在二氢吗啡酮的14位上引入羟基，得羟基二氢吗啡酮，其镇痛作用是吗啡的10倍，成瘾性也大大提高。将二氢吗啡酮氮原子上的甲基换成烯丙基，得纳洛酮，为吗啡的专一性拮抗剂，几乎拮抗吗啡的所有作用。纳洛酮是研究阿片受体的重要工具药，也是吗啡类药物中毒的解毒剂。

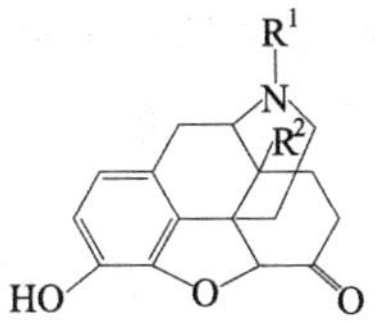

	R^1	R^2
二氢吗啡酮	$-CH_3$	$-H$
羟基二氢吗啡酮	$-CH_3$	$-OH$
纳洛酮	$-CH_2CH=CH_2$	$-OH$

4. 17位取代基改变

17位上的取代基改变，使吗啡的生理活性产生明显改变，如去掉17位上的甲基，镇痛作用及成瘾性均下降。将17位上的甲基换成苯乙基，得苯乙基吗啡，镇痛作用为吗啡的6倍。如果换成烯丙基，得烯丙吗啡，镇痛作用降低，却有较强的中枢拮抗作用，无成瘾性，可作为吗啡中毒的解毒剂。

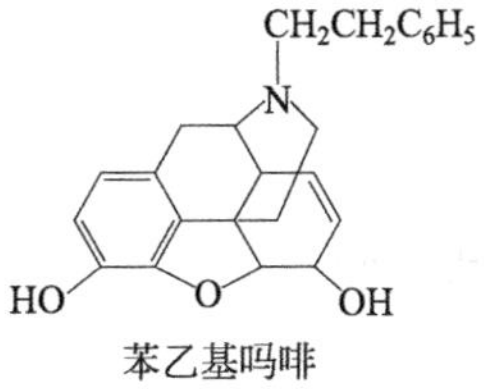

$CH_2CH_2C_6H_5$　HO　OH　苯乙基吗啡

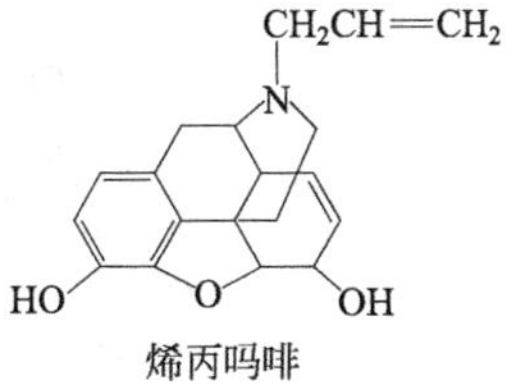

$CH_2CH=CH_2$　HO　OH　烯丙吗啡

5. C环引入桥链乙烯基

在吗啡C环的6位与14位之间引入一桥链乙烯基，使镇痛效力成倍提高，如埃托啡。埃托啡主要用于野生大动物的捕捉和控制，并且是研究阿片受体的工具药。1976年上市的丁丙诺啡（叔丁啡）是一种长效拮抗性镇痛药。人体实验作用时间及镇痛效力分别为吗啡的2倍和30倍，未见成瘾性和副作用，常用于缓解癌症及手术后患者的疼痛。

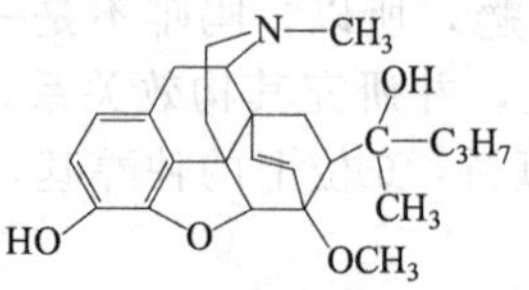

埃托啡 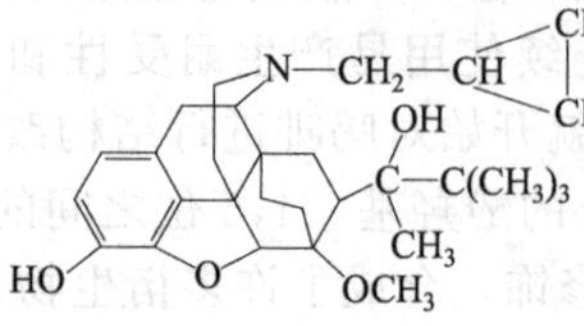　　　　丁丙诺啡

做一做

根据以上学习材料和网络上有关吗啡结构改造的知识，完成表6-24。

表6-24　吗啡结构改造学习讨论表

改造部位	代表药物	作用特点
3位酚羟基甲基化		
3、6位羟基均乙酰化		
C环改造		
17位甲基改造		

活动4　学习吗啡的合成代用品

学习材料

吗啡全合成代用品

吗啡虽然可以人工合成，但工艺复杂，成本较高，不具备工业生产价值。吗啡的半合成衍生物需要以吗啡为原料，天然来源则受到限制，同时也很难解决毒性大和易成瘾等问题。对吗啡分子进行结构简化，发现了合成镇痛药。合成镇痛药按化学结构类型可分为苯基哌啶类（如盐酸哌替啶）、氨基酮类（如盐酸美沙酮）、吗啡烃类（酒石酸布托非诺）和苯吗喃类（如镇痛新）等。

喷他佐辛（Pentazocine，镇痛新），被认为是第一个非麻醉性镇痛药，无成瘾性，不良反应较小，属于阿片受体部分激动剂，1966年被世界卫生组织确定为非麻醉性镇痛药而用于临床。

酒石酸布托非诺（Butorphanol tartrate）为阿片受体部分激动剂，成瘾性小，镇痛作用约为吗啡的5倍，用于中度和重度疼痛，也可作为麻醉的辅助药物。本品滥用的可能性小。本品为白色粉末，易溶于水和稀酸，需密闭避光保存。由于可使肺动脉压增高，增加肺血管阻力，禁用于充血性心力衰竭和心肌梗死患者。

盐酸哌替啶（Pethidine hydrochloride）

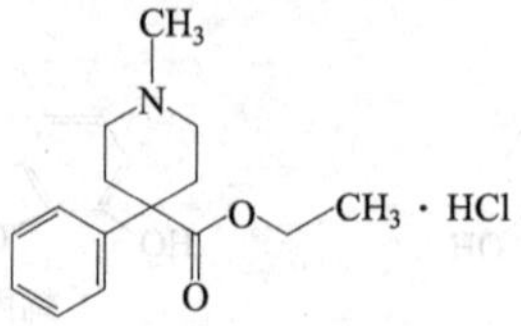

化学名称：1-甲基-4-苯基-4-哌啶甲酸乙酯盐酸盐。

别名：度冷丁。

本品为白色结晶性粉末；无臭或几乎无臭。熔点为186～189℃。易溶于水或乙醇，溶于氯仿，几乎不溶于乙醚。

本品水溶液中加碳酸钠溶液使其碱化后，析出游离的哌替啶，为油状物。干燥后成黄色或淡黄色固体，熔点30～31℃。

本品结构中虽含有酯键，但由于苯基的空间位阻影响，水解的倾向性较小，水溶液在pH4时最稳定，短时间煮沸也不变质。

本品与甲醛硫酸试液反应，显橙红色（可与吗啡区别）。

本品乙醇溶液与三硝基苯酚反应，析出黄色结晶性的沉淀，熔点为188～191℃。

本品主要用于创伤、术后及癌症晚期等各种剧烈疼痛。

苯基哌啶类药物还有枸橼酸芬太尼（Fentanyl citrate）、阿芬太尼（Alfentanil）和瑞芬太尼（Remifentanil）等，它们的镇痛作用均强于吗啡几十倍，具有较高的亲脂性，易于通过血脑屏障，起效快，作用强。

盐酸美沙酮（Methadone hydrochloride）

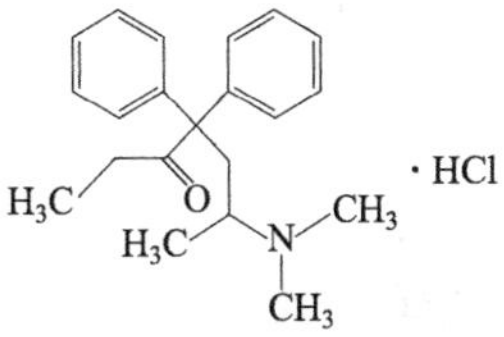

化学名称：4,4-二苯基-6-(二甲氨基)-3-庚酮盐酸盐。

别名：盐酸美散痛，盐酸阿米酮。

本品为无色结晶或结晶性粉末；无臭，味苦。熔点为230～234℃。溶于水，易溶于乙醇或氯仿，几乎不溶于乙醚。1%水溶液pH为4.5～6.5。

本品为氨基酮类化合物。分子中含有一个手性碳原子，具有旋光性，其左旋体的镇痛活性大于右旋体，临床常用其外消旋体。

美沙酮分子中的羰基化学反应活性较低，由于其位阻较大，不发生一般羰基可进行的反应。

本品能与常见的生物碱沉淀试剂作用，如与苦味酸产生沉淀。

本品水溶液与具有磺酸基的甲基橙试液作用，生成黄色复盐沉淀。

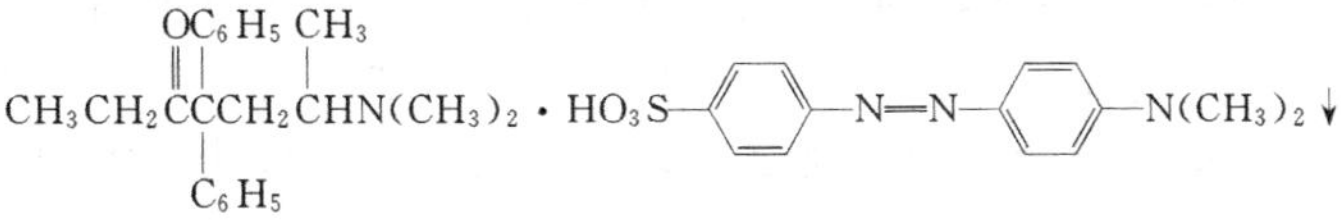

$$CH_3CH_2COC(C_6H_5)_2CH_2CH(CH_3)N(CH_3)_2 \cdot HO_3S-C_6H_4-N{=}N-C_6H_4-N(CH_3)_2\downarrow$$

本品用于各种原因引起的疼痛。但其毒性较大，有效剂量与中毒量比较接近，安全范围小。临床主要用于海洛因成瘾的戒除治疗（脱瘾疗法）。

做一做

根据以上学习材料和网络上有关吗啡合成代用品的知识，完成表6-25。

表6-25 盐酸哌替啶、盐酸美沙酮学习讨论表

药　　物	代表药物	作用特点
盐酸哌替啶		
盐酸美沙酮		
17位甲基改造		
收集资料说说什么是“美沙酮计划”		

活动5 讨论镇痛药物的结构特点

学习材料

镇痛药结构与阿片受体

人们在对吗啡进行结构改造及研究其构效关系过程中，通过对吗啡及半合成衍生物、全合成代用品进行结构分析认识到：这类药物属于结构特异性药物。吗啡及其衍生物之所以有镇痛作用，是因为药物进入体内，与体内中枢神经系统中具有三维立体结构的阿片受体相结合，才呈现出镇痛活性。1954年，根据吗啡及合成镇痛药的共同药效构象设想出阿片受体模型，按照这一受体模型，镇痛药分子应包含以下三个结构部分：

(1) 分子结构中具有一个平坦的芳环结构部分，通过范德华引力与受体的平坦区相互作用。

(2) 分子中应具有一个碱性中心。在生理pH条件下，大部分电离为阳离子，并能够与受体表面的阴离子部位结合。

(3) 碱性中心与芳环几乎处在同一平面上，烃基部分（吗啡结构中的C-15/C-16）凸出于平面的前方，以便嵌入受体中的疏水腔产生疏水性结合。

图6-1为阿片受体模型。

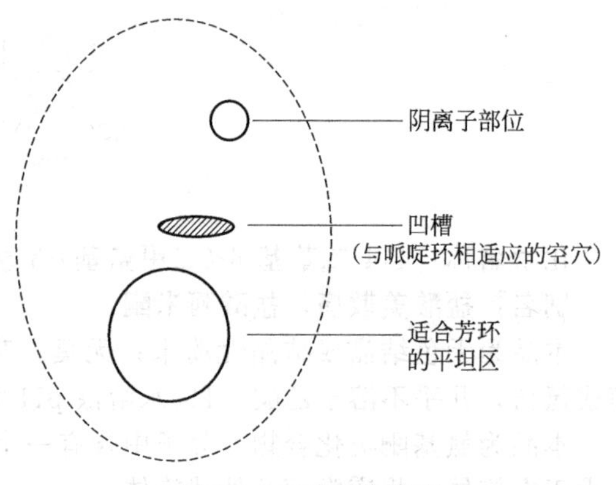

图6-1 阿片受体模型

吗啡等镇痛药与受体三点结合模型，可用来解释简化吗啡结构发展的大多数镇痛药物的作用，但不能解释激动剂和拮抗剂的本质上的区别，不能说明内源性镇痛物质阿片样肽的作用机理，不能解释基本结构与吗啡相似的埃托啡镇痛活性比吗啡高几百倍的事实。又有人在三点结合的基础上提出了四点、五点论，认为埃托啡与吗啡受体的结合点多于三个。自20世纪70年代初，在人和动物体内发现阿片受体及内源性镇痛物质脑啡肽，为镇痛药的受体学说提供了物质基础。对构效关系的认识也深入了一步。经过X射线衍射法测定和量子化学计算，甲硫氨酸脑啡肽与高效镇痛药具有相似的构象，与受体之间可能有五个结合点，从而显示高效镇痛活性。脑啡肽虽没有吗啡的B、C、D、E四环结构，但肽键可通过单键旋转，卷曲成相应的空间排列，形成与受体互补构象与受体结合。埃托啡之所以镇痛活性高，可能是因为与受体间存在四个结合点。

在镇痛药的发展过程中，随着新镇痛药的不断发现和研制，推动了受体学说的发展。人们通过对药物的结构和作用特点的总结分析，逐步加深了对受体的认识。而受体学说的进展又促进了对构效关系的阐明，从而促进了新型镇痛药的发现。

做一做

根据以上学习材料和网络上有关阿片受体知识，完成表6-26。

表6-26 镇痛药结构与阿片受体学习讨论表

讨论主题	讨论结果
阿片受体	
镇痛药结构	

活动6　汇报展示学习成果

通过学生分组讨论、学习活动1至活动5的内容和网络上有关镇痛药的相关知识，教师巡回指导，每组均完成任务书。每组选出代表讲述任务书完成情况，并展示小组成果，教师点评，给予鼓励，并对学习过程、学习成果进行评价和考核。

任务七　中枢兴奋药物

任务目标　1. 了解中枢兴奋药的类型

2. 理解咖啡因、吡拉西坦的有关知识

实施过程　1. 学生分组讨论常见的中枢兴奋药有哪些

2. 学生分组学习中枢兴奋药的有关知识

3. 教师指导，归纳总结

4. 学生完成任务书

教学准备　1. 教师准备任务书及学习材料

2. 学生预习学习材料，并利用网络资源了解中枢兴奋药的有关知识

任务书

序号	任　　务	完成过程说明	成果展示
1	中枢兴奋药的类型，列举典型药物		
2	安钠咖、氨茶碱		
3	咖啡因可用于鉴定的性质		

完成本任务的学习后，填写上述任务书，并以小组为单位及时交送老师。

活动1　了解中枢兴奋药的类型

议一议

你有过熬夜学习的经历吗？或是有过熬夜玩游戏的经历吗？当你昏昏欲睡但又不能睡觉的时候，你会服用什么饮料克服睡意呢？

学习材料

中枢兴奋药的类型

中枢兴奋药是一类能提高中枢神经系统功能的药物。其主要用于因药物中毒或严重感染、创伤等各种危重疾病所致的中枢呼吸抑制的患者抢救。中枢兴奋药种类很多，按化学结构可分为黄嘌呤类、酰胺类及其他类。

1. 黄嘌呤类

具有药用价值的*N*-甲基衍生物。茶叶中含有1%～5%的咖啡因和少量的茶碱及可可豆碱；咖啡豆中主要含有咖啡因；可可豆中含有较多的可可豆碱及少量的茶碱。现均可用合成方法制得。

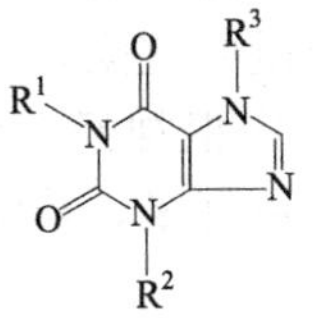

	R^1	R^2	R^3
咖啡因	$-CH_3$	$-CH_3$	$-CH_3$
茶碱	$-CH_3$	$-CH_3$	$-H$
可可豆碱	$-H$	$-CH_3$	$-CH_3$
黄嘌呤	$-H$	$-H$	$-H$

咖啡因、茶碱、可可豆碱的药理作用相似，都能兴奋中枢神经系统，兴奋心脏，松弛平滑肌和利尿，但作用强度随结构的差异而有所不同。如中枢兴奋作用为咖啡因＞茶碱＞可可豆碱；兴奋心脏、松弛平滑肌及利尿作用为茶碱＞可可豆碱＞咖啡因。因此，咖啡因用作中枢兴奋药，茶碱用作平滑肌松弛药、利尿药及强心药，可可豆碱现已少用。

黄嘌呤类生物碱口服吸收好，其结构与体内核酸的成分及代谢产物（如黄嘌呤、次黄嘌呤、尿酸等）相似，故毒性和副作用均较低。

氨茶碱为茶碱与乙二胺形成的盐，可以增加茶碱的水溶性。其水溶液为碱性，易吸收空气中 CO_2 析出茶碱沉淀，使用时尤其应注意。对平滑肌的舒张作用较强，主要用于治疗支气管哮喘。

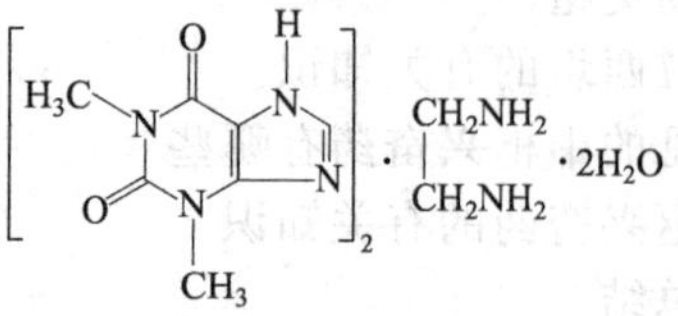

氨茶碱

在黄嘌呤生物碱结构改造中，改变 1、3、7 位取代基，所得的衍生物颇具医疗价值。二羟丙茶碱（喘定）的作用与茶碱相似，毒副作用小，主要用于支气管哮喘，能制成稳定的中性注射液。咖麻黄碱（咖啡君）为茶碱的 7 位与麻黄碱相连，其中枢兴奋作用强于咖啡因和麻黄碱，副作用小。己酮可可豆碱用于降低血黏度、抗血栓及治疗血管性痴呆。

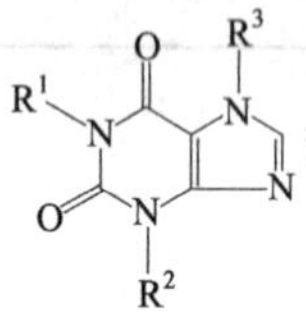

衍生物	R^1	R^2	R^3
二羟丙茶碱	$-CH_3$	$-CH_3$	$-CH_2CH(OH)CH_2OH$
咖麻黄碱	$-CH_3$	$-CH_3$	$-(CH_2)_2NHCH(CH_3)CH(OH)C_6H_5$
己酮可可豆碱	$-(CH_2)_4COCH_3$	$-CH_3$	$-CH_3$

2. 酰胺类

含酰胺结构的中枢兴奋药有很多，按酰胺键存在位置不同又分为三类：芳酰胺类、内酰胺类及脂酰胺类。

（1）芳酰胺类　香酰乙胺（益迷奋）有刺激呼吸中枢的作用，用于治疗巴比妥类药物中毒及其他催眠药所引起的严重呼吸抑制。吡啶酰胺的呼吸兴奋作用更为突出，其中以烟酰二乙胺的作用最强。尼可刹米（可拉明）可直接兴奋延脑呼吸中枢，提高呼吸中枢对二氧化碳的敏感性而使呼吸加深加快。临床上用于对抗中枢抑制药如阿片类、巴比妥类等中毒所引起的呼吸抑制。

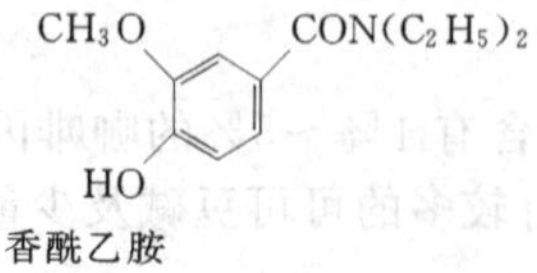

香酰乙胺 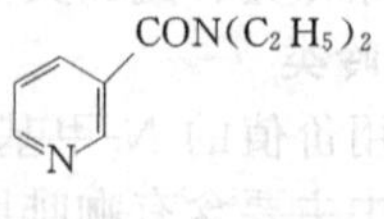　　尼可刹米

（2）内酰胺类　早在 1901 年人们就合成了哌啶二酮类的美解眠（贝美格），直至 1954 年才发现其具有抗巴比妥类药物的作用。若将吡啶环缩减成吡咯烷酮，得到多沙普仑，其是一种新型中枢兴奋药，对呼吸中枢有特异性兴奋作用，而对中枢神经系统的兴奋作用较小。故多沙普仑比其他非特异性兴奋剂的安全范围大，可取代尼可刹米、美解眠、印防己毒素等老药，用于药物引起的呼吸抑制及加速麻醉手术后的苏醒等。

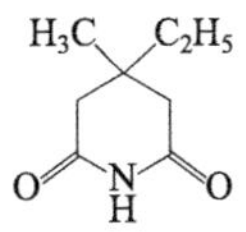

美解眠 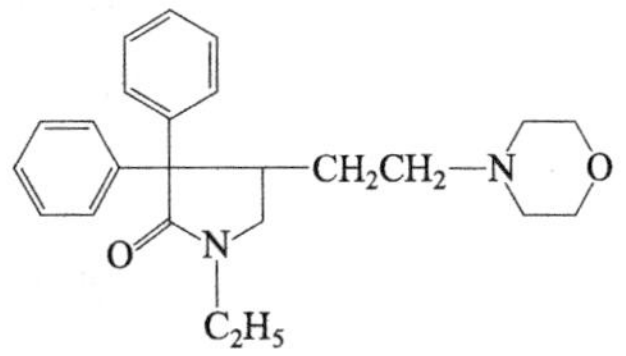　　　　多沙普仑

进一步研究发现，改变2-吡咯烷酮的1，4-位取代基团可获得一些较好改善大脑功能的药物。吡拉西坦（脑复康、吡乙酰胺）为吡咯烷酮的*N*-乙酰胺衍生物，是一种新型促思维记忆药。适用于脑动脉硬化症及脑血管意外所致记忆与思维障碍，脑外伤所致记忆障碍，儿童脑器质性痴呆及低智能者等。这类药物发展较快，类似的还有奥拉西坦、茴拉西坦、普拉西坦等（表6-27）。

表6-27　吡咯酮类的衍生物

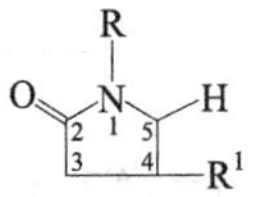

药物名称	R	R^1	作用特点
吡拉西坦(脑复康)	$—CH_2CONH_2$	—H	用于治疗脑外伤，CO中毒，老年痴呆，儿童智能低
奥拉西坦(脑复智)	$—CH_2CONH_2$	—OH	对记忆尤其是思维的集中比吡乙酰胺更好，毒性小
茴拉西坦	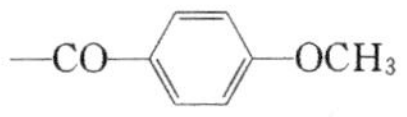 $—CO—C_6H_4—OCH_3$	—H	对记忆减退，老年性痴呆等有效，作用强，快，毒性小
普拉西坦	$—CH_2CO(CH_2)_2N(C_3H_7\text{-}i)_2$	—H	可改善记忆，促进大脑机敏度
乙拉西坦	$—CH(CH_2CH_3)CONH_2$	—H	在改善记忆，抗健忘等作用方面均较吡乙酰胺好

（3）脂酰胺类　克罗乙胺和克罗丙胺均有中枢兴奋作用，且比尼可刹米强。

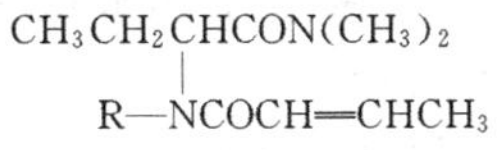

$CH_3CH_2CHCON(CH_3)_2$，$R—NCOCH═CHCH_3$

	R
克罗乙胺	$—CH_2CH_3$
克罗丙胺	$—CH_2CH_2CH_3$

3. 其他类

苯氧乙酸酯类的甲氯酚酯（氯酯醒）用于脑外伤性昏迷、脑动脉硬化或癫痫所致的意识障碍、老年性痴呆、小儿遗尿等病的治疗。

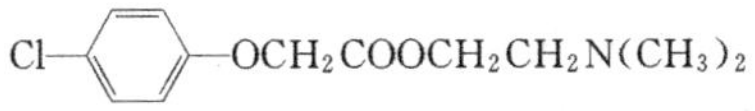

$Cl—C_6H_4—OCH_2COOCH_2CH_2N(CH_3)_2$

甲氯酚酯 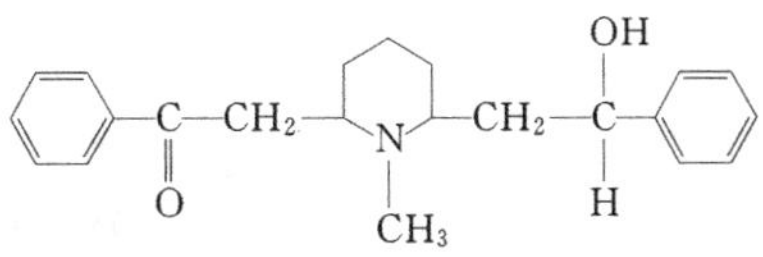　　　　洛贝灵

哌啶类的洛贝灵（山梗菜碱）是由北美的山梗菜科植物山梗菜中提取出的一种左旋生物碱，现已人工合成，临床用于新生儿窒息、一氧化碳中毒及中枢抑制药中毒的解救。哌甲酯（利他林）由碱性哌啶环2位与苯乙酸甲酯的α-碳相连而成。有两个手性碳原子，具旋光性，药用品为消旋体。适用于中枢抑制药中毒、轻度抑郁及小儿遗尿，对儿童多动症也有效。

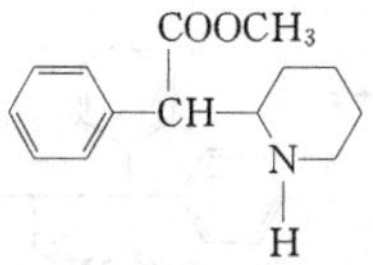

哌甲酯

做一做

根据以上学习材料和网络上有关中枢兴奋药的知识，完成表6-28。

表 6-28 中枢兴奋药学习讨论表

讨论主题	讨论结果
中枢兴奋药按结构不同分几类？举例说明	
咖啡因、茶碱、可可豆碱的结构有何差别？三者中枢兴奋和利尿作用强弱如何？	
改善脑功能，提高和学习记忆能力的药物有哪些？	

活动2 学习中枢兴奋重点药物

学习材料

典型中枢兴奋药物

咖啡因（Caffeine）

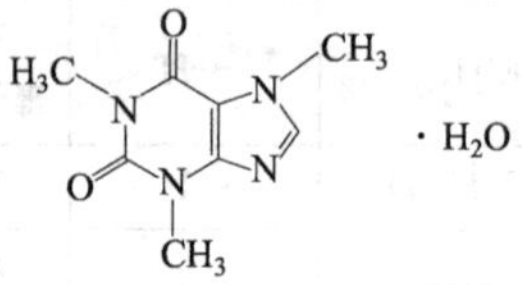

化学名称：1,3,7-三甲基-3,7-二氢-1*H*-嘌呤-2,6-二酮一水合物或其无水物。

别名：三甲基黄嘌呤。

本品为白色或带极微黄绿色、有丝光的针状结晶；无臭，味苦；露置空气中可以风化，受热时容易升华。无水化合物的熔点为235～238℃。易溶于热水或氯仿，略溶于水、乙醇或丙酮，极微溶于乙醚。水溶液对石蕊试纸显中性反应。

本品在水中的溶解度可因加入有机酸或其碱金属盐如苯甲酸、苯甲酸钠、枸橼酸钠等而增加。如苯甲酸钠咖啡因（安钠咖）为咖啡因与苯甲酸钠形成的复盐，由于分子间形成氢键及电荷转移复合物，使水溶性增大，常制成注射剂供临床使用。

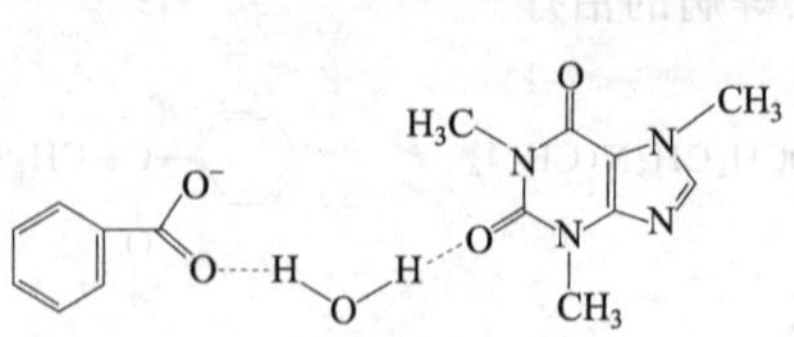

安钠咖

本品碱性极弱，因此与强酸如盐酸、氢溴酸形成的盐也很不稳定，在水中立即水解，生成咖啡因和酸。

本品分子中具酰脲结构，对碱不稳定，与碱共热水解生成咖啡亭，但石灰水对咖啡因无影响。

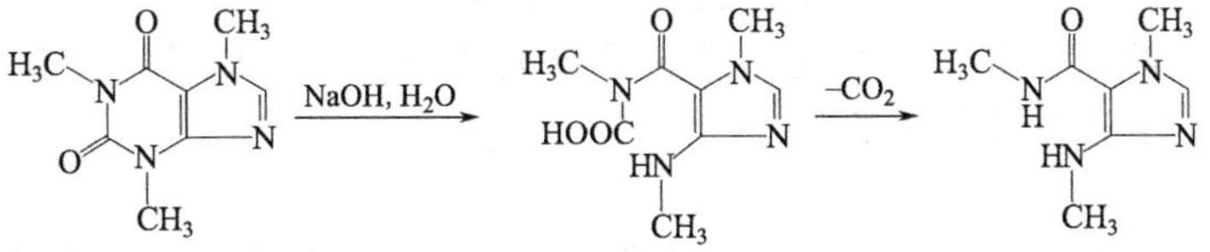

本品与盐酸、氯酸钾在水浴上加热蒸干，所得残渣遇氨气生成紫色的四甲基紫脲酸铵，再加氢氧化钠试液数滴，紫色消失。此反应称紫脲酸铵反应，是黄嘌呤类生物碱共有的反应。

本品与鞣酸试液反应可生成白色沉淀，此沉淀能溶于过量鞣酸试液中。但与碘化汞钾试液不产生沉淀。

本品的饱和水溶液加碘试液不产生沉淀，再加稀盐酸，立即发生红棕色沉淀，加入过量的氢氧化钠试液，沉淀重新溶解。

$$C_8H_{10}N_4O_2 + I_2 + KI + HCl \longrightarrow [C_8H_{10}N_4O_2] \cdot HI \cdot 2I_2 \downarrow + KCl$$

$$[C_8H_{10}N_4O_2] \cdot HI \cdot 2I_2 + NaOH \longrightarrow C_8H_{10}N_4O_2 + NaI + I_2 + H_2O$$

本品用于严重传染病和中枢抑制药过量引起的昏睡、呼吸循环衰竭等，常制成复方制剂。

吡拉西坦（Piracetam）

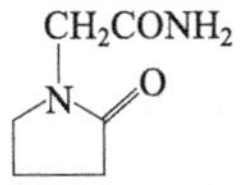

化学名称：2-氧代-1-吡咯烷基乙酰胺。

别名：脑复康，吡乙酰胺。

本品为白色结晶性粉末；无臭，味苦。异丙醇结晶的熔点为151.5～152.5℃。易溶于水，略溶于乙醇。

本品用于脑动脉硬化症及脑血管意外所致记忆与思维障碍，儿童器质性痴呆及智能低下。

做一做

根据以上学习材料和网络上有关咖啡因、吡拉西坦的知识，完成表6-29。

表6-29　咖啡因、吡拉西坦学习讨论表

药物	结构特点	作用特点
咖啡因		
吡拉西坦		
为什么要制成安钠咖和氨茶碱？		
收集资料说说预防和治疗老年痴呆症的药物有哪些		

活动3　自主学习：世界上的三大饮料

学习材料

著名的三大饮料

茶、可可、咖啡被称为当今世界的三大无酒精饮料，茶香自然清新，可可刺激兴奋，咖啡浪漫浓郁，不同文化背景的国家在饮品选择方面有着各具特色的偏好。亚洲是世界著名茶叶产区，亚洲茶文化源于中国，现以中国和日本最为发达。非洲是世界上最大的可可生产区，产品多销往西欧和美国。拉丁美洲是世界最大的咖啡栽培地区，消费则集中在发达国家，以美国、西欧各国和日本为多。

1. 茶

茶为世界三大饮料之首，从营养成分等各方面上说绿茶都为最多。茶是茶树或茶树新梢芽叶加工品的统称。

茶叶作为药用，记载最早的是《神农本草经》：“神农尝百草，日遇七十二毒，得茶而解之。”李时珍的《本草纲目》中记载：“茶苦而寒，最能降火，又兼解酒食之毒，使人神思矍爽，不昏不睡。”

中国很早就有喝茶的习惯，人类制茶、饮茶的最早记录和最早的茶叶成品实物都在中国。考古发现，中国是茶的发源地。茶叶最开始作为饮料是摘鲜叶煮饮，到南北朝时开始把鲜叶加工成茶饼。后来唐代又创制了蒸青团茶；宋代创制了蒸青散茶；明代创制了炒青绿茶、黄茶，黑茶、红茶、花茶等；清代创制了白茶、乌龙茶等。根据大量实物证据和文史资料显示，世界上其他地方的饮茶习惯、种植茶叶的习惯都是直接或间接地从中国传过去的。

日本根川、安培等产优质茶地区的居民中胃癌的发病率很低，人们推测是因为他们常喝绿茶之故。

2. 可可

16 世纪以前，可可仅被生活在亚马逊平原的人所知，那时它还不是饮料的原料。16 世纪上半叶，可可通过中美洲传到墨西哥，接着又传入印加帝国在今巴西南部的领土，很快被当地人所喜爱。他们采集野生的可可，把种仁捣碎，加工成一种名为“巧克脱里”（意为“苦水”）的饮料。16 世纪中叶，欧洲人来到美洲，发现了可可并认识到这是一种宝贵的经济作物，他们在“巧克脱里”的基础上研发了可可饮料和巧克力。16 世纪末，世界上第一家巧克力工厂由当时的西班牙政府建立起来。18 世纪瑞典的博学家林奈才为它命名，种加词是“可可树”。后来，由于巧克力和可可粉在运动场上成为最重要的能量补充剂，发挥了巨大的作用，人们便把可可树誉为“神粮树”，把可可饮料誉为“神仙饮料”。

3. 咖啡

4000 年前，非洲埃塞俄比亚咖法地区的牧民发现，羊群吃了一种热带小乔木后躁动不安、兴奋不已，赶回羊圈后羊群通宵达旦欢腾跳舞。于是大胆尝试，发觉人服用这种植物后可以提神解乏，甚至也会手舞足蹈。现在咖啡的名称就取之于“咖法”的近似音。

咖啡出现的最早且最确切的时间是公元前 8 世纪，但是早在荷马的作品和许多古老的阿拉伯传奇里，就已记述了一种神奇的、色黑、味苦涩且具有强烈刺激力量的饮料。公元 10 世纪前后，阿维森纳（Avicenna，980—1037，古代伊斯兰世界最杰出的集大成者之一，哲学家、医生、理论家）用咖啡当作药物治疗疾病。

到 16 世纪时，商人在欧洲贩卖咖啡，由此将咖啡作为一种新型饮料引进西方人的生活当中。1740～1850 年间，在中南美洲咖啡种植达到了普及。

虽然咖啡诞生于非洲，但是在非洲进行普遍种植和家庭消费却是近代才开始的。

现代医学认为，咖啡能促进人体新陈代谢，兴奋神经，驱除疲劳。咖啡分为大、中、小粒种，小粒种咖啡咖啡因含量低，但香味浓；中粒、大粒咖啡咖啡因含量高，但香味差。

做一做

根据以上学习材料和网络上三大饮料的知识，完成表 6-30。

表 6-30 三大饮料学习讨论表

任　　务	讨论结果
什么是世界三大饮料?	
茶、可可、咖啡的作用有什么相同点和不同点?	
你喜欢哪种饮料? 为什么?	

活动 4 汇报展示学习成果

通过学生分组讨论、学习活动 1 至活动 3 的内容和网络上有关中枢兴奋药的相关知识，教师巡回指导，每组均完成任务书。每组选出代表讲述任务书完成情况，并展示小组成果，教师点评，给予鼓励，并对学习过程、学习成果进行评价和考核。

思 考 题

一、单选题

1. 巴比妥类药物**不具备**的性质是（　　）。

A. 弱酸性　B. 弱碱性　C. 水解性　D. 与铜-吡啶试液反应

2. 具有环丙二酰脲结构的是（　　）。

A. 地西泮　B. 苯巴比妥　C. 艾司唑仑　D. 卡马西平

3. 地西泮的母核是（　　）。

A. 环丙二酰脲　B. 哌啶二酮

C. 1,4-苯并二氮䓬　D. 喹唑酮

4. 下列药物中与甲醛-浓硫酸试剂发生呈色反应的是（　　）。

A. 苯巴比妥　B. 硫喷妥钠　C. 异戊巴比妥　D. 巴比妥酸

5. 对奥沙西泮描述**错误**的是（　　）。

A. 有苯并二氮䓬母核　B. 为地西泮的体内活性代谢物

C. 水解后具游离芳伯氨基性质　D. 与吡啶-硫酸铜试剂反应生成紫堇色

6. 属于咪唑并吡啶类镇静催眠药是（　　）。

A. 苯巴比妥　B. 阿普唑仑　C. 唑吡坦　D. 格鲁米特

7. 关于卡马西平描述**错误**的是（　　）。

A. 具有二苯并氮杂䓬基本结构　B. 在潮湿的环境下药效易降低

C. 光照易变质　D. 对癫痫小发作疗效好

8. 盐酸氯丙嗪与 $FeCl_3$ 反应生成红色是因为（　　）。

A. 与 Fe^{3+} 生成配位化合物　B. 被 Fe^{3+} 催化生成高分子聚合物

C. 被 Fe^{3+} 氧化生成多种产物　D. 与 Fe^{3+} 生成盐

二、多选题

1. 下列哪些性质属于地西泮的理化性质?（　　）

A. 遇酸或碱受热易水解　B. 本品可按 1,2 或 4,5 开环水解

C. 4,5 开环为不可逆水解　D. 1,2 开环为不可逆水解

E. 可溶于稀盐酸与碘化铋钾生成橘红色沉淀

2. 对日光线敏感的药物有（　　）。

A. 盐酸氯丙嗪　B. 卡马西平　C. 苯巴比妥

D. 苯妥英钠　E. 奋乃静

3. 属于吩噻嗪类抗精神失常药的有（　　）。

A. 奋乃静　　B. 氯丙嗪　　C. 苯妥英

D. 氟哌啶醇　　E. 艾司唑仑

三、用化学方法区别下列各组药物

1. 苯巴比妥钠与苯妥英钠

2. 地西泮与奥沙西泮

四、简答题

1. 配制苯巴比妥钠注射液的注射用水能否在煮沸、放冷数天后，再用来溶解其钠盐原料配制注射液？

2. 根据苯巴比妥的理化性质，分析影响苯巴比妥及其钠盐稳定性的因素有哪些。提高其稳定性的预防措施是什么？

3. 根据地西泮的稳定性，分析、判断口服地西泮后，其在胃肠道中发生什么变化，从结构和药物代谢过程说明奥沙西泮为什么适合老年人和肾功能不良者应用。

4. 影响苯妥英钠稳定性的因素有哪些？提高其制剂稳定性的预防措施是什么？根据苯妥英钠的稳定性进行分析。

5. 制备易氧化药物注射剂时，应注意哪些问题？

6. 请分析患者使用氯丙嗪后的注意事项。

7. 请在班级中开展“你的睡眠有多少时间？”的调查，分析目前职校生睡眠问题产生的主要原因，提出解决对策。

8. 盐酸吗啡注射液在配制时应注意哪些问题？

9. 比较磷酸可待因的化学结构、主要化学性质、作用及与盐酸吗啡有哪些异同点。

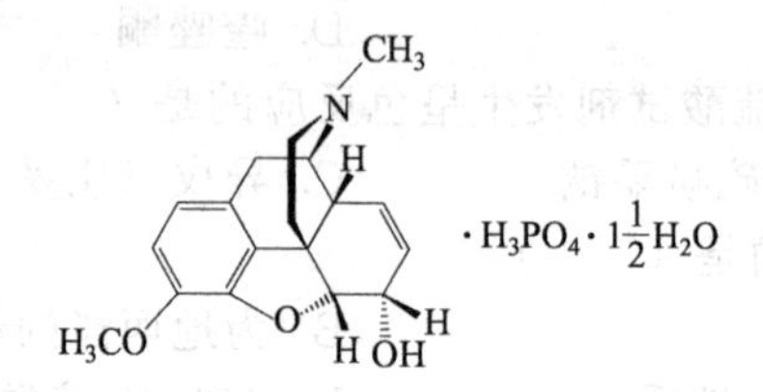

磷酸可待因

10. 精神失常疾病有哪些类型？如何才能远离精神失常疾病？

项目七

解热镇痛药及非甾体抗炎药

项目说明

本项目共完成四个学习任务，主要通过学生分组进行学习、讨论、实践、教师指导等活动，理解并掌握解热镇痛药及非甾体抗炎药的类型、结构特征以及重点药物的名称、结构、性质和临床应用特点，目的在于帮助学生有能力在该类药物的制剂、检验、贮存和指导患者合理用药等工作岗位上工作。

任务一 学习应用解热镇痛药

任务目标 1. 理解解热镇痛药的概念
2. 熟知解热镇痛药的类型
3. 理解并掌握阿司匹林、贝诺酯和对乙酰氨基酚的有关知识

实施过程 1. 学生分组讨论常见的解热镇痛药有哪些
2. 学生分组学习解热镇痛药的有关知识
3. 教师指导，归纳总结
4. 学生完成任务书

教学准备 1. 教师准备任务书及学习材料
2. 学生预习学习材料，并利用网络资源了解解热镇痛药的有关知识

任务书

序号	任　　务	完成过程说明	成果展示
1	解热镇痛药的类型		
2	阿司匹林胃肠道刺激的原因，减轻或克服的方法，举例说明		
3	阿司匹林中的杂质类型，对其应用的影响，控制方法		
4	对乙酰氨基酚的体内代谢，肝毒性产生的原因，合理应用方法		
5	小实验：取阿司匹林溶液和对乙酰氨基酚溶液分别加入三氯化铁后，现象如何？加热后，又有何现象？为什么？		

完成本任务的学习后，填写上述任务书，并以小组为单位及时交送老师。

活动 1　学习解热镇痛药的知识

议一议

生活在大自然中的我们，吃五谷杂粮，难保不会患病。感冒是最常见的疾病，如果我们不小心患了感冒，怎么办呢？

请同学们分组讨论，你感冒时服用过哪些解热镇痛药物，请将讨论结果填写于表 7-1。

表 7-1　常见的解热镇痛药物

解热镇痛药物	类　型

学习材料

解热镇痛药的定义及分类

解热镇痛药作用于下丘脑的体温调节中枢，能使发热患者的体温降至正常，但不影响正常人的体温，并能缓解疼痛。其与吗啡类镇痛药不同，镇痛范围仅限于头痛、牙痛、关节痛、肌肉痛、神经痛和月经痛等慢性钝痛，对外伤性疼痛和内脏平滑肌痉挛引起的绞痛等急性锐痛几乎无效。本类药物大多数能减轻风湿病和痛风疼痛的症状，除苯胺类药物外，均有一定的抗炎作用。

解热镇痛药按其化学结构可分为三类，见表 7-2。

表 7-2　解热镇痛药物的类型

结构类型	典型药物
水杨酸类	阿司匹林、贝诺酯
苯胺类	对乙酰氨基酚
吡唑酮类	安乃近

活动 2　学习解热镇痛药的典型药物

学习材料

解热镇痛药典型药物

阿司匹林（Aspirin）

COOH
OCOCH₃

化学名称：2-(乙酰氧基)-苯甲酸。

别名：乙酰水杨酸。

本品为白色或结晶性粉末，味微酸，有轻微乙酸臭。熔点 135～140℃，熔融时分解，测定时，先将传热液热至 130℃，再放入装样品毛细管，并控制温度每分钟上升 2.5～3.5℃。

本品在无水乙醚和水中微溶，在乙醇中易溶，在三氯甲烷或乙醚中溶解，在氢氧化钠溶液和碳酸钠溶液中溶解。

阿司匹林 2 位有乙酰氧基（酯键），在碱性条件下易水解，但同时分解成水杨酸钠和乙酸钠，加热分解更快，加酸酸化后析出水杨酸沉淀，产生乙酸臭气。反应式如下：

$$\text{(COOH, OCOCH}_3\text{)} \xrightarrow[H_2O]{Na_2CO_3} \text{(COONa, OH)} + CH_3COONa + CO_2\uparrow \xrightarrow{H_2SO_4} \text{(COOH, OH)}\downarrow + CH_3COOH + Na_2SO_4$$

本品水解后，生成水杨酸，可在空气中逐渐被氧化成一系列醌型有色物质，呈淡黄、红棕甚至深棕色，使阿司匹林变色。本品变色后不能使用。

本品会因在生产中带入或贮存期水解而含有水杨酸，对人体有较大的毒副作用。阿司匹林的溶液加入三氯化铁试液，不发生变化。但将含有水杨酸的阿司匹林溶液加入三氯化铁可显紫堇色，这是因为三价铁离子与水杨酸的羧基和酚羟基结合所致。此反应可用于检测阿司匹林中水杨酸的含量。

$$3\ \text{(COOH, OH)} + FeCl_3 \longrightarrow 3\ \text{(C(=O)–O(H)…}Fe^{3+}/3\text{…OH)} + 3HCl$$

本品在生产过程中可引入或产生苯酚类、乙酸苯酯、水杨酸苯酯和乙酰水杨酸苯酯等杂质。这些杂质的酸性均小于阿司匹林，不溶于碳酸钠试液。故《中国药典》规定检查碳酸钠不溶物来控制上述杂质的含量。

在阿司匹林的合成过程中，温度过高（超过75℃）会产生少量的乙酰水杨酸酐副产物，该杂质引起过敏反应，故应检查其限量。

本品为环氧酶（COX）的不可逆抑制剂，从而阻断前列腺素等内源性致热、致炎物质的生物合成，起到解热、镇痛、抗炎的作用。临床上主要用于缓解感冒发热和轻中度的疼痛，如头痛、牙痛、神经痛、肌肉痛及月经痛等，是治疗风湿热和类风湿关节炎的首选药物。本品也可减少血小板血栓素 A_2 的生成，能起到血小板凝聚和血栓形成的作用。采用小剂量的阿司匹林（25～50mg/d）可预防血栓的生成。

阿司匹林临床应用时对胃肠道有刺激性，长期应用甚至引起胃及十二指肠出血。为避免对胃刺激常制成肠溶衣片使用，也可制成前体药物供应用，如乙酰水杨酸铝（Aluminium acetylsalicylate）、赖氨匹林（Lysine acetylsalicylate）和贝诺酯（Benorilate）等。

贝诺酯（Benorilate）

O
C–O–⟨苯环⟩–$NHCOCH_3$
⟨苯环⟩–$OCOCH_3$

贝诺酯由阿司匹林与对乙酰氨基酚结构拼合形成的酯类前体药物，在体内水解后，产生阿司匹林和对乙酰氨基酚发挥作用，临床用途同阿司匹林。由于阿司匹林的羧基已成酯，不显酸性，对胃肠道刺激性小，不良反应小，患者易于耐受，更适合于老人和儿童服用。

对乙酰氨基酚（Paracetamol）

HO–⟨苯环⟩–$NHCOCH_3$

化学名称：*N*-(4-羟基苯基)乙酰胺。

别名：扑热息痛。

白色结晶或结晶性粉末，无臭，味微苦。在热水、乙醇中易溶。在水中微溶，在丙酮中溶解。熔点168～172℃。

本品在空气中稳定。水溶液中的稳定性与溶液的pH值有关，pH6时最稳定。在潮湿及酸碱性条件下稳定性较差，对氨基酚为主要水解产物，可进一步氧化降解，生成醌类化合物，颜色逐渐变粉红色至棕色，最后为黑色，故生产及保存时应注意。

$$HO\text{–⟨苯环⟩–}NHCOCH_3 \xrightarrow{H_2O} HO\text{–⟨苯环⟩–}NH_2 \longrightarrow O{=}\text{⟨环⟩}{=}NH$$

本品结构中有酚羟基，遇三氯化铁试液产生蓝紫色化合物。

$$HO\text{–⟨苯环⟩–}NHCOCH_3 + FeCl_3 \longrightarrow \{O^-\text{–⟨苯环⟩–}NHCOCH_3\}_3Fe^{3+} + 3HCl$$

本品具有良好的解热镇痛作用，但无抗炎抗风湿作用，常作为感冒药中的复方成分。临床上广泛用于感冒、发热、头痛、身体痛、关节痛及痛经等，正常剂量内对肝脏几乎无影响。超剂量或大剂量服用时，有毒性代谢物 *N*-乙酰亚胺醌产生，从而引起肝坏死。本品过量服用时，应及早服用 *N*-乙酰半胱氨酸来对抗解毒。

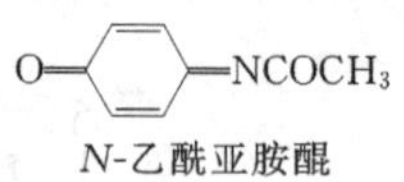

N-乙酰亚胺醌

做一做

根据以上学习材料和网络上有关解热镇痛药的知识，完成表 7-3。

表 7-3　解热镇痛药学习讨论表

讨论主题	讨论结果
如何对解热镇痛药进行分类？举例说明	
贝诺酯是由哪两种药物拼合而成的？有什么特点？	
阿司匹林中的水杨酸和酚类、酯类杂质是如何引入的？怎样检查？	
胃肠道疾病患者在选择解热镇痛药时应注意什么问题？	
对乙酰氨基酚应用特点是什么？超剂量服用有什么危害？如何解救？	

活动 3　汇报展示学习成果

通过学生分组讨论、学习活动 1、活动 2 的内容和网络上解热镇痛药的相关知识，教师巡回指导，每组均完成任务书。每组选出代表讲述任务书完成情况，并展示小组成果，教师点评，给予鼓励，并对学习过程、学习成果进行评价和考核。

任务二　实践学习——阿司匹林的制备及定性鉴定技术

任务目标　1. 掌握酯化反应的操作技术
2. 进一步巩固和熟悉重结晶的操作技术
3. 知道阿司匹林中杂质的来源、危害和定性鉴定技术

实施过程　1. 学生分组学习、讨论阿司匹林的制备过程和定性鉴定技术
2. 在教师的指导下，完成阿司匹林制备方案和定性鉴定方案
3. 在教师的指导下，完成阿司匹林的制备和定性鉴定

教学准备　1. 教师准备学习材料及阿司匹林制备和定性鉴定所用到的试剂、仪器
2. 学生预习学习资料，利用网络平台获取阿司匹林制备和定性鉴定的相关技术、知识

任务书

序号	任　务	完成过程说明	成果展示
1	分析阿司匹林的结构，设计其合成路线		
2	分析阿司匹林结构，给出定性鉴定的方法		
3	阿司匹林制备过程中控制的技术要点，控制方法		
4	阿司匹林定性鉴定中应注意的问题		

完成本任务的学习后，填写上述任务书，并以小组为单位及时交送老师。

活动 1　学习阿司匹林制备和定性鉴定技术

学习材料

（一）化学反应原理

$$\text{水杨酸（COOH, OH）} + (CH_3CO)_2O \xrightarrow[60℃,30min]{浓 H_2SO_4} \text{阿司匹林（COOH, OCOCH}_3\text{）} + CH_3COOH$$

（二）主要试药及仪器

阿司匹林制备及定性鉴定所需试剂（药品）见表 7-4。

表 7-4　阿司匹林制备及定性鉴定所需试剂（药品）

原料名称	规格	用量	质量比	物质的量之比
水杨酸	药用或 CP	25g	1	1
乙酸酐	CP	35mL	1.4	1.89
蒸馏水		适量		
乙醇	95%	75mL		
浓硫酸	CP	约 1.5mL		
自配的 $FeCl_3$ 试液、Na_2CO_3 试液				

仪器：250mL 三颈瓶，球形冷凝器，电热套或电热板，温度计，电动搅拌器，抽滤瓶，布氏漏斗，500mL 烧杯，试管，红外灯。

（三）操作步骤

在装有搅拌器、温度计和球形冷凝器的 250mL 三颈瓶中（仪器均需干燥），依次加入 25g 水杨酸、35mL 乙酸酐、13 滴浓硫酸。开动搅拌器于电热套中缓慢加热到 50℃，控温在 50～60℃反应 30min。反应完成（取 1 滴反应液于滤纸上，滴加三氯化铁试液 1 滴，不应呈深紫色，而应显轻微的淡紫色）后，停止搅拌，放冷。然后，将反应液于搅拌下倒入 380mL 冷水中。继续缓缓搅拌，一定让阿司匹林充分析出结晶。抽滤，用少量水洗涤，压干即得阿司匹林粗品。

将粗品放入烧杯中，加入 75mL 乙醇，在水浴上微热溶解，搅拌下倒入 190mL 热水，加入少量活性炭脱色 3～5min。趁热过滤，滤液自然冷却至室温（一定充分冷却结晶），析出白色结晶。抽滤，用少量 50%乙醇洗涤，压干，置红外灯下干燥（温度不超过 60℃）。熔点 135～138℃。

（四）鉴定技术

取本品约 0.1g，加水 10mL，煮沸，放冷，加三氯化铁试液 1 滴，显紫堇色。

取本品约 0.5g，加碳酸钠试液 10mL，煮沸 2min 后，放冷，加过量的稀硫酸，析出白色沉淀，并放出乙酸的臭气。

（五）技术要点

（1）本实验所有仪器均需干燥。

（2）控制搅拌器转速，不要碰到温度计或搅拌速度过快。

（3）每步放冷都要充分，尽可能多析出结晶。

（4）反应温度一定控制在80℃以下。

（5）精制时滤液一定自然冷却，不要用冰水冷却结晶。

活动2 制定阿司匹林制备及定性鉴定方案

根据活动1的学习，学生分组讨论，教师巡回指导，制定阿司匹林制备及定性鉴定初步方案。

每组展示阿司匹林制备及定性鉴定初步方案，选一名代表讲述方案制定过程，阿司匹林制备及定性鉴定方法步骤，技术要点。

对每组制定的方案进行评价，教师总结，给予修改建议。

根据方案评价意见和教师的建议，每组优化阿司匹林制备及定性鉴定方案。

活动3 学生实践：制备阿司匹林并定性鉴定

每组依据学习资料和网络学习知识，依据修改后的阿司匹林制备及定性鉴定方案，完成实验，教师巡回指导，答疑解惑。

活动4 写出阿司匹林制备和鉴定实践报告书

任务完成后，每组写出阿司匹林制备和定性鉴定实践报告书（表7-5），并及时交给老师评阅。

表7-5 阿司匹林制备及定性鉴定实践报告书

<table>
<tr><td>实验题目</td><td colspan="6">阿司匹林的制备及定性鉴定</td></tr>
<tr><td>班级</td><td>小组</td><td></td><td>日期</td><td></td><td>天气</td><td></td></tr>
<tr><td>实验目的</td><td colspan="6"></td></tr>
<tr><td>反应原理</td><td colspan="6"></td></tr>
<tr><td>可能发生的副反应</td><td colspan="6"></td></tr>
<tr><td>试剂(药品)/仪器</td><td colspan="6"></td></tr>
<tr><td>操作技术要点</td><td colspan="6"></td></tr>
<tr><td rowspan="2">实验操作过程</td><td colspan="2">操作步骤</td><td colspan="3">实验现象</td><td>备注</td></tr>
<tr><td colspan="2"></td><td colspan="3"></td><td></td></tr>
<tr><td>实验成果</td><td colspan="6"></td></tr>
<tr><td>分析讨论</td><td colspan="6"></td></tr>
</table>

活动5 汇报展示实践成果

每组选出一位代表，讲述阿司匹林制备和鉴定过程，并展示实践成果，教师及时给予鼓励，并依据考核方案给予评价（表7-6）。

表7-6 阿司匹林制备和定性鉴定评价表

<table>
<tr><td>项目</td><td>考核要点</td><td>配分</td><td colspan="2">评分标准</td><td>扣分</td><td>得分</td></tr>
<tr><td rowspan="5">实验前准备</td><td>着装、行为</td><td rowspan="5">20</td><td>1. 着装符合实验实训要求</td><td>4分</td><td rowspan="5"></td><td rowspan="5"></td></tr>
<tr><td>环境</td><td>2. 检查岗位环境，干净、整洁，无其他物品</td><td>4分</td></tr>
<tr><td>仪器药品</td><td>3. 检查仪器药品是否符合本实验实训要求</td><td>4分</td></tr>
<tr><td rowspan="2">安全、工作记录等</td><td>4. 检查安全防护措施</td><td>4分</td></tr>
<tr><td>5. 任务书、记录册等准备情况</td><td>4分</td></tr>
</table>

续表

项目	考核要点	配分	评分标准		扣分	得分
实验实训过程	仪器设备安装	40	1. 仪器安装操作正确	10分		
	物料量取、投放		2. 是否检查	2分		
			3. 物料量取准确，加料符合工艺要求	8分		
	操作过程		4. 操作规范	20分		
原始记录	填写	10	原始记录是否及时记录，准确，实事求是	10分		
实验实训结束	清场	10	1. 仪器设备清理洗涤	6分		
			2. 环境卫生清理干净，整洁	4分		
其他	任务书	20	1. 按时完成任务书	5分		
	小组活动		2. 小组学习、讨论积极、热烈	10分		
	相关知识		3. 正确回答教师提出的问题	5分		
总分						

任务三 非甾体抗炎药

任务目标 1. 理解并掌握非甾体抗炎药的结构类型

2. 重点掌握布洛芬、吡罗昔康、吲哚美辛等药物的结构、名称、性质和用途

实施过程 1. 学生分组学习、讨论，获得非甾体抗炎药的相关知识

2. 教师指导答疑，及时总结，启发学生学习非甾体抗炎药之间的联系和特点

教学准备 1. 教师准备任务书及相关学习材料

2. 学生利用网络平台或学习资料了解非甾体抗炎药的相关知识

任务书

序号	任 务	完成过程说明	成果展示
1	非甾体抗炎药结构类型及代表药物		
2	布洛芬结构特点，分析体内变化		
3	列举对胃肠道刺激性小的药物，说明原因		
4	分析比较保泰松、羟布宗、双氯芬酸钠、吲哚美辛、舒林酸、萘丁美酮、芬布芬、布洛芬、萘普生、吡罗昔康和塞来昔布等药物的结构特点、性质和临床应用特点		

药 物	结构类型	性质特点	临床应用特点
保泰松			
羟布宗			
双氯芬酸钠			
吲哚美辛			
舒林酸			
萘丁美酮			
芬布芬			
布洛芬			
萘普生			
吡罗昔康			
塞来昔布			

完成本任务的学习后，填写上述任务书，并以小组为单位及时交送老师。

活动 1　学习非甾体抗炎药知识

学习材料

（一）非甾体抗炎药分类

非甾体抗炎药是一类不含甾烷母核的、用途十分广泛的处方药物，具有解热、镇痛和抗炎作用，但以抗炎作用为主，临床上主要用于风湿病、类风湿性关节炎、骨关节炎和红斑狼疮等症的治疗。非甾体抗炎药结构类型见表 7-7。

表 7-7　非甾体抗炎药的结构类型

结 构 类 型	典 型 药 物
芳基乙酸类	吲哚美辛　双氯芬酸钠　舒林酸　萘丁美酮　芬布芬
芳基丙酸类	布洛芬　萘普生
1,2-苯并噻嗪类	吡罗昔康　美洛昔康
3,5-吡唑烷二酮类	保泰松　羟布宗
COX-2 抑制剂	塞来昔布　帕瑞昔布
其他	尼美舒利

（二）芳基乙酸类

1. 芳基乙酸类药物的性质、代谢特点和毒性

CH_2COOH

R

（1）共性　含有羧基，具有酸性，对胃肠道有刺激性。

（2）代谢特点　吲哚美辛和双氯芬酸钠口服吸收迅速，代谢产物活性降低或消失；舒林酸、萘丁美酮和芬布芬均为前药，在体内生成活性代谢物而发挥作用。

（3）毒性　大多数药物具有酸性，对胃肠道有刺激性，但制成前药后，可减少对胃肠道的刺激作用；对肝功能和造血系统有影响。此外，吲哚美辛对中枢神经系统影响较大。

2. 芳基乙酸类典型药物

吲哚美辛（Indomethacin）

COOH

H_3CO

CH_3

N

O

Cl

本品类白色或微黄色结晶性粉末；几乎无臭，无味。丙酮中易溶，甲醇、乙醇、三氯甲烷和乙醚中略溶，极微溶于甲苯，几乎不溶于水中，可溶于氢氧化钠溶液中。熔点 158～162℃。

本品在空气中稳定，对光敏感。水溶液 pH2～8 时较稳定。由于分子中含有酰胺结构，

强酸或强碱条件下水解，水解物可被氧化成有色物质。

本品含有游离的羧基，可用中和滴定法测其含量。

本品口服吸收迅速完全，2～3h血药浓度达峰值，4h可达给药量的90%。代谢产物均无活性。

本品具有强力缓解炎症疼痛的作用，是最强的环氧酶（COX）抑制剂之一。但对中枢神经系统和消化系统有较大影响，现主要用于对水杨酸类药物有耐受性或疗效不显著的患者替代治疗，也可用于急性痛风和炎症发热。

双氯芬酸钠（Diclofenac sodium）

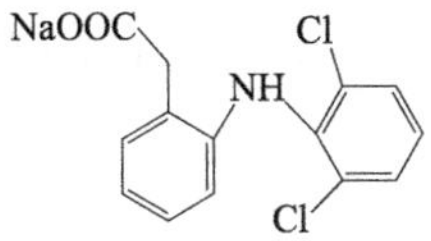

NaOOC NH Cl Cl

本品为类白色或白色结晶性粉末，对舌、鼻有刺激感。略溶于水，易溶于乙醇或甲醇，不溶于乙醚、甲苯或三氯甲烷。有引湿性，注意防潮贮存。

本品具有很强的解热、镇痛和抗炎作用。其解热作用为吲哚美辛的5倍，阿司匹林的35倍；镇痛作用是吲哚美辛的6倍，阿司匹林的40倍。本品药效强，不良反应少，剂量小，个体差异性小。

本品口服吸收迅速，排泄快，长期应用无蓄积作用。

本品除了能够抑制环氧酶，减少前列腺素合成外，还能抑制脂氧酶，减少白三烯生成，这种双重作用可减少其不良反应的发生。此外，本品还可抑制花生四烯酸的释放，并减少其再摄取。

舒林酸（Sulindac）

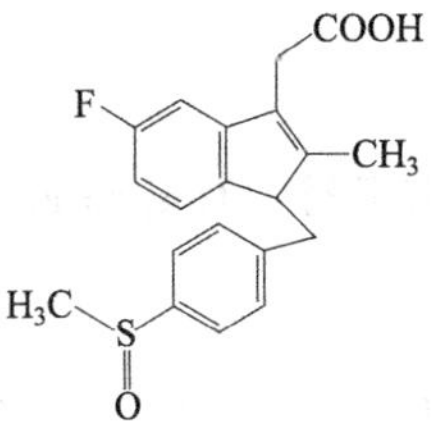

COOH F CH_3 H_3C S O

本品为橙黄色结晶性粉末，无臭，味微苦。在三氯甲烷或甲醇中略溶，在乙醇或乙酸乙酯中微溶，在水中几乎不溶。

本品为前体药物，需要在肝脏代谢，甲基亚砜基团还原成甲硫基后才能产生生物活性。而甲硫基化合物在肾脏排泄较慢，半衰期较长。因此，本品临床使用时，起效慢，作用持久，副作用小。

萘丁美酮（Nabumetone）

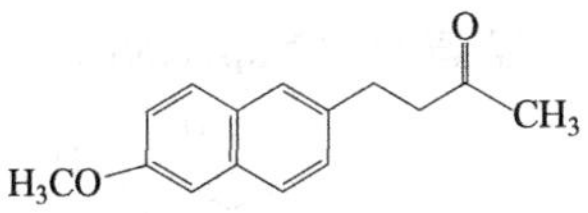

O CH_3 H_3CO

本品为白色结晶性粉末。熔点80～81℃。

本品为前体药物，口服后经十二指肠吸收，经肝脏转化为主要活性物6-甲氧基-2-萘乙酸，对COX-2有选择性抑制作用，而对胃肠道的COX-1无影响，故不良反应较少。

本品主要用于各种急、慢性关节炎、软组织风湿病，运动软组织损伤、术后疼痛等。

芬布芬（Fenbufen）

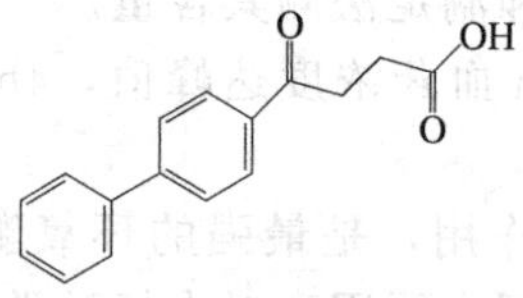

本品为白色或类白色结晶性粉末，味酸，无臭。在水中几乎不溶，乙醇中溶解，热碱溶液中易溶。熔点 185～188℃。

本品为酮酸型前体药物，在体内代谢成联苯乙酸起作用，胃肠道反应小。

本品用于风湿性、类风湿性关节炎，也可用于术后疼痛、牙痛和外伤性疼痛。

（三）芳基丙酸类

1. 芳基丙酸类药物的性质、代谢

（1）共性　含有羧基，具有酸性，对胃肠道有刺激性。

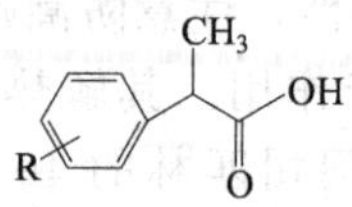

（2）结构特点　这类药物羧基的 α 位碳原子为手性碳原子，同一化合物的对映异构体之间在生理活性、毒性、体内分布及代谢等方面均有差异。本类药物一般 *S*-异构体的活性高于 *R*-异构体。

（3）代谢特点　本类药物在体内手性异构体间能发生转化，一般是无效的 *R*-异构体转化为活性的 *S*-异构体。其中，以布洛芬最为显著，无效的 *R*(－)-布洛芬体内酶的催化下，发生构型转化，转化为活性的 *S*(＋)-布洛芬，故布洛芬临床上用其外消旋体，而萘普生临床上用 *S*(＋)-异构体。

2. 芳基丙酸类典型药物

布洛芬（Ibuprofen）

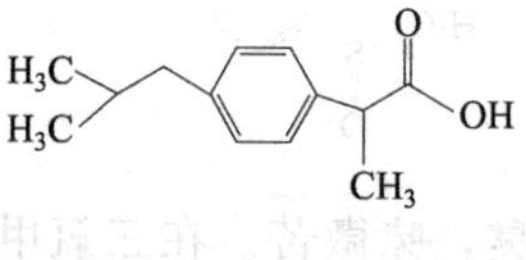

化学名称：2-(4-异丁基苯基)丙酸。

本品为白色结晶性粉末，有异臭，几乎无味。易溶于乙醇、丙酮、乙醚和三氯甲烷，易溶于氢氧化钠和碳酸钠溶液中，水中几乎不溶。熔点 74.5～77.5℃。

本品的抗炎、镇痛和解热作用均大于阿司匹林，胃肠道不良反应少，对肝、造血系统无明显的不良反应。临床上广泛用于风湿性、类风湿性关节炎等。

饮酒或与其他非甾体抗炎药同时使用会增加胃肠道副作用，并有致溃疡的风险。

萘普生（Naproxen）

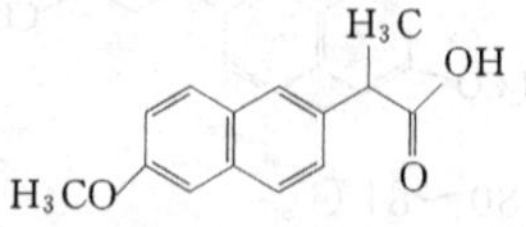

化学名称：(＋)-α-甲基-6-甲氧基-2-萘乙酸。

本品为白色结晶性粉末，无臭或几乎无臭。在甲醇、乙醇和氯仿中溶解，乙醚中略溶，几乎不溶于水。熔点 153～158℃，比旋光度＋63°～68.5°。

本品为右旋光学活性体，口服吸收迅速而完全。临床上用于风湿性关节炎、类风湿性关节炎和风湿性脊柱炎等病症。

（四）1,2-苯并噻嗪类

1. 1,2-苯并噻嗪类药物结构特点

1,2-苯并噻嗪类药物又称为昔康类药物，是一类无羧基的酸性药物，分子结构中存在酸性的烯醇羟基，pK_a 在 4～6 之间。该类药物对胃肠道的刺激性比一般的非甾体抗炎药小，为选择性 COX-2 抑制剂。

2. 1,2-苯并噻嗪类的典型药物

吡罗昔康（Piroxicam）

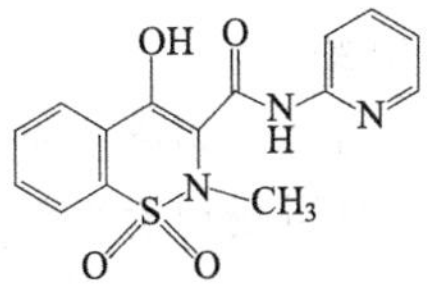

别名：炎痛喜康。

本品为类白色或微黄绿色的结晶性粉末，无味，无臭。在氯仿、三氯甲烷中易溶，在丙酮中略溶，在乙醇或乙醚中微溶，几乎不溶于水，在酸中溶解，在碱中略溶。熔点 198～202℃。

本品的氯仿溶液，加入三氯化铁反应，显玫瑰红色，可作为鉴别反应。

本品有较强的抗炎、镇痛和抗风湿作用，口服吸收迅速，完全。临床上主要用于治疗类风湿性关节炎、骨关节炎等。

同类药物还有美洛昔康（Meloxicam）、舒多昔康（Sudoxicam）、伊索昔康（Isoxicam）等。

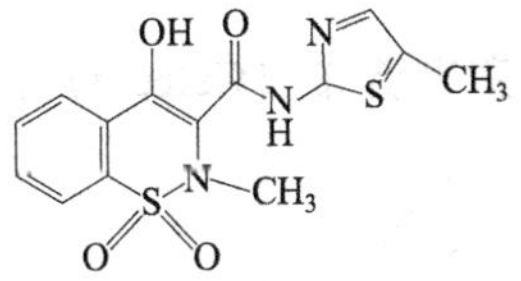

美洛昔康

（五）3,5-吡唑烷二酮类

1. 3,5-吡唑烷二酮类药物的性质

3,5-吡唑烷二酮类是一类无羧基的酸性药物，分子结构中存在酸性的活性亚甲基，对胃肠道有刺激性。

2. 3,5-吡唑烷二酮类典型药物

保泰松（Phenylbutazone）

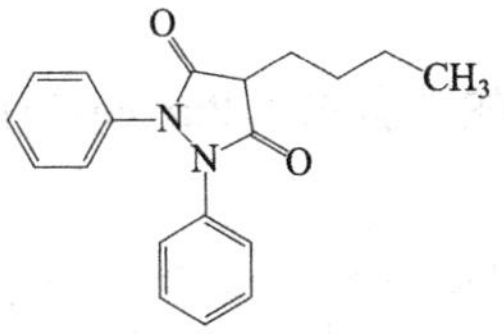

保泰松是 1946 年瑞士科学家合成的具有 3,5-吡唑烷二酮结构的抗炎药物，具有良好的消炎镇痛及促尿酸排泄作用，被认为是治疗关节炎的一大突破，临床上用于治疗类风湿性关节炎和痛风病，但具有较严重的胃肠道副作用，并对肝脏和血象有不良影响。

1961 年发现了保泰松在体内的活性代谢物羟布宗（Oxyphenbutazone）具有较强的消炎抗风湿作用，毒副作用较小，被用于临床。

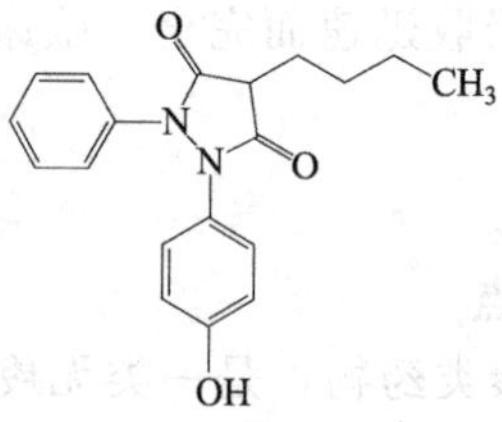

羟布宗

γ-酮基保泰松（γ-Ketophenylbutazone）也是保泰松的体内活性代谢物，作用类似于保泰松，用于治疗痛风和风湿性关节炎。

（六）COX-2 抑制剂

1. COX-2 抑制剂类药物的作用及风险

非甾体抗炎药是通过抑制环氧酶的活性，阻断炎症部位的前列腺素的生物合成，产生抗炎作用的。但绝大多数药物显示酸性，对胃肠道有刺激性，且对胃黏膜有保护作用的前列腺素分泌有影响，因而产生胃肠道的不良反应，从而限制这类药物的应用。后来经过研究，人们发现环氧酶有两种亚型，其中，COX-2 是产生炎症的亚型。人们开发选择性抑制 COX-2 的药物，能够减轻或避免对胃肠道的损害，是目前非甾体抗炎药研究的新领域。

近年来，临床应用提示选择性的 COX-2 抑制剂有引起患者增加心血管血栓事件的风险，有些患者因血管血栓引起心脏病发作、心肌梗死或卒中等严重不良反应。主要原因是 COX-2 抑制剂抑制血管内皮的前列腺素合成，使血管内的前列腺素和血小板中的血栓素动态平衡被打破，引起血栓素升高，促进血栓形成。因此，各国药品监督管理部门均要求对这类药物的标签增加警示性标志。

2. COX-2 抑制剂类药物

塞来昔布（Celecoxib）

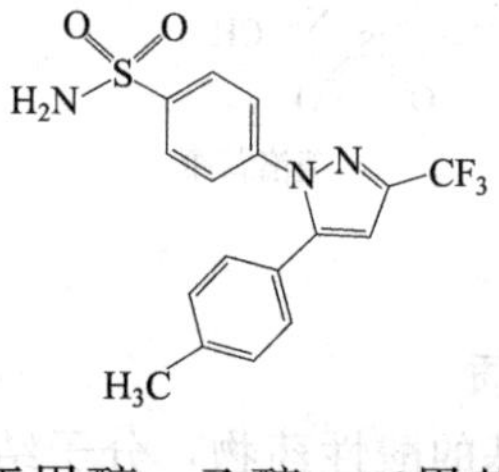

本品为白色或浅黄色粉末。溶于甲醇、乙醇、二甲基亚砜等有机溶剂，不溶于水。熔点 160～163℃。

本品用于治疗类风湿性关节炎和骨关节炎引起的疼痛，也可用于减少家族性腺瘤性息肉患者结直肠的息肉数目的辅助治疗。本品的主要不良反应有：磺胺过敏反应、消化道反应、神经系统反应和心血管系统反应。

帕瑞昔布（Parecoxib）

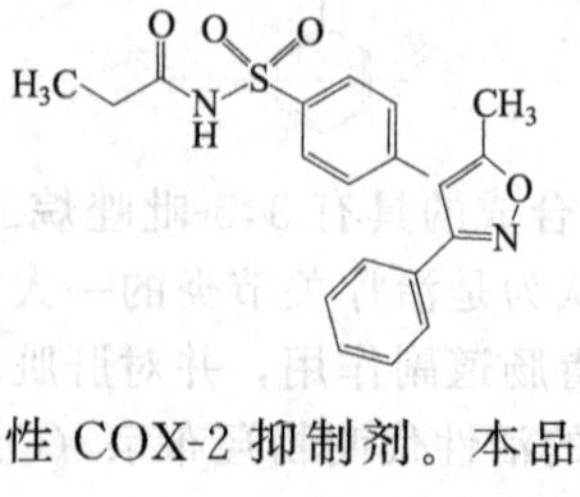

本品为全球第一种注射用选择性 COX-2 抑制剂。本品为伐地昔布的前体药物，适用于手术后疼痛的短期治疗。

（七）其他类

尼美舒利（Nimesulide）

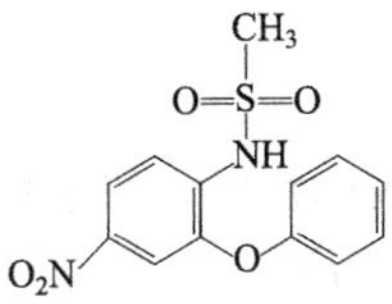

本品为黄色或淡黄色结晶性粉末。不溶于水，微溶于乙醇，易溶于丙酮。熔点148～150℃。

本品具有抗炎、镇痛、解热作用，适用于慢性关节炎（包括类风湿性关节炎和骨关节炎等）、手术和急性创伤性疼痛，耳鼻咽部炎症引起的疼痛，上呼吸道感染引起的发热症状等。

做一做

根据以上学习材料和网络上有关非甾体抗炎药知识，完成表7-8。

表7-8 非甾体抗炎药学习讨论表

讨论主题	讨论结果
如何对非甾体抗炎药进行分类？举例说明	
哪些非甾体抗炎药为前体药物？结构有什么特点？体内代谢的活性物质是什么？	
分析布洛芬体内代谢过程，临床上为什么用其消旋体？	
利用网络资源，查一查非甾体抗炎药的不良反应、注意事项	

活动2 汇报展示学习成果

通过学生分组讨论、学习活动1的内容和网络上非甾体抗炎的相关知识，教师巡回指导，每组均完成任务书。每组选出代表讲述任务书完成情况，并展示小组成果，教师点评，给予鼓励，并对学习过程、学习成果进行评价和考核。

任务四 拓展学习——作用靶点和合理用药

任务目标 1. 了解解热镇痛药和非甾体抗炎药作用机制

2. 了解解热镇痛药的毒副作用，合理使用药物

3. 了解痛风病及其药物

实施过程 学生自主学习，教师指导，学生完成任务书。

任务书

序号	任务	完成过程说明	成果展示
1	解热镇痛药和非甾体抗炎药作用机制		
2	合理使用解热镇痛药的方法		
3	痛风病的形成原因，痛风病的治疗途径，痛风患者在饮食上应注意的问题		
4	饮酒会引起痛风病发作的原因		
5	丙磺舒与青霉素合用，可延长青霉素的作用时间、增强疗效的原因		

活动 1　解热镇痛药和非甾体抗炎药的作用机制

学习材料

作用机制

发热与疼痛是人们常常感受到的疾病症状，只有明白缘由才能合理用药。

入侵体内的病原体及其内毒素类物质刺激人体中性粒细胞或其他细胞合成并释放内热源，内热源通过血脑屏障进入中枢，引起丘脑下部合成并释放大量致发热的物质前列腺素（PG），其作用于中枢使体温调节点提高到正常水平之上，人体发热。

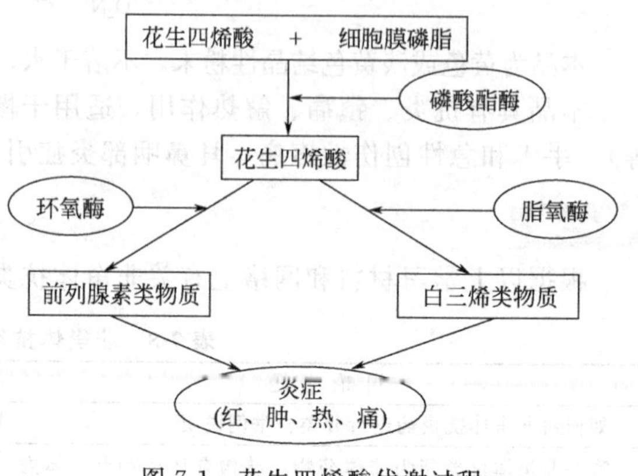

图 7-1　花生四烯酸代谢过程

前列腺素已被确认是产生炎症的递质，它的生物合成与体内的花生四烯酸代谢有关（图 7-1）。当细胞膜受到损伤时，在磷酸酯酶的作用下，使与细胞膜磷脂结合的花生四烯酸释放出来呈游离状态，经两条途径代谢：一条是在环氧酶途径转化为前列腺素和血栓素；另一条是在脂氧酶的作用下，生成白三烯类物质，这也是一类炎症介质和过敏物质。两条途径有一定的平衡关系，其中一条途径受阻，会使另一条途径代谢增加，结果均使炎症进一步加剧。

目前临床上应用的解热镇痛药和非甾体抗炎药都是通过抑制环氧酶的活性，阻断前列腺素的合成而发挥解热、镇痛及抗炎、抗风湿作用的，但环氧酶受抑制时，会代偿性使脂氧酶活性增高，因此开发环氧酶和脂氧酶双重抑制剂是目前该类药物的发展方向之一。

做一做

根据以上学习材料和网络上有关非甾体抗炎药作用机制的知识，完成表 7-9。

表 7-9　非甾体抗炎药作用机制学习讨论表

讨 论 主 题	讨 论 结 果
发热、炎症如何产生的？	
如何解热镇痛？	
解热镇痛药和非甾体抗炎药作用靶点是什么？	

活动 2　解热镇痛药的毒性

学习材料

（一）阿司匹林毒性

长期大量使用阿司匹林易出现胃肠道出血或溃疡、可逆性耳聋、过敏反应和肝、肾功能损害等不良反应。阿司匹林具有羧基，显示酸性，对胃肠道有刺激性，另一方面阿司匹林抑制了对胃黏膜具有保护作用的前列腺素的合成，所以患者长期服用本品会引起消化道出血。若将阿司匹林制成酯或盐，则胃肠道不良反应减少，如贝诺酯、赖氨匹林、阿司匹林铝等。

（二）对乙酰氨基酚毒性

对乙酰氨基酚极少部分可由细胞色素 P450 氧化酶系统代谢为对肝、肾有损害的毒性代谢物 N-乙酰亚胺醌，大剂量服用本品，可引起肝坏死和肾损害。对乙酰氨基酚与抗凝药同用时，可增强抗凝血作用，应调整抗凝血药的剂量。对乙酰氨基酚长期与阿司匹林或其他非甾体抗炎药同用时，会显著增加肾毒性。超剂量服用对乙酰氨基酚时，应及早服用乙酰半胱氨酸对抗解毒。

（三）吡唑酮类药物毒性

吡唑酮类药物是较早应用的解热镇痛药之一，因其作用持久，且对胃肠道无刺激作用，被广泛应用于临床。但此类药物可引起白细胞减少、粒细胞缺乏等不良反应，现在临床应用较少。

做一做

根据以上学习材料和网络上有关解热镇痛药毒性知识，完成表 7-10。

表 7-10　解热镇痛药毒性学习讨论表

讨论主题	讨论结果
水杨酸类药物有何毒性？	
苯胺类药物有何毒性？	
吡唑酮类药物有何毒性？	
利用网络资源，查一查如何做到合理用药	

活动 3　了解抗痛风药物

学习材料

痛风及抗痛风药

痛风是一组嘌呤代谢紊乱所致的慢性代谢紊乱疾病。主要临床特点是体内尿酸产生过多或肾脏排泄尿酸减少，引起血中尿酸升高，形成高尿酸血症以及反复发作的痛风性急性关节炎、痛风石沉积、痛风性慢性关节炎和关节畸形等。痛风常累及肾脏而引起慢性间质性肾炎和尿酸性肾结石。

临床上使用的抗痛风药根据作用机制可分为三类：①控制尿酸盐对关节造成炎症的药物，如秋水仙碱（Colchicine），通常也采用非甾体抗炎药来缓解急性痛风的疼痛；②增加尿酸排泄速率的药物，如丙磺舒（Probenecid）；③通过抑制黄嘌呤氧化酶来抑制尿酸生成的药物，如别嘌醇（Allopurinol）。后两类药物可降低血液中尿酸的水平，用于慢性痛风病的治疗。

秋水仙碱（Colchicine）

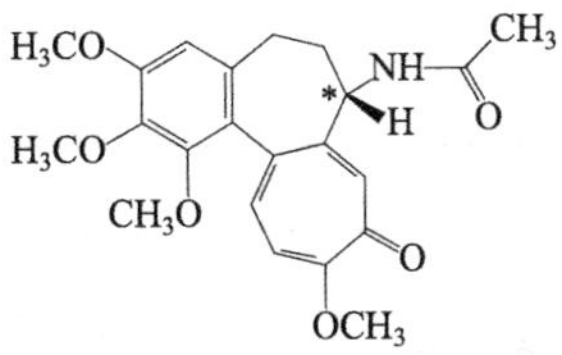

本品为百合科植物江山慈姑球茎中得到的一种生物碱，为淡黄色结晶性粉末，熔点 142～145℃。遇光颜色变深，需避光密闭保存。

本品对急性痛风性关节炎有选择性的消炎作用，对一般性疼痛、炎症及慢性痛风均无效，也无降低血中尿酸水平的作用。秋水仙碱还能抑制细胞菌丝分裂，有一定的抗肿瘤作用。

本品毒性较大，长期用药可产生骨髓抑制，胃肠道反应是严重中毒前兆，一旦发现应立即停药。

丙磺舒（Probenecid）

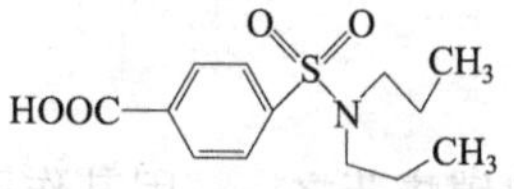

本品为白色结晶性粉末，无臭，味微苦。熔点198～201℃。易溶于丙酮，略溶于乙醇和氯仿，不溶于水。

本品抑制尿酸在近曲小管的主动吸收，增加尿酸的排泄，而降低血中尿酸盐的浓度，缓解和防止尿酸盐结晶的形成，减少关节的损伤，也可促进已形成的尿酸盐的溶解。本品无抗炎、镇痛作用，用于慢性痛风病的治疗。本品也可竞争性地抑制有机弱酸类药物如青霉素等在肾小管的排泄，使有机弱酸类药物的重吸收增加，血药浓度增加，延长作用时间，故也被称为抗菌增效剂。

别嘌醇（Allopurinol）

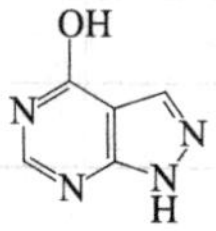

本品为白色或类白色结晶性粉末，几乎无臭，熔点350℃以上。在碱液中易溶，微溶于水或乙醇，不溶于氯仿。

本品及其体代谢物别黄嘌呤可抑制黄嘌呤氧化酶，使尿酸的合成减少，降低血中尿酸浓度，减少尿酸盐在关节、肾脏和骨的沉着。临床上主要用于痛风、痛风性肾病等。

生活小贴示

痛风患者要注意以下几点：①不吃海鲜，尤其是鱿鱼、墨鱼、虾、螃蟹等；②不吃蘑菇（尤其是香菇）、香菜、紫菜等；③少吃肉类，尤其是动物内脏；④不喝酒，尤其是啤酒点滴不沾；⑤饮食要清淡，少油腻少盐，多吃粗粮；⑥保持精神愉快，锻炼身体，走路上班，少坐车，经常进行检查。

做一做

根据以上学习材料和网络上有关抗痛风药的知识，完成表7-11。

表7-11　抗痛风药学习讨论表

讨论主题	讨论结果
痛风有哪些危害？	
痛风的朋友饮食应注意哪些方面？	
抗痛风药有哪些类型？作用靶部位是什么？	
丙磺舒为何能抗菌增效？对哪些药物起增效作用？	

活动4　汇报展示学习成果

通过学生分组讨论、学习活动1到活动3的内容和网络上解热镇痛药和非甾体抗炎药作用机制、解热镇痛药毒性和抗痛风药的相关知识，教师巡回指导，每组均完成任务书。每组选出代表讲述任务书完成情况，并展示小组成果，教师点评，给予鼓励，并对学习过程、学习成果进行评价和考核。

思 考 题

1. 根据结构，解热镇痛药和非甾体抗炎药分几类？举例说明。

2. 写出阿司匹林的结构，分析其结构特点，说一说阿司匹林中的杂质来源、危害以及如何控制杂质。

3. 为什么贝诺酯更适合老年人、儿童服用？从结构上进行说明。

4. 对乙酰氨基酚是复方感冒药的主要成分，超剂量服用有什么危害？如何做到合理用药？

5. 写出布洛芬的结构。为什么临床用其消旋体？

项目八 影响传出神经系统的药物

项目说明

本项目共有五个学习任务，主要通过学生分组学习、讨论、实践、教师指导等活动，理解并掌握影响胆碱能神经系统的药物和影响肾上腺素能神经系统的药物结构特征以及重点药物的名称、结构、性质和临床应用特点。目的在于帮助学生胜任对该类药物的制剂、检验、贮存和指导患者合理用药等岗位的工作。

任务一 影响胆碱能神经系统的药物

任务目标 1. 了解胆碱能神经系统
2. 熟悉影响胆碱能神经系统药物的类型
3. 理解硝酸毛果芸香碱、溴新斯的明、硫酸阿托品的有关知识

实施过程 1. 学生分组讨论常见的影响胆碱能神经系统的药物有哪些
2. 学生分组学习影响胆碱能神经系统的药物的有关知识
3. 教师指导，归纳总结
4. 学生完成任务书

教学准备 1. 教师准备任务书及学习材料
2. 学生预习学习材料，并利用网络资源了解影响胆碱能神经系统的药物的有关知识

任务书

序号	任　　务	完成过程说明	成果展示
1	影响胆碱能神经系统的药物类型、代表药物		
2	硫酸阿托品的结构特点、鉴定方法		
3	根据阿托品的稳定性，分析在制备硫酸阿托品注射液时应采取哪些防水解的措施		
4	对比硫酸阿托品与氢溴酸山莨菪碱、氢溴酸东莨菪碱的结构，讨论前者与后两者理化性质的异同点		

完成本任务的学习后，填写上述任务书，并以小组为单位及时交送老师。

活动1　了解胆碱能神经系统和作用于胆碱能神经药物类型

学习材料

(一) 乙酰胆碱与胆碱受体

机体中的胆碱能神经兴奋时，其末梢释放的神经递质——乙酰胆碱与胆碱受体结合，使

受体兴奋，产生一系列生理效应。

$$CH_3-\overset{\displaystyle CH_3}{\underset{\displaystyle CH_3}{\overset{|}{\underset{|}{N^+}}}}-CH_2-CH_2-O-\overset{\displaystyle O}{\overset{\|}{C}}-CH_3$$

乙酰胆碱

胆碱受体可分为毒蕈碱型胆碱受体（简称M受体）和烟碱型胆碱受体（简称N受体）两类。M受体兴奋时，心脏抑制，血管扩张，平滑肌（胃、肠、支气管）收缩，瞳孔缩小，汗腺分泌增加等。N受体兴奋时，植物神经节兴奋，肾上腺释放肾上腺素及骨骼肌收缩。乙酰胆碱完成神经冲动的传递后迅速被胆碱酯酶水解成胆碱而失效。

（二）胆碱能神经系统药物类型

拟胆碱药是一类具有与乙酰胆碱相似作用的药物。抗胆碱药是一类可与胆碱受体结合而不兴奋受体，能妨碍胆碱能神经递质或拟胆碱药与受体的结合，而产生抗胆碱作用的药物。

做一做

根据以上学习材料和网络上有关乙酰胆碱和胆碱受体知识，完成表8-1。

表8-1　乙酰胆碱和胆碱受体学习讨论表

讨论主题	讨论结果
体内的乙酰胆碱哪里来的？有什么作用？	
胆碱受体分几类？胆碱受体兴奋产生何种生理效应？	
体内的乙酰胆碱能积蓄存在吗？被哪种物质分解了？	
作用于胆碱能神经药物类型有哪些？	

活动2　学习拟胆碱药的知识

案例

【8-1】

患者症状　陈某，女，53岁，服氧化乐果农药250mL，3h后被家属送到医院。入院时患者神志不清，面色发绀，针尖样瞳孔，严重代谢性酸中毒，低氧血症。

治疗经过　立即给予25000mL液体洗胃，然后给予大剂量氯解磷定、阿托品静注及支持治疗。治疗12小时后出现呼吸循环衰竭，血压80/50mmHg，严重低氧血症，随即给予气管插管，呼吸机辅助呼吸，血管活性药物维持血压。经10天积极抢救，患者转危为安。出院后随访得知愈后良好。

病案分析　氧化乐果属剧毒类有机磷农药，中毒后易出现呼吸循环衰竭导致死亡。抢救成功率取决于口服农药数量、毒性、发现时间长短，治疗应早洗胃，足量使用肟类复能剂，尽快阿托品化，并密切监测生命体征的变化。

议一议

阅读案例8-1和网络上有关有机磷农药知识，完成表8-2。

表 8-2 有机磷农药中毒讨论表

讨论主题	讨论结果
患者喝下了哪种液体？属于哪一类型？	
患者有哪些症状？	
医生采取了哪些抢救措施？	
请谈谈生命的意义和价值	

学习材料

（一）拟胆碱药

根据作用机制的不同，临床使用的抗胆碱药可分为作用于胆碱受体的拟胆碱药和作用于胆碱酯酶的抗胆碱酯酶药。

1. 作用于胆碱受体的拟胆碱药

作用于胆碱受体的拟胆碱药，又称为胆碱受体激动剂。乙酰胆碱因分子内有酯键，性质不稳定，在体内极易水解，且其作用专属性不强，故无临床实用价值。

通过对乙酰胆碱进行必要的结构改造以增加其稳定性，获得了乙酰甲胆碱、氨甲酰胆碱、氨甲酰甲胆碱等药物。

$$CH_3-\overset{CH_3}{\underset{CH_3}{\overset{|}{\underset{|}{N^+}}}}-CH_2-\overset{R^1}{\overset{|}{CH}}-O-\overset{O}{\overset{\|}{C}}-R^2$$

	R^1	R^2
乙酰甲胆碱	$-CH_3$	$-CH_3$
氨甲酰胆碱	$-H$	$-NH_2$
氨甲酰甲胆碱	$-CH_3$	$-NH_2$

从植物中提取分离得到一些生物碱，如毛果芸香碱、毒蕈碱和槟榔碱等，它们的结构虽与乙酰胆碱有较大差别，但都具有拟胆碱作用。

HO, H_3C, O, H, $CH_2\overset{+}{N}(CH_3)_3$

毒蕈碱

$COOCH_3$, H_3C-N

槟榔碱

拟胆碱药因副作用较多，临床现已少用。目前主要用于治疗青光眼。

2. 抗胆碱酯酶药

抗胆碱酯酶药，又称为乙酰胆碱酯酶抑制剂。按其与胆碱酯酶结合程度不同，分为可逆性抗胆碱酯酶药和不可逆性抗胆碱酯酶药。

（1）可逆性抗胆碱酯酶药　此类药物能与乙酰胆碱竞争胆碱酯酶的活性中心，使胆碱酯酶暂时失活，但因其结合并不牢固，经过一段时间，胆碱酯酶可恢复活性。该类药物有毒扁豆碱、溴新斯的明等。

毒扁豆碱是临床上第一个抗胆碱酯酶药。但因其毒副作用大，性质不稳定，易于分解失效，且来源有限，现已少用。从寻找毒扁豆碱合成代用品的研究中发现了溴新斯的明、溴吡斯的明、安贝氯铵等药物。

H_3C, H_3C, N, C, O, O, $\overset{+}{N}$, CH_3, $\cdot Br^-$

溴吡斯的明

$$\left[-\overset{O}{\overset{\|}{C}}NHCH_2CH_2\overset{CH_2CH_3}{\underset{CH_2CH_3}{\overset{|}{\underset{|}{N^+}}}}-CH_2-C_6H_4Cl\right]_2\cdot 2Cl^-$$

安贝氯铵

（2）不可逆性抗胆碱酯酶药及解毒剂　有些化合物通过共价键与胆碱酯酶（羟基酶）活

性中心结合，形成的复合物难以水解，而使酶的活性不能恢复，故称此类药物为不可逆性抗胆碱酯酶药，这类抗胆碱酯酶药临床上无使用价值。

有机磷酸酯类农药如敌敌畏、倍硫磷、沙林、塔朋、棱曼等，作用机制与不可逆性抗胆碱酯酶药相似。有机磷酸酯的磷原子与乙酰胆碱酯酶活性中心的丝氨酸羟基上的氧原子以共价键方式结合，形成难以水解的磷酰化胆碱酯酶。因其抑制胆碱酯酶的活性，使体内乙酰胆碱堆积，产生一系列中毒症状。

羟胺能使磷酰化胆碱酯酶复活，但其毒性较大，未能使用。后发现了碘解磷定，是应用较广泛的有机磷解毒药。由于碘解磷定为季铵盐，水溶性大，吸收差，不易通过血脑屏障，对中枢神经系统的解毒效果不显著。又根据前药原理，设计合成了碘解磷定的前体，如前派姆，其在体内易透过血脑屏障，经生物氧化形成碘解磷定而使胆碱酯酶活化。

H_2NOH　　羟胺

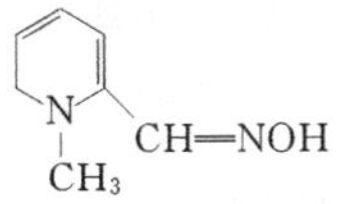

N—CH_3　CH=NOH　　前派姆

（二）典型药物

硝酸毛果芸香碱（Pilocarpine nitrate）

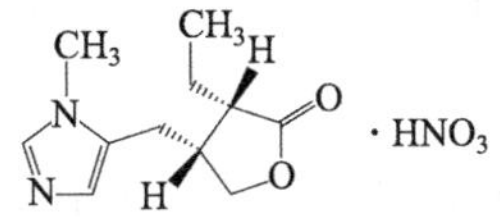

CH_3　CH_3　H　O　N　N　H　O　$\cdot HNO_3$

化学名称：4-[(1-甲基-1H-咪唑-5-基)甲基]-3-乙基二氢-2(3H)-呋喃酮硝酸盐。

别名：匹鲁卡品。

本品为咪唑类生物碱，从芸香科植物毛果芸香及其他同属植物的叶中提得。

本品为无色结晶或白色结晶性粉末；无臭；遇光易变质。熔点为174～178℃。易溶于水，微溶于乙醇，不溶于氯仿或石油醚。比旋光度＋80°～＋83°（10%水溶液）。

药用品为硝酸盐，显酸性（强酸弱碱盐）。

本品为顺式结构，受热可异构化，生成较稳定的反式异构体——异毛果芸香碱。后者的生理活性仅为毛果芸香碱的1/6～1/12。

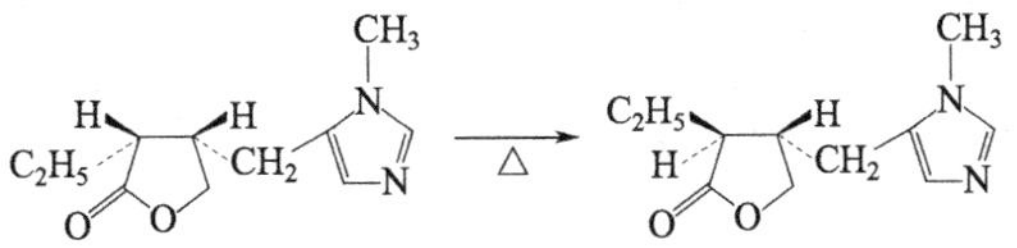

$$\text{毛果芸香碱 (顺式, } H,\ C_2H_5,\ H,\ CH_2,\ CH_3) \xrightarrow{\triangle} \text{异毛果芸香碱 (反式, } C_2H_5,\ H,\ H,\ CH_2,\ CH_3)$$

毛果芸香碱分子中具有一个γ-羧酸内酯环，在碱性条件下，易水解生成毛果芸香酸而失去活性。

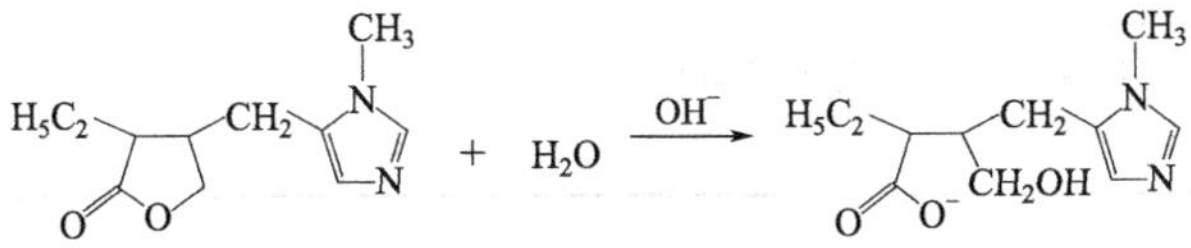

$$H_5C_2\text{—(内酯环)—}CH_2\text{—(1-甲基咪唑)} + H_2O \xrightarrow{OH^-} H_5C_2\text{—CH(}COO^-\text{)—CH(}CH_2OH\text{)—}CH_2\text{—(1-甲基咪唑)}$$

本品对热稳定，可进行热压灭菌；但对光敏感，0.2%水溶液避光放置21个月稳定，见光放置21个月则有5%分解，因此该制剂应遮光密封保存。

本品显硝酸盐的特征反应。

本品为M胆碱受体激动剂，有缩瞳、降低眼内压、兴奋汗腺和唾腺分泌的作用。临床主要用于眼科，一般使用0.5%～2%的硝酸毛果芸香碱溶液滴眼，降低眼内压，以治疗青光眼。

溴新斯的明（Neostigmine bromide）

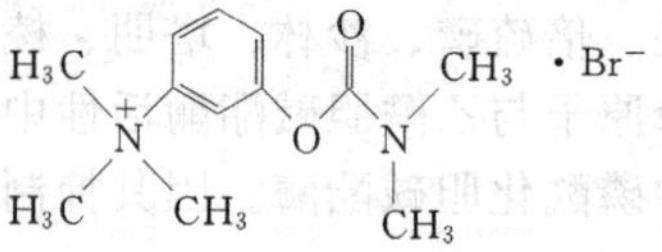

化学名称：溴化-*N*,*N*,*N*-三甲基-3-[(二甲氨基)甲酰氧基] 苯胺。

本品为白色结晶性粉末；无臭，味苦。熔点为171～176℃，熔融时同时分解。极易溶解于水，易溶于乙醇或氯仿，几乎不溶于乙醚。

本品属季铵型生物碱，碱性较强，与一元酸可形成稳定的盐。

本品分子中虽然具有酯键，但在一般条件下性质较稳定，不易水解。与氢氧化钠溶液共热时，酯键可水解生成间二甲氨基酚钠盐及二甲氨基甲酸。前者与重氮苯磺酸试剂发生偶合反应，生成红色偶氮化合物；后者可进一步水解为具有胺臭的二甲胺。

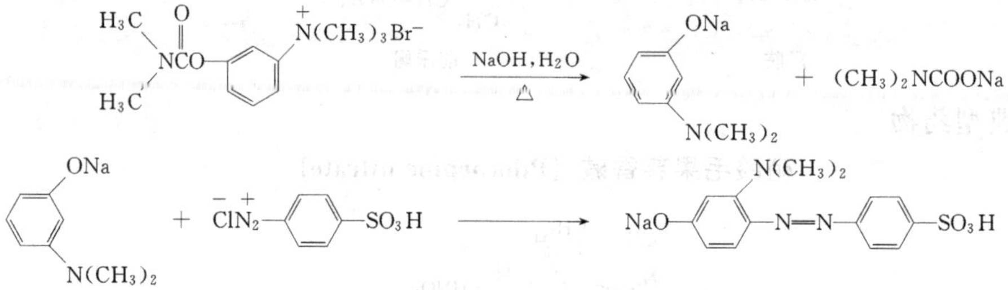

$$(CH_3)_2NCOONa \xrightarrow{NaOH,H_2O} (CH_3)_2NH\uparrow + Na_2CO_3$$

本品与硝酸银试液反应，可生成淡黄色凝乳状沉淀；此沉淀微溶于氨试液，而不溶于硝酸。

本品用于治疗重症肌无力、手术后腹胀及尿潴留，并可作为肌肉松弛药中毒时的解毒剂。

做一做

根据以上学习材料和网络上有关拟胆碱药的知识，完成表8-3。

表 8-3　拟胆碱药学习讨论表

讨论主题	讨论结果
拟胆碱药有几种类型？其作用靶点是什么？	
案例8-1患者为什么会出现如此症状？根据有机磷农药中毒机理说明	
抢救中给予氯解磷定的作用是什么？	
硝酸毛果芸香碱的结构和用途是什么？属于哪类拟胆碱药？	
溴新斯的明的结构特点和用途是什么？属于哪类拟胆碱药？	

活动3　学习抗胆碱药的知识

议一议

阅读案例8-1和网络上有关有机磷农药中毒的知识，完成表8-4。

表 8-4　有机磷农药中毒救治讨论表

讨论主题	讨论结果
抢救患者过程中采取的措施有哪些？使用了哪些药物？	
为什么使用阿托品？	

学习材料

（一）抗胆碱药

抗胆碱药主要用于治疗胆碱能神经过度兴奋所引起的病症。按照其作用部位的不同，通常可分为节后抗胆碱药（平滑肌解痉药）、骨骼肌松弛药和中枢性抗胆碱药三类。

1. 节后抗胆碱药（M胆碱受体阻滞剂）

该类药物可选择性地作用于节后胆碱能神经所支配的效应器上，阻断乙酰胆碱与M受体的结合，从而竞争性地拮抗乙酰胆碱及各种拟胆碱药的M样作用，具有松弛内脏平滑肌、解除痉挛、抑制腺体分泌、扩大瞳孔、加快心率等作用。这类药物适用于胃肠道痉挛，如胃痛、肠绞痛和肾绞痛等。

颠茄生物碱类（也称托烷类生物碱）是最早应用于临床的抗胆碱药。它们是由茄科植物颠茄、曼陀罗、莨菪、东莨菪和唐古特莨菪等植物中提取分离得到的一类生物碱，其中供药用的主要有阿托品、山莨菪碱、东莨菪碱、樟柳碱等。它们均为二环氨基醇（也称莨菪醇）和有机酸（莨菪酸）组成的酯。

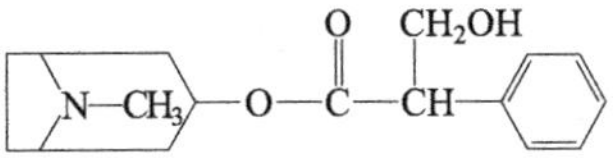

阿托品

在分析阿托品结构的基础上，又合成了许多作用专属性较强的药物，如后马托品，扩瞳时间短，副作用少，不抑制腺体分泌；溴甲基阿托品对中枢作用较弱，胃肠道作用强。

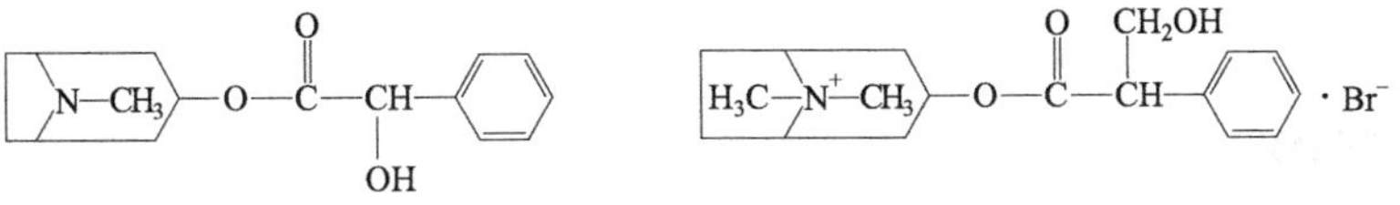

后马托品　　溴甲基阿托品

另外还合成了叔胺类解痉药，如贝那替秦、阿地芬宁（解痉素）和胃安等，其解痉作用明显，而抑制胃液分泌较弱。

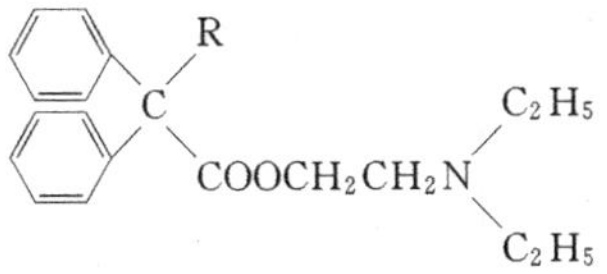

	R
贝那替秦	—OH
阿地芬宁	—H

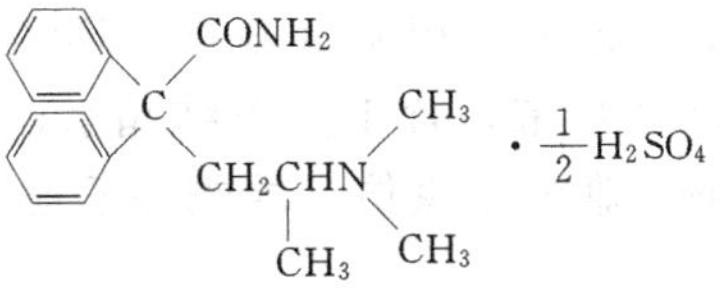

胃安

将叔胺类解痉药进行季铵化，不仅可以增加解痉效能，而且还能减弱中枢作用，如服止宁、奥芬溴铵、溴本辛及普鲁本辛（溴丙胺太林）等。

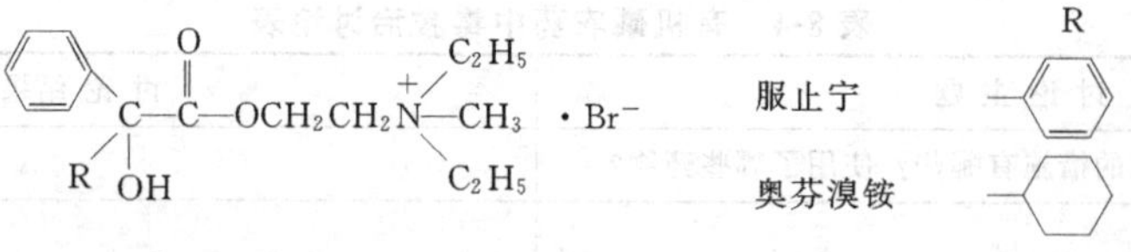

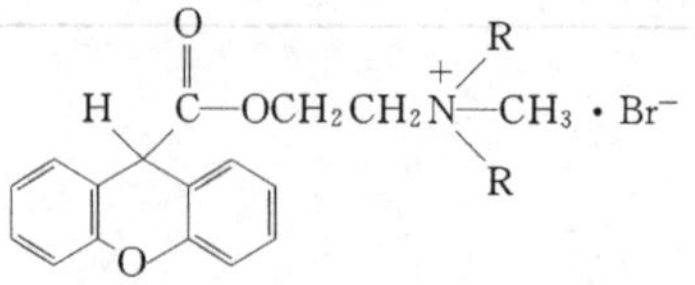

	R
胃止宁	—C₆H₅ (苯基)
奥芬溴铵	—C₆H₁₁ (环己基)

	R
溴本辛	$—C_2H_5$
普鲁本辛	$—CH(CH_3)_2$

2. 骨骼肌松弛药（N胆碱受体阻滞剂）

骨骼肌松弛药简称肌松剂，阻断神经肌肉接头的N胆碱受体，妨碍神经冲动的传递，使骨骼肌松弛，便于在较浅的麻醉下进行外科手术。根据其来源不同，可分为生物碱类（如氯化筒箭毒碱、碘化二甲基粉防己碱）和合成类（如氯化琥珀胆碱、泮库溴铵等）。

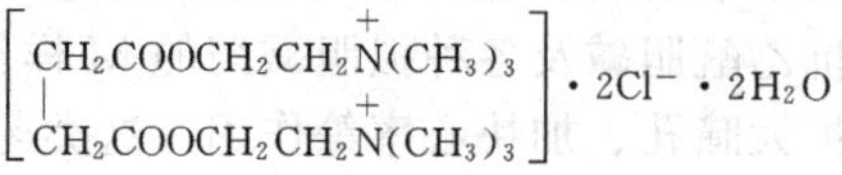

$$\left[\begin{array}{l}CH_2COOCH_2CH_2\overset{+}{N}(CH_3)_3\\ |\\ CH_2COOCH_2CH_2\overset{+}{N}(CH_3)_3\end{array}\right]\cdot 2Cl^- \cdot 2H_2O$$

氯化琥珀胆碱

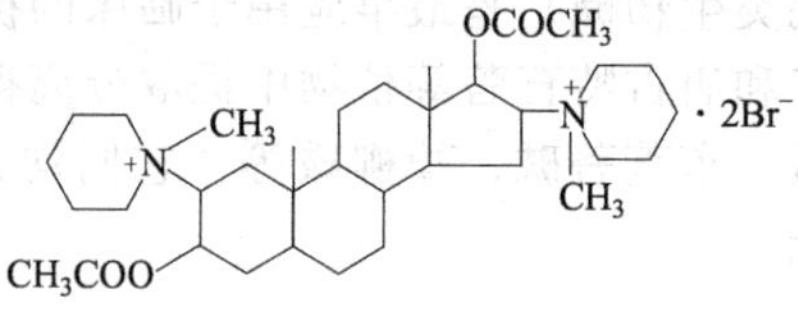

泮库溴铵

3. 中枢性抗胆碱药

研究表明，中枢的多巴胺含量减少，而乙酰胆碱含量增加时，可引起震颤麻痹症。最早用于治疗震颤麻痹症的药物为阿托品、东莨菪碱及其他颠茄生物碱。在对其合成代用品的研究中，又发现了疗效较好、中枢作用选择性较高、毒副作用少的抗胆碱药，如盐酸苯海索、盐酸丙环定等。

（二）典型药物

硫酸阿托品（Atropine sulfate）

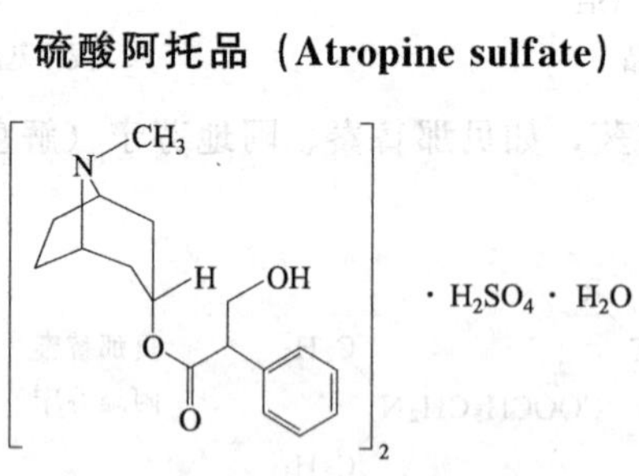

$[\ \ ]_2 \cdot H_2SO_4 \cdot H_2O$

化学名称：(±)-α-(羟甲基)苯乙酸8-甲基-8-氮杂双环[3,2,1]-3-辛酯硫酸盐一水合物。

本品为无色结晶或白色结晶性粉末，含1分子结晶水，在空气中有风化性。无臭，味苦。极易溶解于水，易溶于乙醇，难溶于氯仿、丙酮和乙醚。经120℃干燥3h后熔点不低于189℃，熔融时同时分解。

阿托品为外消旋体。其分子内虽有4个手性碳原子，但其莨菪醇部分3个手性碳原子因有对称因素而无光学活性，莨菪酸部分1个手性碳原子也易消旋化。这种变旋作用，不仅使其效价稳定，而且也使其毒性降低。

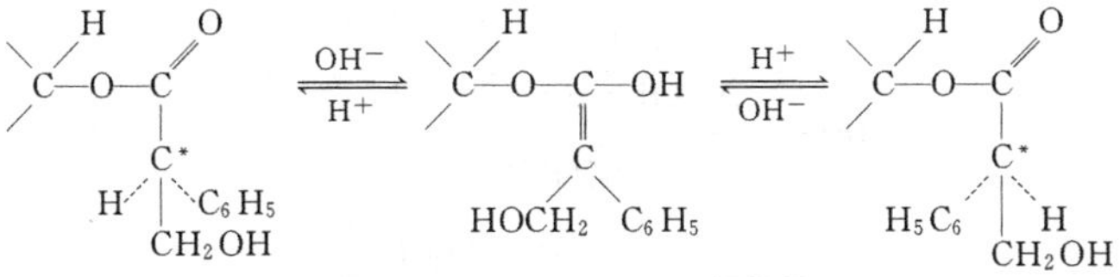

本品分子具有叔胺结构，其碱性较强，易与酸形成稳定的盐，如盐酸盐、硫酸盐，常用其硫酸盐。

本品分子中具有酯键，易水解，碱性条件下水解更易，水解后生成莨菪醇和消旋莨菪酸。故本品水溶液 pH3.5～4.0 时最稳定。

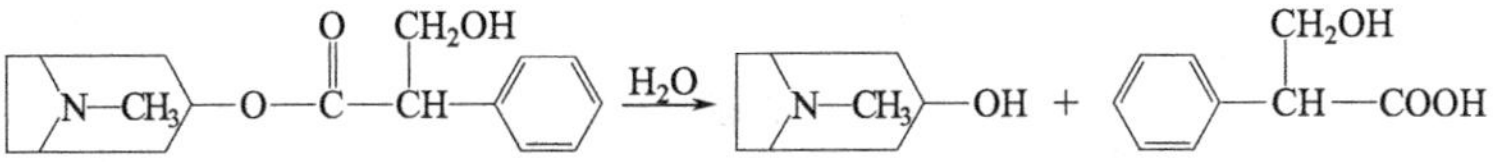

莨菪酸与发烟硝酸共热，产生硝基化反应，生成三硝基衍生物。三硝基衍生物在氢氧化钾的醇溶液中，分子内双键重排，生成醌型物，初显紫色，继变为暗红色，最后颜色消失。此反应称维他立（Vitali）反应，为莨菪酸的专属反应。

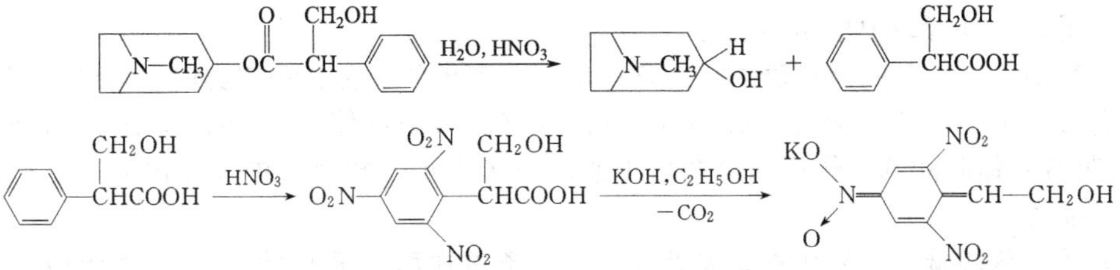

本品游离体因碱性较强，与氯化汞作用，可析出黄色氧化汞沉淀，加热后转变成白色。

$$C_{17}H_{23}NO_3 + HgCl_2 + H_2O \longrightarrow HgO\downarrow + C_{17}H_{23}NO_3 \cdot HCl$$

本品亦能与多数生物碱显色剂及沉淀试剂反应。

本品常用于胃肠痉挛引起的绞痛、眼科诊疗，也可用于有机磷中毒和麻醉前给药等。

做一做

根据以上学习材料和网络上有关抗胆碱药知识，完成表 8-5。

表 8-5　抗胆碱药学习讨论表

讨论主题	讨论结果
抗胆碱药分几类？举例说明	
硫酸阿托品的结构特点、性质和作用是什么？	

活动 4　讨论莨菪生物碱类药物的异同点

学习材料

莨菪生物碱类药物

颠茄生物碱类（也称托烷类生物碱）中供药用的主要有阿托品、山莨菪碱、东莨菪碱、樟柳碱等，其结构式如下：

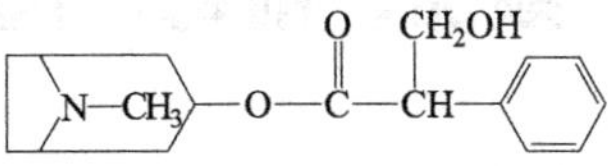

阿托品

山莨菪碱

东莨菪碱

樟柳碱

通过剖析颠茄生物碱类解痉作用的构效关系，表明分子结构中莨菪醇的6,7位氧桥和6-羟基以及莨菪酸α-羟基的存在对中枢作用有重要影响。当6,7位有氧桥存在时，可增加分子的亲脂性，使中枢作用增强，而当6位只有羟基存在时，则增加分子的亲水性，使中枢作用减弱。因此，东莨菪碱中枢作用最强，樟柳碱结构中具氧环和羟基，中枢作用较东莨菪碱和阿托品为弱；山莨菪碱中枢作用最弱。

氢溴酸山莨菪碱是我国从唐古特山莨菪根中分离出的一种莨菪烷类的生物碱，国内已进行了全合成。天然品为左旋体，称为654-1；合成品为消旋体，称654-2，副作用略大。本品为M胆碱受体阻滞剂，作用与阿托品相似，临床用于抢救感染中毒性休克，治疗血栓及各种神经痛等。

氢溴酸东莨菪碱口服易从胃肠道吸收，可以透过血脑屏障和胎盘，为M胆碱受体阻滞剂，作用与阿托品相似。本品与阿托品不同之处为对中枢神经系统有明显的抑制作用。临床用于全身麻醉前给药，预防和控制晕动症，还用于内脏痉挛、睫状肌麻痹和有机磷农药中毒解救等。

做一做

根据以上学习材料和网络上有关莨菪生物碱类药物知识，完成表8-6。

表8-6　莨菪生物碱类药物学习讨论表

药　　物	结构特点	中枢作用或极性
阿托品		
东莨菪碱		
山莨菪碱		
樟柳碱		

活动5　汇报展示学习成果

通过学生分组讨论、学习活动1至活动4的内容和网络上有关影响胆碱能神经系统的药物的相关知识，教师巡回指导，每组均完成任务书。每组选出代表讲述任务书完成情况，并展示小组成果，教师点评，给予鼓励，并对学习过程、学习成果进行评价和考核。

任务二　自主学习——颠茄、箭毒、肉毒素

任务目标　了解颠茄、箭毒、肉毒素的有关知识

实施过程 1. 学生分组讨论、学习颠茄、箭毒、肉毒素的有关知识

2. 教师指导，归纳总结

3. 学生完成任务书

教学准备 1. 教师准备任务书及学习材料

2. 学生预习学习材料，并利用网络资源了解颠茄、箭毒、肉毒素的有关知识

任务书

序号	任　　务	完成过程说明	成果展示
1	颠茄的作用		
2	箭毒的作用		
3	肉毒素的作用		

完成本任务的学习后，填写上述任务书，并以小组为单位及时交送老师。

活动1　了解颠茄、莨菪、肉毒素有关知识

案例

【8-2】

(1) 古代西班牙姑娘爱用颠茄叶捣碎后敷在眼上，片刻后洗去，两只眼会变得大而美丽。

(2) 古代中国用一种植物的种子作药用，用于治疗胃肠道疼痛，但服用过量，表现为行为放荡，故将该植物称为“莨菪”。莨菪的种子入药，中药名为“天仙子”。

议一议

阅读案例8-2和网络上有关颠茄、莨菪的知识，完成表8-7。

表8-7　颠茄、莨菪学习讨论表

讨论主题	讨论结果
“美丽大眼睛”产生原因是什么？与阿托品有何关系？	
“莨菪”因什么而得名？	
古代狩猎时常常将一种有毒物质涂抹在标枪或飞镖上，你知道这种有毒物质是什么吗？	
现代爱美女士通过在脸部注射一种有毒物质来消除皱纹，你知道这种有毒物质是什么吗？	

学习材料

(一) 颠茄

颠茄为常用中草药之一。全草含颠茄碱、莨菪碱以及东莨菪碱等，有抗胆碱等功效，可用于镇静、麻醉、止痛、镇痉、减少腺体分泌以及扩大瞳孔等。20世纪90年代，东莨菪碱应用于戒毒，取得了显著疗效。阿托品是从颠茄中提取的生物碱。

但是，颠茄使用不当会对人体造成伤害，使用中应予以注意。使用颠茄会使瞳孔放大，对光敏感，视力模糊，引起头痛、思维混乱以及抽搐。两个浆果的摄取量就可以使一个小孩丧命，10～20个浆果会杀死一个成年人。即使砍伐它，都要小心翼翼，以免会引起过敏症状。

临床上，维U颠茄铝胶囊、维U颠茄铝镁片有效成分均为莨菪碱，作用与阿托品相同，但较弱。主要用于胃及十二指肠溃疡及轻度胃肠、平滑肌痉挛等，胆绞痛，输尿管结石等引起

的腹痛，胃炎及胃痉挛引起的呕吐和腹泻，迷走神经兴奋导致的多汗、流涎、心率慢、头晕等。

（二）箭毒

“箭毒”一词有两种含义。其一指涂抹在箭矢或标枪、飞镖上的有毒物质，通常是土著人用于狩猎或者战争，其毒性迅猛；其二专指氯化筒箭毒碱及其化学类似物或有相似生理活性的物质。各地土著人使用的箭毒成分不尽相同，有的从马钱子中提炼番木鳖碱，有的从见血封喉或洋地黄及夹竹桃科植物中提炼强心苷类，南美土著就从防己科植物中提取出来用于狩猎的箭毒。

临床使用的肌肉松弛剂箭毒是第二种含义的箭毒。在多数情况下，人们提到的有关医药的箭毒均指此类。即指从产于南美的防己科植物浸出液制造出来的、为当地土著人使用的一种箭毒，有效成分是被称为 *d*-管箭毒碱的一种物质。

箭毒类的生物碱有许多，它们的化学结构类似，作用机理差异不大，如氯化筒箭毒碱（早应用于临床的骨骼肌松弛药）、托锡弗林、汉肌松（碘化二甲基粉防己碱季铵盐）、刺桐硫文碱、刺桐硫品碱、部分苄基异喹啉类季铵盐生物碱等，它们大多存在于防己科植物中。

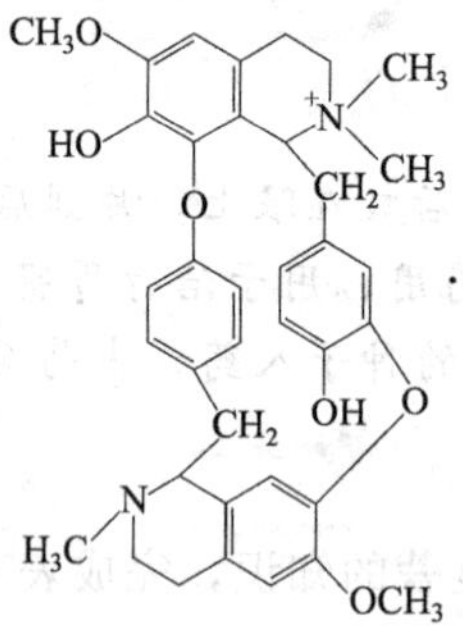

氯化筒箭毒碱

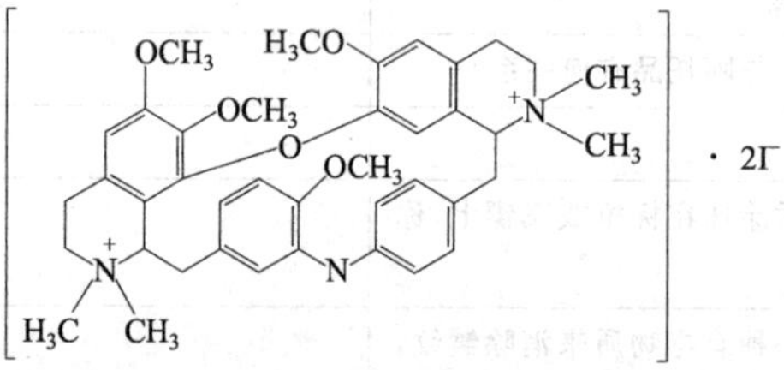

碘化二甲基粉防己碱

（三）肉毒素

肉毒素又称肉毒杆菌内毒素，它是由可致命的肉毒杆菌分泌出的细菌内毒素，有剧毒。肉毒素作用于胆碱能运动神经的末梢，以某种方式拮抗钙离子的作用，干扰乙酰胆碱从运动神经末梢的释放，使肌纤维不能收缩致使肌肉松弛以达到除皱美容的目的，而且毒性越大，除皱美容效果越好。

其实，肉毒素最早被用来作为生化武器，它能破坏生物的神经系统，使人出现头晕、呼吸困难、肌肉乏力等症状；后来，它被医学界用来治疗面部痉挛和其他肌肉运动紊乱症。在1986年，加拿大一位眼科教授发现肉毒素能让患者眼部的皱纹消失，他向外界公布，引发了美容史上的所谓“Botox 革命”。此后，整容界将它的功能扩大，比如用它瘦脸、塑小腿等。肉毒素能阻断神经和肌肉之间的“信息传导”，使过度收缩的肌肉放松舒展，皱纹便随之消失。

做一做

根据以上学习材料和网络上有关颠茄、箭毒和肉毒素知识，完成表 8-8。

表 8-8　颠茄、箭毒、肉毒素学习讨论表

讨论主题	讨论结果
“美丽女郎”和阿托品名字的由来是什么？	
南美土著人目前仍用箭毒狩猎，为什么？	
查找资料，谈一谈肉毒素为什么能美容，安全吗？	

活动 2　汇报展示学习成果

通过学生分组讨论、学习活动 1 的内容和网络上有关颠茄、箭毒、肉毒素的知识，教师巡回指导，每组均完成任务书。每组选出代表讲述任务书完成情况，并展示小组成果，教师点评，给予鼓励，并对学习过程、学习成果进行评价和考核。

任务三　实践学习——硫酸阿托品的定性鉴定技术

任务目标　1. 掌握定性鉴定硫酸阿托品的方法

2. 知道硫酸阿托品定性鉴定的原理

实施过程　1. 学生分组学习、讨论硫酸阿托品定性鉴定方法

2. 在教师的指导下，完成硫酸阿托品的定性鉴定方案

3. 在教师的指导下，完成硫酸阿托品的定性鉴定

教学准备　1. 教师准备学习材料及硫酸阿托品定性鉴定所用到的试剂

2. 学生预习学习资料，利用网络平台获取硫酸阿托品定性鉴定的相关技术、知识

任务书

序号	任　　务	完成过程说明	成果展示
1	分析硫酸阿托品结构，给出定性鉴定的方法		
2	硫酸阿托品鉴定中应注意的问题		
3	鉴定硫酸阿托品和阿司匹林的简单化学方法		

完成本任务的学习后，填写上述任务书，并以小组为单位及时交送老师。

活动 1　学习硫酸阿托品鉴定操作技术

学习材料

（一）硫酸阿托品的鉴定原理

（1）本品具有酯键，水解生成莨菪酸，可发生维他立反应。即与发烟硝酸共热水解生成的莨菪酸发生硝基化反应，生成三硝基衍生物，遇氢氧化钾的乙醇溶液，分子内双键重排，生成醌型物，初显紫色，继变为暗红色，最后颜色消失。

（2）本品游离体因碱性较强，与氯化汞作用，可析出黄色氧化汞沉淀。

（3）本品为硫酸盐，水溶液显硫酸盐鉴别反应。

（二）主要试剂及仪器

（1）试剂　硫酸阿托品、发烟硝酸、乙醇、氢氧化钾、氯化汞、氯化钡、盐酸。

（2）仪器　水浴锅、试管。

（三）硫酸阿托品的鉴定技术

（1）取本品约 10mg，加发烟硝酸 5 滴，置水浴上蒸干，得黄色残渣，放冷，加乙醇 2～3 滴润湿，加固体氢氧化钾一小粒，即显深紫色。

（2）取本品约 10mg，加氯化汞试液，可析出黄色氧化汞沉淀。

（3）取本品 0.5g，加水 10mL 溶解，取该溶液 2mL，滴加氯化钡试液，即生成白色沉淀；分离，沉淀在盐酸或硝酸中均不溶解。

（四）技术要点

（1）若无硫酸阿托品原料药，可选用其制剂，但需要进行处理。原料药和制剂鉴定结果可能不同，注意比较。

（2）硫酸阿托品加发烟硝酸蒸干，不可直火加热蒸干，否则易炭化影响结果，其水浴蒸干操作应在毒气橱中进行。

活动 2　制定硫酸阿托品定性鉴定方案

根据活动 1 的学习，学生分组讨论，教师巡回指导，制定硫酸阿托品定性鉴定初步方案。

每组展示硫酸阿托品定性鉴定初步方案，选一名代表讲述方案制定过程，苯巴比妥、地西泮鉴定方法步骤、技术要点。

对每组制定的方案进行评价，教师总结，给予修改建议。

根据方案评价意见和教师的建议，每组优化硫酸阿托品定性鉴定方案。

活动 3　学生实践——对硫酸阿托品定性鉴定

每组依据学习资料和网络学习知识，依据修改后的硫酸阿托品定性鉴定方案，完成实验，教师巡回指导，答疑解惑。

活动 4　写出硫酸阿托品定性鉴定实践报告书

任务完成后，每组写出硫酸阿托品定性鉴定实践报告书（表 8-9），并及时交给老师评阅。

表 8-9　硫酸阿托品定性鉴定实践报告书

<table>
<tr><td colspan="2">实验题目</td><td colspan="6">苯巴比妥和地西泮定性鉴定</td></tr>
<tr><td>班级</td><td></td><td>小组</td><td></td><td>日期</td><td></td><td>天气</td><td></td></tr>
<tr><td colspan="2">实验目的</td><td colspan="6"></td></tr>
<tr><td colspan="2">试剂(药品)/仪器</td><td colspan="6"></td></tr>
<tr><td colspan="2" rowspan="4">实验操作过程</td><td colspan="3">鉴定方法</td><td colspan="2">实验结果/现象</td><td>备注</td></tr>
<tr><td colspan="3"></td><td colspan="2"></td><td></td></tr>
<tr><td colspan="3"></td><td colspan="2"></td><td></td></tr>
<tr><td colspan="3"></td><td colspan="2"></td><td></td></tr>
<tr><td colspan="2">实验成果</td><td colspan="6"></td></tr>
<tr><td colspan="2">分析讨论</td><td colspan="6"></td></tr>
</table>

活动5　汇报展示实践成果

每组选出一位代表，讲述硫酸阿托品鉴定过程，并展示实践成果，教师及时给予鼓励，并依据考核方案给予评价（表8-10）。

表8-10　硫酸阿托品定性鉴定评价表

项目	考核要点	配分	评分标准		扣分	得分
实验前准备	着装、行为	20	1. 着装符合实验实训要求	4分		
	环境		2. 检查岗位环境，干净、整洁，无其他物品	4分		
	仪器药品		3. 检查仪器药品是否符合本实验实训要求	4分		
	安全、工作记录等		4. 检查安全防护措施	4分		
			5. 任务书、记录册等准备情况	4分		
实验实训过程	操作过程	40	1. 按操作步骤操作规范	15分		
			2. 仔细观察，得出结论	25分		
原始记录	填写	10	原始记录是否及时记录，准确，实事求是	10分		
实验实训结束	清场	10	1. 仪器设备清理洗涤	6分		
			2. 环境卫生清理干净，整洁	4分		
其他	任务书	20	1. 按时完成任务书	5分		
	小组活动		2. 小组学习、讨论积极、热烈	10分		
	相关知识		3. 正确回答教师提出的问题	5分		
总分						

任务四　影响肾上腺素能神经系统的药物

任务目标　1. 了解影响肾上腺素能神经系统的药物

2. 熟悉影响肾上腺素能神经系统的药物类型

3. 理解儿茶酚胺类药物、盐酸麻黄碱、盐酸克仑特罗等的有关知识

实施过程　1. 学生分组讨论常见的影响肾上腺素能神经系统的药物有哪些

2. 学生分组学习影响肾上腺素能神经系统的药物的有关知识

3. 教师指导，归纳总结

4. 学生完成任务书

教学准备　1. 教师准备任务书及学习材料

2. 学生预习学习材料，并利用网络资源了解影响肾上腺素能神经系统的药物的有关知识

任务书

序号	任　　务	完成过程说明	成果展示
1	肾上腺素能神经系统药物的类型，列举代表药物		
2	结合儿茶酚胺类药物易被氧化的性质进行归纳：影响所有易被氧化药物氧化速度的因素；如何影响；预防措施		
3	根据结构，比较肾上腺素与麻黄碱的稳定性		

完成本任务的学习后，填写上述任务书，并以小组为单位及时交送老师。

活动1 学习作用于肾上腺素能神经系统药物类型

案例

【8-3】 **盐酸肾上腺素注射液说明书**（部分）

【药品名称】

通用名称：盐酸肾上腺素注射液

英文名称：Adrenaline Hydrochloride Injection

汉语拼音：Yansuan Shenshangxiansu Zhusheye

【成分】 本品主要成分为：肾上腺素。其化学名称为：(*R*)-4[2-(甲氨基)-1-羟基乙基]-1,2-苯二酚。

【性状】 本品为无色或几乎无色的澄明液体；受日光照射或与空气接触易变质。

【适应证】 主要适用于因支气管痉挛所致严重呼吸困难，可迅速缓解药物等引起的过敏性休克，亦可用于延长浸润麻醉用药的作用时间。各种原因引起的心脏骤停进行心肺复苏的主要抢救用药。

【不良反应】 (1) 心悸、头痛、血压升高、震颤、无力、眩晕、呕吐、四肢发凉。(2) 有时可有心律失常，严重者可由于心室颤动而致死。(3) 用药局部可有水肿、充血、炎症。

【药理毒理】 兼有α受体和β受体激动作用。α受体激动引起皮肤、黏膜、内脏血管收缩。β受体激动引起冠状血管扩张、骨骼肌、心肌兴奋、心率增快、支气管平滑肌、胃肠道平滑肌松弛。对血压的影响与剂量有关，常用剂量使收缩压上升而舒张压不升或略降，大剂量使收缩压、舒张压均升高。

【药代动力学】 肾上腺素在体内的代谢途径与异丙肾上腺素相同。口服后有明显的首过效应，在血中被肾上腺素神经末梢摄取，另一部分迅速在肠黏膜及肝中被儿茶酚-氧位-甲基转移酶（COMT）和单胺氧化酶（MAO）灭活，转化为无效代谢物，不能达到有效血浓度。皮下注射由于局部血管收缩使之吸收缓慢，肌内注射吸收较皮下注射为快。皮下注射约6～15分钟起效，作用维持1～2小时，肌注作用维持80分钟左右，仅少量原形药物由尿排出。本药可通过胎盘，不易透过血-脑脊液屏障。

【贮藏】 遮光，密闭，在阴凉处（不超过20℃）保存。

议一议

阅读案例8-3和网络上有关盐酸肾上腺素注射液知识，完成表8-11。

表8-11 盐酸肾上腺素注射液学习讨论表

讨论主题	讨论结果
从化学名称中你有哪些发现？	
药物性状如何？	
有什么作用和不良反应？	
体内如何代谢？	

学习材料

（一）肾上腺素系统

肾上腺素受体一般分为α受体和β受体两大类。α受体兴奋时，皮肤黏膜血管和内脏血管收缩，外周阻力增加，血压上升，临床用于升高血压和抗休克；β受体兴奋时，心肌收缩力加强，心率加快，血管和支气管扩张，临床用于强心、平喘和改善微循环。随着激动剂和拮抗剂的发展以及对受体选择性的研究，根据生理效应的不同，α受体和β受体又被进一步分为α_1、α_2和β_1、β_2受体几种亚型。

（二）作用于肾上腺素系统药物类型

肾上腺素能药物是一类作用于肾上腺素能受体的药物，包括肾上腺素能受体激动剂和肾上腺素能受体拮抗剂两大类。当药物与相应的受体结合时，产生与去甲肾上腺素相似的作用，称为激动剂，也称为拟肾上腺素药；而当药物与受体结合时不产生或较少产生去甲肾上腺素的作用，或产生与去甲肾上腺素作用相反的活性，称为拮抗剂，也称为抗肾上腺素药。

（三）肾上腺素能受体拮抗剂（详见项目十）

肾上腺素能受体拮抗剂能通过阻断肾上腺素能神经递质或外源性肾上腺素能受体激动剂与肾上腺素能受体的相互作用，产生与肾上腺素能神经递质作用相反的生物活性。

根据肾上腺素能受体拮抗剂对α受体和β受体选择性的不同，可分为α肾上腺素能受体拮抗剂（α受体阻滞剂）和β肾上腺素能受体拮抗剂（β受体阻滞剂）。

1. α受体阻滞剂

按对受体的选择性α受体阻断剂可分为两类：

（1）选择性阻滞剂　能选择性与α_1受体结合，对α_2受体无影响，通过降低外周阻力，使血压下降，具有良好的降压效果。主要药物有哌唑嗪、特拉唑嗪和多沙唑嗪等。

（2）非选择性阻滞剂　可同时阻断α_1受体和α_2受体，与激动剂产生竞争性作用，主要药物有酚妥拉明和妥拉唑啉等。在临床上这类药物主要用于改善微循环，治疗外周血管痉挛性疾病及血栓闭塞性脉管炎等。

2. β受体阻滞剂

根据β受体阻滞剂对不同亚型受体的亲和力不同，可分为非特异性β受体阻断剂、特异性β_1受体阻滞剂和具有α_1受体拮抗活性的β受体阻滞剂。按化学结构可分为芳基乙醇胺类和芳氧丙醇胺类。

做一做

根据以上学习材料和网络上有关作用于肾上腺素系统药物的知识，完成表8-12。

表8-12　作用于肾上腺素系统药物类型学习讨论表

讨论主题	讨论结果
肾上腺素系统有何作用？	
作用于肾上腺素系统的药物分哪几类？	

活动2　学习肾上腺素能受体激动剂知识

学习材料

（一）肾上腺素受体激动剂

肾上腺素能受体激动剂（拟肾上腺素药），是指一类使肾上腺素能受体兴奋，产生肾上腺素样作用的药物。因其作用与交感神经兴奋时的效应相似，在化学结构上均属胺类，部分药物又有儿茶酚结构，故亦称拟交感胺或儿茶酚胺。

1899年，人们发现肾上腺髓质提取的物质具有明显的升高血压作用，约经4年分离出主要活性物质肾上腺素。1904 年，首次人工合成了肾上腺素的消旋体。1908 年，肾上腺素消旋体拆分成功，并证实人工合成的左旋体与天然品完全相同。后来，人们逐步发现牛的心脏及神经组织中贮存和释放的儿茶酚胺不是肾上腺素，而是去甲肾上腺素，进一步的研究证实去甲肾上腺素和多巴胺均存在于外周及中枢神经组织中。

HO, HO—C₆H₃—CH(R¹)—CH₂—NHR²

	R^1	R^2
肾上腺素	—OH	$—CH_3$
去甲肾上腺素	—OH	—H
多巴胺	—H	—H

肾上腺素具有 α 受体和 β 受体兴奋作用，用于意外心跳骤停和过敏性休克的急救。去甲肾上腺素主要兴奋 α 受体，用于治疗休克时低血压。多巴胺在体内为肾上腺素和去甲肾上腺素的前体，具有 β 受体兴奋作用，亦具一定的 α 受体兴奋作用，适用于治疗各种类型的休克。三者在体内均易受多种酶催化代谢失活，亦易被消化道破坏，故仅供注射使用。

麻黄碱是存在于草麻黄和中麻黄等植物中的一种生物碱。1887 年发现，1917 年证实其具有与肾上腺素相似的升压作用，且平喘作用持久，1930 年用于临床。麻黄碱对 α 受体和 β 受体皆有激动作用，与肾上腺素比较，麻黄碱性质稳定，时效较长，可以口服。

$C_6H_5—CH(OH)—CH(CH_3)—NHCH_3$

麻黄碱

按化学结构，肾上腺素能受体激动剂可分为苯乙胺类和苯异丙胺类。

1. 苯乙胺类肾上腺素能受体激动剂

（1）基本结构与结构特点　苯乙胺类肾上腺素能受体激动剂基本结构为 *β*-苯乙胺，多数药物在侧链上含有一手性碳原子，苯环上含有羟基，其中苯环的 3,4 位上有羟基的，称为儿茶酚胺。因此本类还可分为儿茶酚胺类和非儿茶酚胺类。主要药物有肾上腺素、异丙基肾上腺素、去甲肾上腺素、克仑特罗、多巴胺、沙丁胺醇等。

（2）酸碱性　儿茶酚胺类药物结构中有邻二酚羟基和氨基，具有酸碱两性，可以与酸或碱成盐。由于儿茶酚胺类药物与碱成盐后不稳定，易氧化；非儿茶酚胺类药物多数显弱碱性，所以药用的注射剂均是与酸成盐，临床上不能与碱性注射剂配伍使用。

（3）易氧化性　具有酚羟基的本类药物，特别是具儿茶酚结构的药物在水溶液中易发生自动氧化而呈色，pH 升高、光照、加热、微量金属离子、暴露空气中、遇氧化剂等均能促进该类药物的氧化变色。氧化起初为红色，可进一步聚合成棕色的多聚物。以 pH3～4 时较稳定，因此在配制该类药物注射液时要调节其 pH 值、加抗氧剂和金属离子螯合剂，并在灌封安瓿时充惰性气体。本类药物要避光，密闭，阴凉处保存。

（4）手性碳原子构型的转化　含有手性碳的本类药物，如去甲肾上腺素、肾上腺素的水溶液室温放置或加热时，会发生一部分左旋体转变成右旋体的消旋化现象，使效价降低。在 $pH<4$ 时，消旋化速度较快。

（5）显色反应　儿茶酚胺类药物与 $FeCl_3$ 试液作用呈不同的绿色（遇碱变为紫色或紫红色）。如肾上腺素显翠绿色，异丙基肾上腺素显深绿色，去甲肾上腺素显翠绿色。含有一个酚羟基的非儿茶酚胺类药物与 $FeCl_3$ 试液作用呈紫堇色。

儿茶酚胺类药物可与 H_2O_2 试液呈色。肾上腺素显酒红色，异丙基肾上腺素显橙黄色，去甲肾上腺素显黄色。以此可将三者加以区别。

2. 苯异丙胺类肾上腺素能受体激动剂

苯异丙胺类肾上腺素能受体激动剂的基本结构为 *β*-苯异丙胺，苯环上无取代基或有 1 个酚羟基，在丙胺侧链上有 2 个手性碳，存在 2 对光学异构体。主要药物有麻黄碱、伪麻黄碱、间羟胺等。

（二）典型药物

盐酸异丙肾上腺素（Isoprenaline hydrochloride）

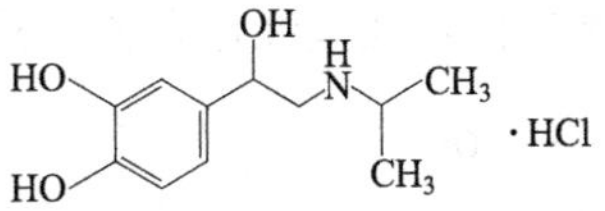

化学名称：4-[(2-异丙氨基-1-羟基)乙基]-1,2-苯二酚盐酸盐。

别名：喘息定。

本品为白色或类白色结晶性粉末；无臭，味微苦。熔点为165.5～170℃，熔融时同时分解。易溶于水，略溶于乙醇，不溶于氯仿或乙醚。药用品为消旋体。

本品分子中的烃氨基呈弱碱性，可与多种酸成盐。

本品水溶液遇三氯化铁试液，显深绿色；滴加新制的5%碳酸氢钠溶液，即显蓝色，进而变为红色。

本品遇过氧化氢试液显橙黄色。肾上腺素显血红色，去甲肾上腺素显黄色，去氧肾上腺素无色。

本品水溶液加盐酸至pH3～3.5，加碘液放置片刻，则被碘氧化成异丙肾上腺素红，过量的碘用硫代硫酸钠还原除去，溶液即显淡红色。

本品遇磷钨酸试液，即生成白色沉淀，放置后渐变为淡棕色；肾上腺素则不产生沉淀。

本品用于治疗支气管哮喘发作；亦有改善心肌传导和扩张周围血管作用，用于中毒性休克。

盐酸克仑特罗（Clenbuterol hydrochloride）

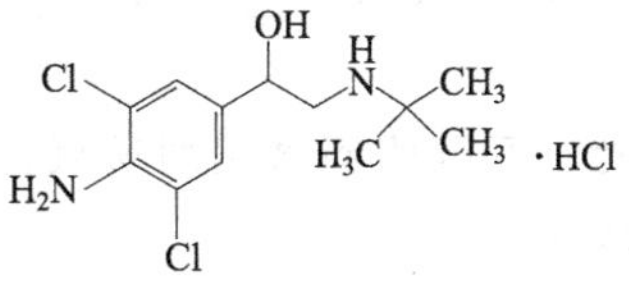

化学名称：α-[(叔丁氨基)甲基]-4-氨基-3,5-二氯苯甲醇盐酸盐。

本品为白色或类A色的结晶性粉末；无臭，味略苦。溶于水或乙醇，微溶于氯仿或丙酮中，不溶于乙醚中。熔点为172～176℃，熔融时同时分解。

本品含有手性碳原子，但在化学合成中未进行光学异构体的拆分，故临床使用其消旋体。

本品具有芳伯氨基，可发生重氮化-偶合反应，以此与其他药物区别。

本品为β_2受体激动剂，用于预防和治疗支气管哮喘、慢性支气管炎和肺气肿所致的支气管痉挛。

肾上腺素（Adrenaline）

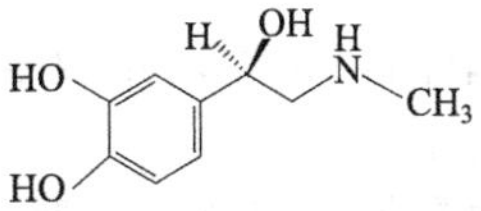

肾上腺素主要是肾上腺髓质分泌的激素，可由牛、羊等家畜的肾上腺中提取，现用合成法制取。

本品为白色或类白色结晶性粉末；无臭，味苦。熔点为206～212℃，熔融时同时分解。极微溶于水，不溶于乙醇、乙醚、氯仿、脂肪油或挥发油。比旋光度为$-50°\sim-53.5°$[2%盐酸溶液（9→200）]。

本品呈酸碱两性。分子中酚羟基具弱酸性，可与氢氧化钠成盐而溶解，但不溶于碳酸钠及氨溶液；又因侧链含有脂肪族仲胺结构呈弱碱性，可与强酸成盐而溶于水，临床上使用盐酸盐。

本品含有邻苯二酚结构，具有较强的还原性。在酸性介质中相对稳定，在中性或碱性溶液中不稳定。若遇某些弱氧化剂（二氧化锰、升汞、过氧化氢、碘等）或空气中的氧，均能使其氧化变质，生成醌型化合物肾上腺素红呈红色，并可进一步聚合成棕色多聚物。

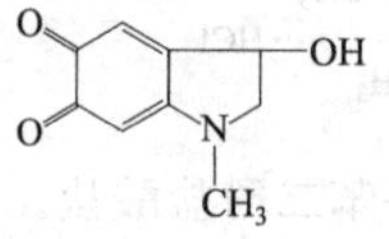

肾上腺素红 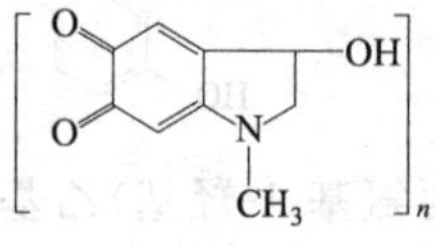　　　　棕色多聚物

日光、加热及微量金属离子均可加速上述反应的发生。为了延缓本品氧化变质，因此药典规定本品注射液 pH2.5～5.0，生产单位一般控制 pH3.6～4.0；加金属离子配合剂乙二胺四乙酸钠；加抗氧剂焦亚硫酸钠；注射用水经二氧化碳或氮气饱和，安瓿内同时充入上述气体；100℃流通蒸汽灭菌 15min；遮光，减压严封，置阴凉处存放。

本品的稀盐酸溶液加过氧化氢试液，煮沸，即显血红色；遇三氯化铁试液即显翠绿色；加氨试液，即变紫色，最后变为紫红色。

本品用于心跳骤停、过敏性休克、支气管哮喘、局部鼻黏膜充血和齿龈出血等。

重酒石酸去甲肾上腺素（Noradrenaline bitartrate）

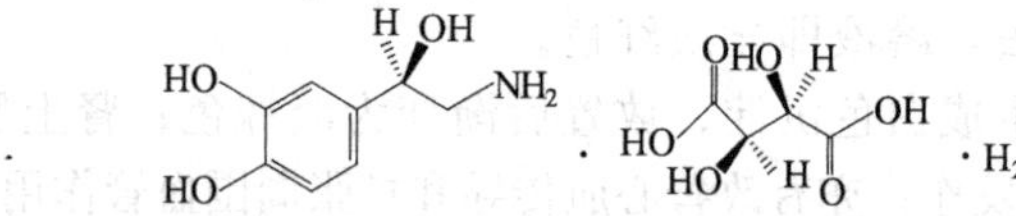

本品为白色或几乎白色结晶性粉末；无臭，味苦。熔点为 100～106℃，熔融时同时分解并显浑浊。易溶于水，微溶于乙醇，不溶于乙醚或氯仿。比旋光度为－10.0°～－12.0°（5%水溶液）。

本品具有邻苯二酚结构，遇光、空气或弱氧化剂易氧化变质，故注射液加抗氧剂焦亚硫酸钠，并避光保存，避免与空气接触。

本品在 pH3.5～3.6 的酒石酸氢钾饱和溶液中，几乎不被碘氧化，遇碘液后（用硫代硫酸钠液除去过量的碘），溶液为无色或显微红色。可与肾上腺素或异丙肾上腺素区别。

本品含有酒石酸，可与10%氯化钾反应生成酒石酸氢钾结晶性沉淀，可供鉴别。

$$HC_4H_4O_6^- + K^+ \longrightarrow KHC_4H_4O_6 \downarrow$$

本品遇三氯化铁试液显翠绿色，再缓缓加入碳酸氢钠或氨试液后，即显蓝色，最后转呈红色。

本品可作为抗休克药和用于毛细血管、消化道等局部血管的止血。

盐酸多巴胺（Dopamine hydrochloride）

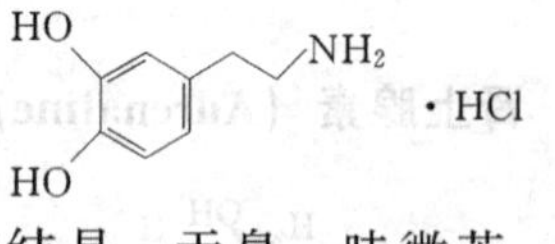

本品为白色或类白色有光泽的结晶，无臭，味微苦。熔点为 243～249℃。易溶于水，微溶于无水乙醇，极微溶于氯仿或乙醚。

本品具邻苯二酚结构，在空气中易氧化变色。光照、受热、微量金属离子以及溶液 pH 增大，均可加速其氧化速度。

本品水溶液加三硝基苯酚试液，生成多巴胺三硝基苯酚盐结晶，熔点约 200℃，熔融时同时分解。

本品含有酚羟基，遇三氯化铁试液，溶液呈墨绿色；滴加1%氨溶液，即转变成紫红色。

本品用于治疗多种类型休克，如中毒性休克、出血性休克、心源性休克、中枢性休克，亦用于心跳骤停时起搏升压等。

盐酸麻黄碱（Ephedrine hydrochloride）

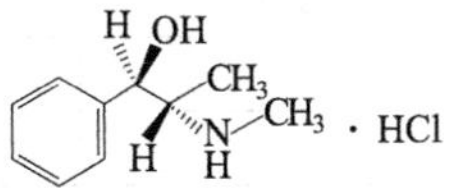

$\cdot HCl$

化学名称：[R-(R*,S*)]-α[1-(甲氨基)乙基]苯甲醇盐酸盐。

别名：麻黄素。

本品为白色针状结晶或结晶性粉末；无臭，味苦。熔点为217～220℃。易溶于水和乙醇，不溶于乙醚、氯仿。比旋光度为－33°～－35.5°（5%水溶液）。

本品较稳定，遇光、空气、热不易被破坏。

麻黄碱分子中有2个手性碳原子，故有4个光学异构体，其中以（－）(1*R*,2*S*)-麻黄碱活性最强。

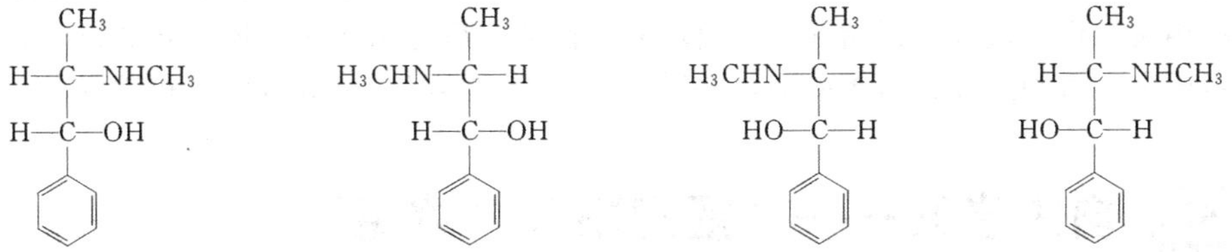

(－)-麻黄碱 (1*R*,2*S*)	(－)-伪麻黄碱 (1*R*,2*R*)	(＋)-麻黄碱 (1*S*,2*R*)	(＋)-伪麻黄碱 (1*S*,2*S*)

本品水溶液与碱性硫酸铜试液作用，仲氨基与铜离子形成紫色配合物。加乙醚振摇，静置分层，配合物的二水合物溶于乙醚使醚层呈紫红色；四水合物溶于水层呈蓝色。这是侧链氨基醇结构的特征反应。

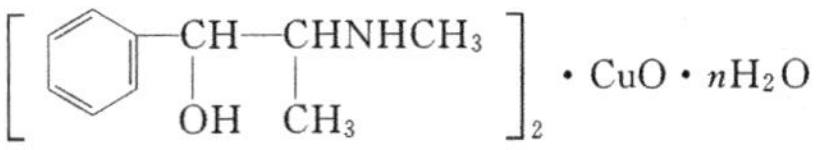

$$[C_6H_5-CH(OH)-CH(CH_3)NHCH_3]_2 \cdot CuO \cdot nH_2O$$

本品β碳原子上羟基易被氧化，与碱性高锰酸钾或铁氰化钾反应时，生成甲胺与苯甲醛，前者可使红色石蕊试纸变蓝，后者具有苦杏仁的特殊气味。

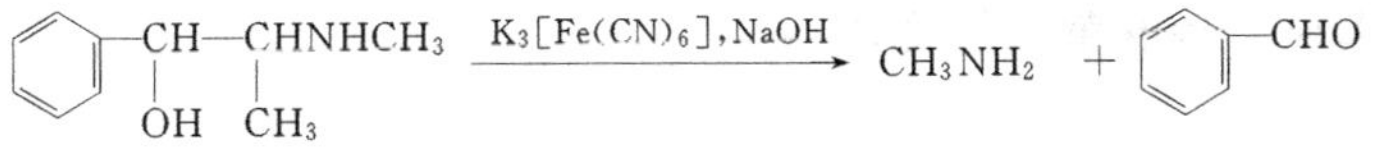

$$C_6H_5-CH(OH)-CH(CH_3)NHCH_3 \xrightarrow{K_3[Fe(CN)_6],NaOH} CH_3NH_2 + C_6H_5CHO$$

本品在甲醇中与二硫化碳作用，生成氨荒酸衍生物（**8-1**），再与硫酸铜反应，则生成黄色的氨荒酸铜盐（**8-2**），加碱后变成黑棕色。

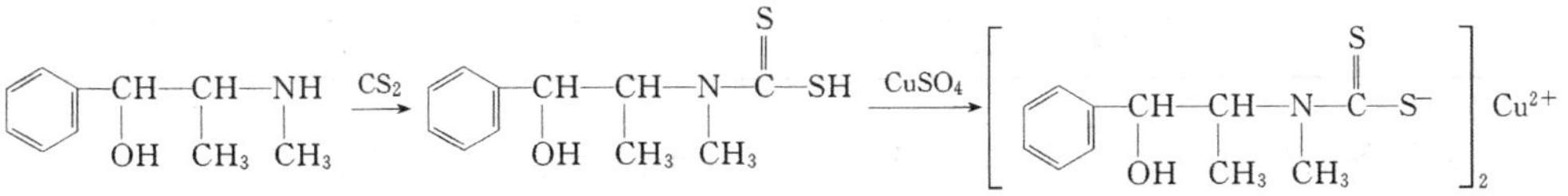

$$C_6H_5-CH(OH)-CH(CH_3)-NH(CH_3) \xrightarrow{CS_2} C_6H_5-CH(OH)-CH(CH_3)-N(CH_3)-C(=S)-SH \xrightarrow{CuSO_4} [C_6H_5-CH(OH)-CH(CH_3)-N(CH_3)-C(=S)-S^-]_2 Cu^{2+}$$

(**8-1**)　　(**8-2**)

本品的作用与肾上腺素相似，性质较稳定、口服有效、作用缓慢而温和、持续时间较长为其优点。主要用于治疗支气管哮喘、过敏性反应、鼻黏膜肿胀及低血压等。

做一做

根据以上学习材料和网络上有关作用于肾上腺素系统药物的知识，完成表8-13和表8-14。

表8-13　拟肾上腺素药物学习讨论表

讨论主题	讨论结果
拟肾上腺素药物有何作用？	
如何对拟肾上腺素系统药物进行分类？	
什么是儿茶酚胺类药物？有什么特点？	
根据苯乙胺类肾上腺素能受体激动剂的理化性质，在注射剂制备时，应采取哪些增强稳定性的措施？	

表 8-14 重点药物学习讨论表

药　　物	结构特点	性质	作用受体	药理作用
异丙肾上腺素				
肾上腺素				
去甲肾上腺素				
克仑特罗				
多巴胺				
麻黄碱				

活动 3 汇报展示学习成果

通过学生分组讨论、学习活动 1、活动 2 的内容和网络上有关影响肾上腺素能神经系统的药物的相关知识，教师巡回指导。每组均完成任务书后选出代表讲述任务书完成情况，并展示小组成果，教师点评，给予鼓励，并对学习过程、学习成果进行评价和考核。

任务五 自主学习——“瘦肉精”、“冰毒”

任务目标 了解瘦肉精与克仑特罗的关系，冰毒与麻黄碱、伪麻黄碱的关系

实施过程 1. 学生分组讨论瘦肉精与克仑特罗的关系、冰毒与麻黄碱、伪麻黄碱的关系

2. 学生分组学习瘦肉精、冰毒与麻黄碱的有关知识

3. 教师指导，归纳总结

4. 学生完成任务书

教学准备 1. 教师准备任务书及学习材料

2. 学生预习学习材料，并利用网络资源了解瘦肉精与克仑特罗的关系，冰毒与麻黄碱、伪麻黄碱的关系

任务书

序号	任　　务	完成过程说明	成果展示
1	瘦肉精与克仑特罗的关系		
2	冰毒与麻黄碱、伪麻黄碱的关系		

完成本任务的学习后，填写上述任务书，并以小组为单位及时交送老师。

活动 1 了解“瘦肉精”有关知识

案例

【8-4】 2011 年 3 月 15 日，央视 3·15 节目《“健美猪”真相》曝光河南双汇集团下属的分公司济源双汇食品有限公司在食品生产中使用“瘦肉精”猪肉。3 月 16 日，双汇集团在其官方网站发表公开声明，承认“瘦肉精”事件属实，表示道歉。随后，农业部责成河南、江苏农牧部门严肃查办，并派出督查组赴河南进行调查。3 月 31 日，双汇集团在河南漯河召开“万人职工大会”，集团董事长万隆再次向消费者致歉。

同时，双汇集团决定于近日对济源双汇所有因“3·15 事件”涉及的厂内封存、市场陆续退回的鲜冻肉、肉制品全部进行无害化深埋处理。需要处理的产品共计 3768 吨，处理损失约 6200 万元。

议一议

阅读案例 8-4 和网络上有关瘦肉精知识，完成表 8-15。

表 8-15 瘦肉精学习讨论表

讨论主题	讨论结果
瘦肉精是什么？有什么危害？	
你知道“健美猪”吗？	
阅读案例 8-4 后，你有什么体会？	
你能辨别“瘦肉精”猪肉吗？	

学习材料

瘦肉精

“瘦肉精”是一类能够促进瘦肉生长、抑制肥肉生长的物质。在中国，通常所说的瘦肉精是指克仑特罗，它曾经作为药物用于治疗支气管哮喘，后由于其副作用太大而遭禁用，而普通消费者则把此类药物统称为“瘦肉精”。其他的类似药物还有沙丁胺醇和特布他林等，同样能起到“瘦肉”作用，却对人体健康危害极大，存在安全隐患，因而在全球遭到禁用。当它们以超过治疗剂量 5～10 倍的用量用于家畜饲养时，即有显著的营养“再分配效应”，能够促进动物体蛋白质沉积、促进脂肪分解抑制脂肪沉积，显著提高胴体的瘦肉率、增重和提高饲料转化率，因此曾被用作牛、羊、禽、猪等畜禽的促生长剂、饲料添加剂。

活动 2 认识毒品

案例

【8-5】 若用一个词来形容 2011 年 5 月 23 日阿鑫（化名）的行为，只能是“疯狂”。下午 4 时许，他在景宁县某宾馆和一帮瘾君子先吸食了新型毒品冰毒。晚上，他们居然又转战某 KTV，吸食了 K 粉。次日凌晨时分，当他们外出吃夜宵的时候，阿鑫竟然从店里拿了一把菜刀藏在腰际。朋友们慌了神，护送他到宾馆休息。可是，已经产生了幻觉的阿鑫就是不肯进房间，状况越来越糟。

凌晨 5 时许，焦急的妻子阿红（化名）来找丈夫。阿鑫竟然朝她挥舞着手中的菜刀……阿红就这么倒在了血泊之中再也没有起来。

议一议

阅读案例 8-5 和网络上有关冰毒的知识，完成表 8-16。

表 8-16 冰毒学习讨论表

讨论主题	讨论结果
什么是冰毒？有什么危害？	
案例 8-5 中，阿鑫除吸食冰毒外还吸食了哪种毒品？	
阅读案例 8-5 后，你有什么体会？	
麻黄素为什么是易制“毒”原料？	
国家为什么对含有伪麻黄碱的感冒药复方制剂转为处方药管理？	

学习材料

(一) 冰毒

冰毒，即兴奋剂甲基苯丙胺，因其原料外观为纯白结晶体，晶莹剔透如冰晶，故被吸毒、贩毒者称为“冰”(Ice)。由于它的毒性剧烈，人们称之为“冰毒”。甲基苯丙胺是在麻黄素化学结构基础上改造而来，故又称之为去氧麻黄素。甲基苯丙胺药用为片剂，作为毒品用时多为粉末，也有液体与丸剂。

甲基苯丙胺　　麻黄素

吸食冰毒（溜冰）后对人的中枢神经系统产生极强的刺激作用，能大量消耗人的体力和降低免疫功能，严重损害心脏、大脑组织甚至导致死亡，吸食成瘾者还会造成精神障碍，表现出妄想、好斗等。冰毒是联合国禁毒公约和我国政府规定依法管制的一类精神药物。

(二) 麻黄素

麻黄素，即麻黄碱，存在多种立体异构体，是一种生物碱。其存在于多种麻黄属植物中，是中草药麻黄的主要成分，可以水蒸气蒸馏。本品为无色挥发性液体，常用其盐酸盐。

伪麻黄碱也是肾上腺素受体激动剂，是麻黄碱的旋光异构体，药理作用与麻黄碱相同但相对较弱。可以通过选择性作用于上呼吸道的肾上腺素受体，收缩上呼吸道血管，缓解鼻咽部黏膜充血、肿胀，使鼻塞症状减轻。但对全身血管影响较小，对心率、血压几乎无影响。

由于伪麻黄碱是制造冰毒的关键原料，很多国家对销售含有伪麻黄碱的感冒药进行限制，以防止不法分子大量购买用于提炼毒品。2012 年 12 月上旬，国家食品药品监督管理局发布公告，对氯雷伪麻缓释片、复方盐酸伪麻黄碱缓释胶囊、氨酚氯雷伪麻缓释片、那敏伪麻胶囊、扑尔伪麻片和复方布洛伪麻缓释片等 6 种含麻黄碱类复方制剂转为处方药管理。早在 2012 年 9 月 4 日，国家食品药品监督管理局、公安部、卫生部三部门即联合发布文件，将单位剂量麻黄碱含量超过 30mg 的复方制剂从非处方药转为处方药管理。在此之前，含麻黄碱药品已经经历了若干次的销售限制，从不限制购买数量到每人次只能购买五盒，再到每人次只能购买两盒，购买时需要登记姓名、身份证等。同时，世界各大药厂也在逐步改变感冒药的配方，用去氧肾上腺素等药品替代伪麻黄碱。

活动 3　汇报展示学习成果

通过学生分组讨论、学习活动 1、活动 2 的内容和网络上有关瘦肉精与克仑特罗、冰毒与麻黄碱、伪麻黄碱等的相关知识，教师巡回指导，每组均完成任务书。每组选出代表讲述任务书完成情况，并展示小组成果，教师点评，给予鼓励，并对学习过程、学习成果进行评价和考核。

思　考　题

一、单选题

1. 乙酰胆碱不能作为药物用于临床，主要是因为（　　）。

A. 副作用大　　B. 稳定性差　　C. 价格高　　D. 疗效低

2. 具莨菪酸结构化合物的特殊反应是（　　）。

A. 重氮化偶合反应　　B. $FeCl_3$ 显色反应　　C. 紫脲酸铵反应　　D. Vitali 反应

3. 水解后能与重氮苯磺酸试液作用生成红色偶氮化合物的药物是（　　）。

A. 硝酸毛果芸香碱　B. 溴新斯的明　C. 硫酸阿托品　D. 氯琥珀胆碱

4. 硝酸毛果芸香碱结构中易水解的基团是（　　）。

A. HNO_3　B. 亚甲基　C. 咪唑环　D. 内酯环

5. 关于硫酸盐鉴别反应叙述**错误**的是（　　）。

A. 与 $BaCl_2$ 产生白色沉淀　B. 与 $Pb(Ac)_2$ 产生白色沉淀

C. 与 HCl 无白色沉淀　D. $BaSO_4$ 沉淀溶于盐酸

6. 硫酸阿托品中硫酸（H_2SO_4）与阿托品（B）的分子组成正确表达式是（　　）。

A. $B \cdot H_2SO_4$　B. $B_2 \cdot H_2SO_4$　C. $B \cdot 2H_2SO_4$　D. $B_2 \cdot 3H_2SO_4$

7. 阿托品与山莨菪碱的不同点是（　　）。

A. 前者有酯结构而后者无　B. 前者有 Vitali 反应而后者无

C. 前者易水解而后者不易水解　D. 前者有一个羟基而后者有两个羟基

8. 溴新斯的明与碱共热后逸出使湿润红色石蕊试纸变蓝的气体是（　　）。

A. NH_3　B. $(CH_3)_2NH$

C. $(C_2H_5)_2NH$　D. $(C_2H_5)_2NCH_2CH_2OH$

9. **不能**与 $FeCl_3$ 试液反应呈色的药物是（　　）。

A. 肾上腺素　B. 去甲肾上腺素　C. 异丙肾上腺素　D. 麻黄碱

10. 下列哪个药物结构中侧链碳原子上**无** β-羟基？（　　）

A. 去甲肾上腺素　B. 多巴胺　C. 伪麻黄碱　D. 麻黄碱

11. **无**儿茶酚胺结构的药物是（　　）。

A. 去甲肾上腺素　B. 多巴胺　C. 沙丁胺醇　D. 异丙基肾上腺素

12. 喘息定是下列哪种药物的别名？（　　）

A. 特布他林　B. 麻黄碱

C. 克仑特罗　D. 盐酸异丙基肾上腺素

13. 含有两个手性碳原子的药物是（　　）。

A. 去甲肾上腺素　B. 多巴胺　C. 麻黄碱　D. 异丙基肾上腺素

14. 下列可与碱性硫酸铜试液反应，产生紫色配合物的药物是（　　）。

A. 去甲肾上腺素　B. 多巴胺　C. 沙丁胺醇　D. 麻黄碱

15. 属于 β 受体激动剂的药物是（　　）。

A. 去甲肾上腺素　B. 多巴胺

C. 异丙基肾上腺素　D. 普萘洛尔

16. 能够产生重氮化-偶合反应的药物是（　　）。

A. 麻黄碱　B. 肾上腺素

C. 异丙基肾上腺素　D. 克仑特罗

二、多选题

1. 含有酯键结构的药物有（　　）。

A. 盐酸普鲁卡因　B. 硝酸毛果芸香碱　C. 硫酸阿托品

D. 氯化琥珀胆碱　E. 溴新斯的明

2. 硝酸毛果芸香碱化学性质不稳定的表现为（　　）。

A. 水解　B. 被氧化　C. 差向异构化

D. 脱水　E. 脱羧

3. 硫酸阿托品的变质反应主要有（　　）。

A. 水解　B. 旋光异构化　C. 风化

D. 脱羧　　　　　　　　E. 霍夫曼消除反应

4. 有关硫酸阿托品与氢溴酸东莨菪碱不同点的说法，正确的是（　）。

A. 前者有 Vitali 反应而后者无此反应　　B. 前者无旋光性而后者有旋光性

C. 两者的无机盐鉴别反应不一样　　D. 前者易水解而后者无此性质

E. 阿托品的碱性比东莨菪碱的碱性强

5. Vitali 反应中会出现的颜色有（　）。

A. 红色　　B. 黄色　　C. 蓝色

D. 紫色　　E. 绿色

6. 配制硫酸阿托品注射液时需采取的措施有（　）。

A. 灌装注射液用硬质中性安瓿　　B. 调最佳 pH3.5～4.0

C. 加入 NaCl 作稳定剂　　D. 采用流通蒸汽灭菌 30min

E. 加入抗氧剂

7. 易溶于水的药物有（　）。

A. 硝酸毛果芸香碱　　B. 溴新斯的明　　C. 硫酸阿托品

D. 氯化琥珀胆碱　　E. 氢溴酸山莨菪碱

8. 下列药物具维他立（Vitali）反应的是（　）。

A. 阿司匹林　　B. 阿托品　　C. 山莨菪碱

D. 溴新斯的明　　E. 氯化琥珀胆碱

9. 在一定条件下可与 $FeCl_3$ 试液反应呈色的药物有（　）。

A. 肾上腺素　　B. 去甲肾上腺素　　C. 异丙基肾上腺素

D. 麻黄碱　　E. 普萘洛尔

10. 易发生自动氧化而变质的药物有（　）。

A. 肾上腺素　　B. 去甲肾上腺素　　C. 异丙基肾上腺素

D. 麻黄碱　　E. 普萘洛尔

11. 下列哪些药物具有儿茶酚胺结构？（　）

A. 多巴胺　　B. 异丙基肾上腺素　　C. 麻黄碱

D. 肾上腺素　　E. 阿替洛尔

12. 引起异丙基肾上腺素氧化的外界影响因素是（　）。

A. 水　　B. 碱性　　C. 重金属离子

D. 温度　　E. 空气

三、用化学方法区别下列各组药物

1. 阿托品与阿司匹林

2. 溴新斯的明与山莨菪碱

四、简答题

1. Vitali 反应的试剂与现象是什么？

2. 硫酸阿托品具有哪些鉴别反应？与鉴别反应相关的结构特点有哪些？

3. 根据阿托品的稳定性，分析在制备硫酸阿托品注射液时应采取哪些防水解的措施。

4. 对比硫酸阿托品与氢溴酸山莨菪碱、氢溴酸东莨菪碱的结构，讨论前者与后两者理化性质的异同点。（提示：从酸碱性、溶解性、水解性和 Vitali 反应等方面分析讨论其相同点；从旋光性、鉴别反应及碱性等方面分析讨论其不同点。）

5. 对比肾上腺素与去甲肾上腺素、异丙肾上腺素及多巴胺的结构，讨论前者与后三者的异同点。（提示：从酸碱性、溶解性、旋光性、稳定性等方面分析讨论其相同点；从鉴别反应、作用特点等方面分析讨论其不同点。）

项目九

抗组胺药物及消化道溃疡药

项目说明

本项目共完成四个学习任务，主要通过学生分组进行学习、讨论、实践、教师指导等活动，理解并掌握抗组胺药物及消化道溃疡药的类型、结构特征以及重点药物的名称、结构、性质和临床应用特点。目的在于帮助学生胜任对该类药物的制剂、检验、贮存和指导患者合理用药等工作岗位的工作。

任务一　抗组胺药物的基本概念

任务目标　1. 了解组胺与组胺受体

2. 理解并掌握抗组胺药物的类型

实施过程　1. 学生分组讨论组胺与组胺受体的相关知识

2. 学生分组学习抗组胺药物的类型

3. 教师指导，归纳总结

4. 学生完成任务书

教学准备　1. 教师准备任务书及学习材料

2. 学生预习学习材料，并利用网络资源了解抗组胺药物的有关知识

任务书

序号	任务	完成过程说明	成果展示
1	组胺受体的分类，其与组胺作用分别产生不同效应		
2	根据组胺与组胺受体作用产生的效应，如何对抗组胺药物进行分类？		

完成本任务的学习后，填写上述任务书，并以小组为单位及时交给老师。

活动1　了解组胺与组胺受体

案例

【9-1】 患者，女，23岁，吃过海鲜后，出现身上奇痒，一挠起很多疙瘩，肚子也有点痛。诊断为海鲜过敏引起的荨麻疹。给予马来酸氯苯那敏（扑尔敏）治疗。

议一议

我们生活在大自然当中，每个人的体质都不一样，所以过敏的现象很多，过敏的原因也很多，同学们有过过敏的经历么？怎么引起的？用过什么药物呢？

胃病在我们国家也很常见，大家都会常说“我胃疼”“我胃不舒服”。当然胃病也是分为很多种类的，那同学们知道的治疗胃病的药物有哪些呢？

讨论结束后，完成表9-1。

表 9-1 过敏反应与胃病

问 题	现 象	治疗药物
案例 9-1 中的患者症状及用药情况		
过敏反应		
胃病		

学习材料

组胺与组胺受体

组胺是人体内重要的化学递质，在细胞之间传递信息，参与一系列复杂的生理过程。

组胺与组胺受体作用而产生效应。组胺受体可分为 H_1 受体和 H_2 受体。

组胺兴奋 H_1 受体，引起血管扩张，毛细血管通透性增加，导致血浆渗出，局部组织红肿、痒感；还可使支气管平滑肌收缩，导致呼吸困难。因此，组胺 H_1 受体拮抗剂临床用作抗过敏药。目前临床使用的这类药物种类较多，按化学结构可分为氨基醚类、乙二胺类、丙胺类、三环类、哌嗪类、哌啶类等。

组胺兴奋 H_2 受体引起胃酸和胃蛋白酶分泌增加，形成消化性溃疡。组胺 H_2 受体拮抗剂临床用作抗溃疡药。消化系统疾病是临床常见病、多发病。因此，临床上作用于消化系统的药物占有很重要的地位。治疗消化系统疾病的药物主要有抗溃疡药、助消化药、止泻药、缓泻药、止吐药、促动力药、肝病辅助药以及利胆药等。本项目主要介绍抗溃疡药、止吐药和促动力药。

活动 2 汇报展示学习成果

通过学生分组讨论、学习活动 1 的内容和网络上组胺拮抗剂的相关知识，教师指导，每组均完成任务书。每组选出代表讲述任务书完成情况，并展示小组成果，教师点评，给予鼓励，并对学习过程、学习成果进行评价和考核。

任务二 组胺 H_1 受体拮抗药

任务目标 1. 熟知盐酸苯海拉明、马来酸氯苯那敏有关知识
2. 了解盐酸赛庚啶的有关知识
3. 讨论总结 H_1 受体拮抗剂的异同点

实施过程 1. 学生分组学习抗过敏药物盐酸苯海拉明、马来酸氯苯那敏的相关知识
2. 学生分组讨论 H_1 受体拮抗剂的异同点
3. 教师指导，学生完成任务书

教学准备 1. 教师准备任务书及学习材料
2. 学生预习学习材料，并利用网络资源了解抗过敏药物的有关知识

任务书

序号	任 务	完成过程说明	成果展示
1	H_1 受体拮抗剂的类型		
2	分析盐酸苯海拉明的化学结构，总结其化学性质		
3	分析马来酸氯苯那敏的化学结构，总结其化学性质		
4	了解 H_1 受体拮抗剂的发展过程，讨论该类药物的异同点		
5	汽车驾驶员小李患有感冒，请你为小李推荐感冒药物		

活动1 学习 H_1 受体拮抗剂的知识

学习材料

（一）H_1 受体拮抗剂的发展过程

从1993年在研究抗疟作用的同时，发现哌罗克生（Piperoxan）对由吸入组胺气雾剂引发的支气管痉挛有保护作用，开始了 H_1 受体拮抗剂的研究至今，此类药物的发展就从未间断过。传统的 H_1 受体拮抗剂（20世纪80年代以前上市，又称为第一代抗组胺药）由于脂溶性较高，易于通过血脑屏障进入中枢，产生中枢抑制和镇静等副作用；另外，由于 H_1 受体拮抗作用选择性不够强，故常不同程度地呈现出抗肾上腺素、抗5-羟色胺、抗胆碱、镇痛、局部麻醉等副作用。因此，限制药物进入中枢和提高药物对 H_1 受体的选择性就成为设计和寻找新型抗组胺药的指导思想，并由此发展出了非镇静性 H_1 受体拮抗剂（1981年以后上市，又称为第二代抗组胺药）。

（二）H_1 受体拮抗剂的结构类型

目前临床使用的这类药物种类较多，按化学结构可分为氨基醚类、乙二胺类、丙胺类、三环类、哌嗪类、哌啶类等。典型药物见表9-2。

表9-2 组胺 H_1 受体拮抗剂的结构类型

结构类型	典型药物
乙二胺类	芬苯扎胺 美吡那敏 曲吡那敏
氨基醚类	苯海拉明
丙胺类	苯那敏 马来酸氯苯那敏 阿伐斯汀
三环类	异丙嗪 盐酸赛庚啶 富马酸酮替芬 氯雷他定
哌嗪类	西替利嗪 氯环力嗪 布克力嗪
哌啶类	阿司咪唑 咪唑斯汀

（三）典型药物

1. 氨基醚类

该类药物最早用于临床的是苯海拉明（Diphenhydramine），除用于抗过敏外，还可用于预防晕动症，缺点为嗜睡和中枢抑制副作用。为了克服这一缺点，将其与中枢兴奋药8-氯茶碱结合成盐，成为茶苯海明（Dimenhydronate，晕海宁、乘晕宁），为常用的抗晕动病药。

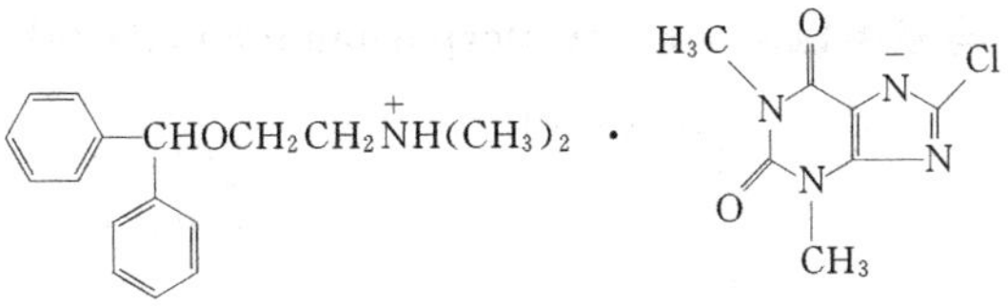

$(C_6H_5)_2CHOCH_2CH_2\overset{+}{N}H(CH_3)_2$ · [8-氯茶碱阴离子：H_3C, O, $\bar{N}$, Cl, N, N, O, N, CH_3]

茶苯海明

盐酸苯海拉明（Diphenhydramine hydrochloride）

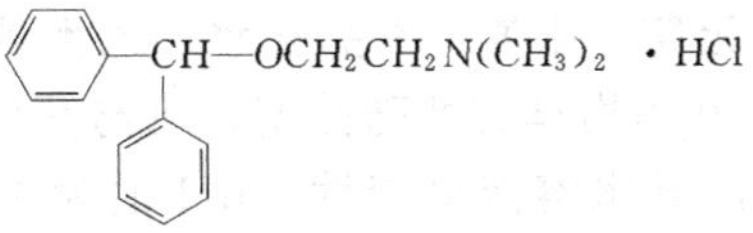

$(C_6H_5)_2CH—OCH_2CH_2N(CH_3)_2$ · HCl

化学名称：*N*,*N*-二乙基-2-(二苯基甲氧基)乙胺盐酸盐。

别名：苯那君。

本品为白色结晶性粉末，无臭，味苦。本品在水中极易溶解，在乙醇或氯仿中易溶，在丙酮中略溶，在乙醚或苯中极微溶解。熔点 167～171℃。

因本品是醚类化合物，化学性质不活泼，其纯品对光稳定，在日光下暴晒 16h 或存放 3 年，一般无颜色变化。但当含有二苯甲醇等杂质时，遇光可渐变色。二苯甲醇杂质是由合成过程带入，或在酸性条件下分解而引入的。

醚键在碱性溶液中稳定。但在酸性条件下，易分解成二苯甲醇和二甲氨基乙醇，光也能催化这一分解反应，故本品应避光、密闭保存。反应式如下：

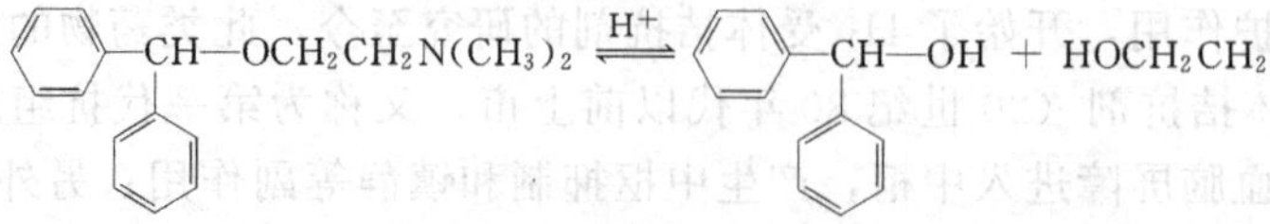

$$(C_6H_5)_2CH—OCH_2CH_2N(CH_3)_2 \xrightarrow{H^+} (C_6H_5)_2CH—OH + HOCH_2CH_2N(CH_3)_2$$

本品具有类似生物碱的一般性质，遇硫酸时，初显黄色，继变橙红色，用水稀释后，呈白色乳浊液。遇碘-碘化钾试剂生成片状结晶；遇硫氰酸铬胺试剂 $[NH_4Cr(NH_3)_2(SCN)_4]$ 生成淡红色沉淀；遇苦味酸生成苦味酸盐沉淀。在热乙醇中重结晶后，熔点 128～132℃。

本品能竞争性阻断组胺 H_1 受体，而产生抗组胺作用，其中枢抑制作用显著，有抗组胺、镇静及镇吐作用。用于过敏性疾病、妊娠呕吐及晕动病等。副作用有头晕，嗜睡等。故服药期间不宜驾驶车辆及从事高空作业等。

2. 丙胺类

该类药物有苯那敏、氯苯那敏、溴苯那敏等，后两者作用强而持久，均以马来酸盐供药用。对该类药物进行结构改造，发现引入不饱和双键同样有很好的抗组胺活性，如吡咯他敏、曲普利啶和阿伐斯汀。特别是阿伐斯汀为两性化合物，难以通过血脑屏障，因此无镇静作用，也无抗胆碱作用，临床适用于过敏性鼻炎、花粉病、荨麻疹等。

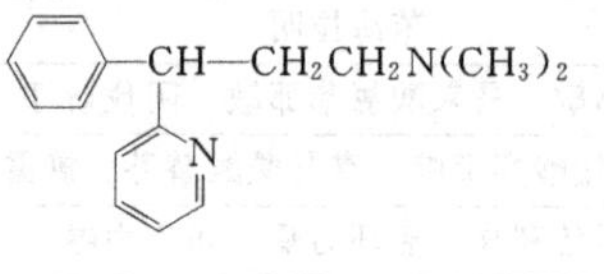

C_6H_5—CH(2-吡啶基)—$CH_2CH_2N(CH_3)_2$

苯那敏

X—C_6H_4—CH(2-吡啶基)—$CH_2CH_2N(CH_3)_2$

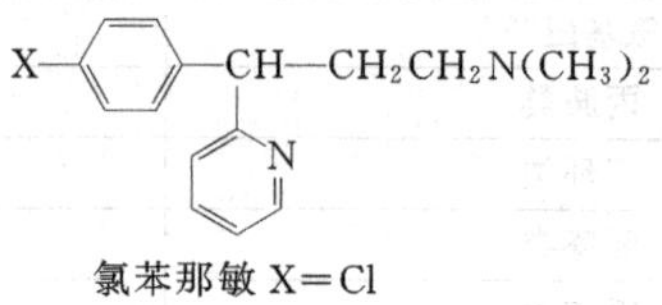

氯苯那敏 X=Cl

溴苯那敏 X=Br

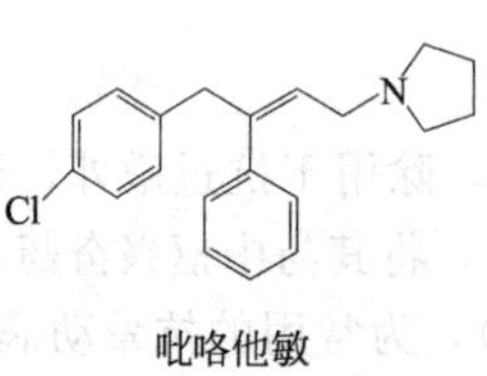

吡咯他敏

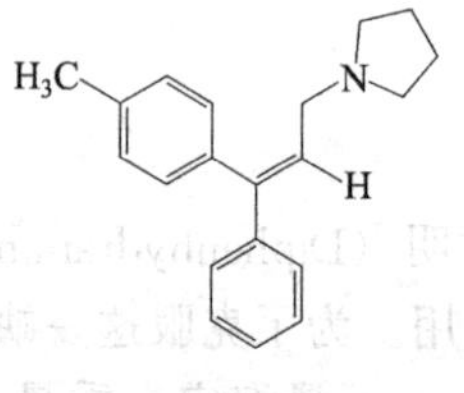

曲普利定

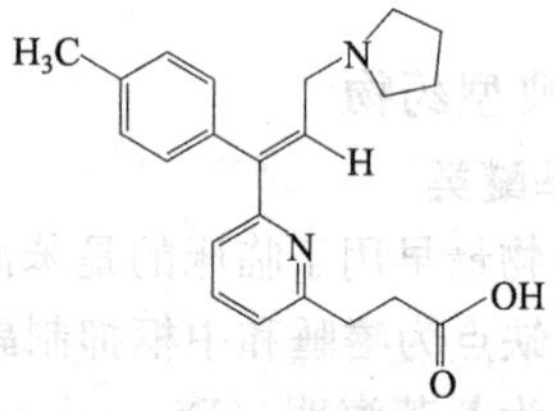

阿伐斯汀

马来酸氯苯那敏（Chlorphenamine maleate）

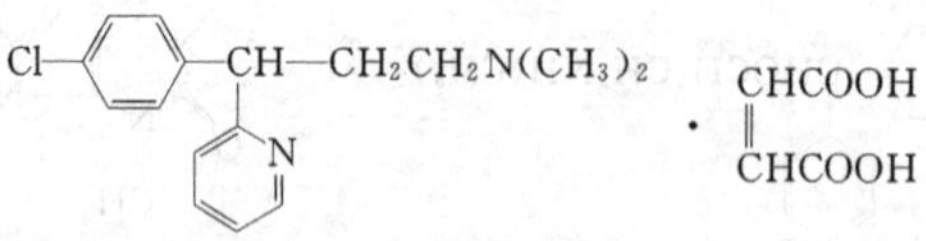

Cl—C_6H_4—CH(2-吡啶基)—$CH_2CH_2N(CH_3)_2$ · CHCOOH ‖ CHCOOH

化学名称：*N*,*N*-二甲基-*γ*-(4-氯苯基)-2-吡啶丙胺顺丁烯二酸盐。

别名：扑尔敏。

本品为白色结晶性粉末，无臭，味苦。本品在水、乙醇或氯仿中易溶，在乙醚中微溶。熔点 131～135℃。有升华性，升华物具有特殊晶型，可与其他抗组胺药相区别。

顺丁烯二酸是较强的酸，故其水溶液呈酸性（pH 值为 4.0～5.0）。顺丁烯二酸具有不饱和双键，能使酸性高锰酸钾溶液还原褪色。

本品水溶液与苦味酸试液在水浴上加热，即产生黄色氯苯那敏苦味酸沉淀，熔点196～204℃。

本品分子中含有一个手性碳原子，具有旋光性。本品为消旋体，右旋体为 *S*-构型，其活性比左旋体 *R*-构型强。

本品抗组胺作用强，主要用于治疗皮肤黏膜急性渗出性变态反应性疾病，如枯草热、荨麻疹、过敏性鼻炎等。其用量少，副作用较小。

3. 三环类

将乙二胺类、氨基醚类和丙胺类组胺 H_1 受体拮抗剂的两个芳环通过一个或两个原子相连，即构成了三环类 H_1 受体拮抗剂。例如异丙嗪、赛庚啶、酮替芬、氯雷他定等药物。

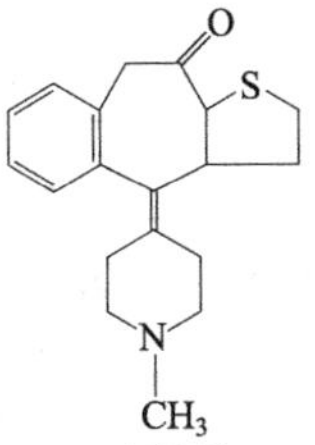

酮替酚 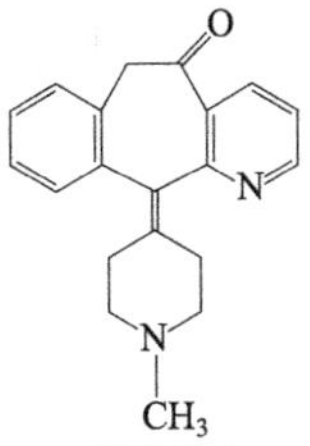　　阿扎他定 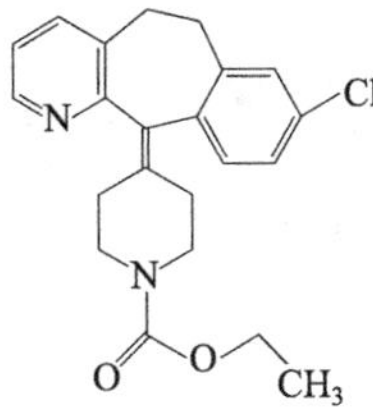　　氯雷他定

盐酸赛庚啶（Cyproheptadine hydrochloride）

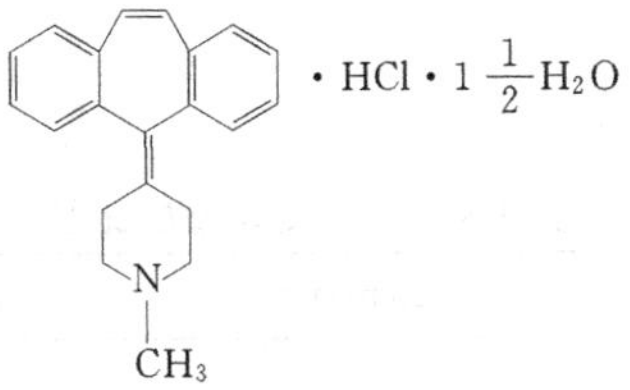

$\cdot HCl \cdot 1\frac{1}{2}H_2O$

化学名称：1-甲基-4-(5*H*-二苯并[*a*,*d*]环庚三烯-5-亚基)哌啶盐酸盐倍半水合物。

本品为白色或微黄色结晶性粉末，几乎无臭，味微苦。在甲醇中易溶，在氯仿中溶解，在乙醇中略溶，在水中微溶，在乙醚中几乎不溶。水溶液呈酸性。

本品能与生物碱显色试剂反应，如遇甲醛-硫酸试剂呈灰绿色；遇钒酸铵试剂呈紫棕色；遇钼酸铵呈蓝绿色或绿色。

本品具有较强的 H_1 受体拮抗作用，并具有轻、中度的抗 5-羟色胺及抗胆碱作用。适用于荨麻疹、湿疹、皮肤瘙痒症及其他变态性疾病。由于本品还可抑制下丘脑饱觉中枢，故尚有刺激食欲的作用，服用一定时间后可见体重增加。

4. 哌嗪类

将乙二胺类的两个氮原子组成一个哌嗪环，就构成了哌嗪类抗组胺药，同样具有很好的抗组胺活性，而且作用时间较长，如西替利嗪、氯环利嗪、布克利嗪等。其中西替利嗪不易透过血脑屏障，属于非镇静性抗组胺药。

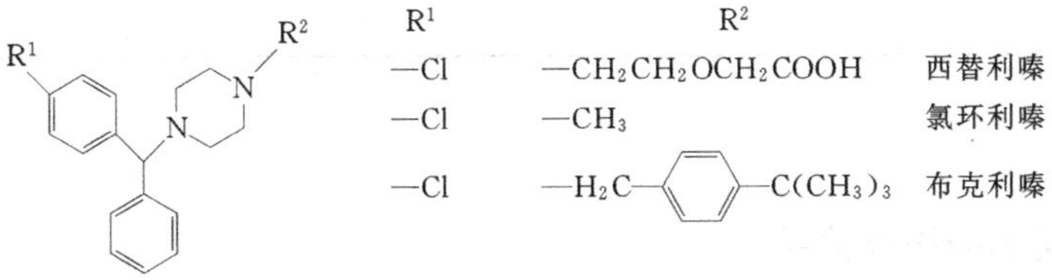

R^1	R^2	
—Cl	$—CH_2CH_2OCH_2COOH$	西替利嗪
—Cl	$—CH_3$	氯环利嗪
—Cl	$—H_2C—C_6H_4—C(CH_3)_3$	布克利嗪

5. 哌啶类

哌啶类 H_1 受体拮抗剂是目前非镇静性抗组胺药的主要类型，其中第一个上市的是特非那定。特非那定是研究精神病治疗药时合成的化合物，抗组胺作用强，选择性高，无抗胆碱能、抗 5-羟色胺或抗肾上腺素能的作用，也无抑制中枢神经作用。临床用于治疗常年性鼻炎、季节性鼻炎和过敏性皮肤病，效果良好。后又发现阿司咪唑（息斯敏），其选择性好，作用时间长，不影响中枢神经系统，可口服和注射，为较好的抗组胺药。

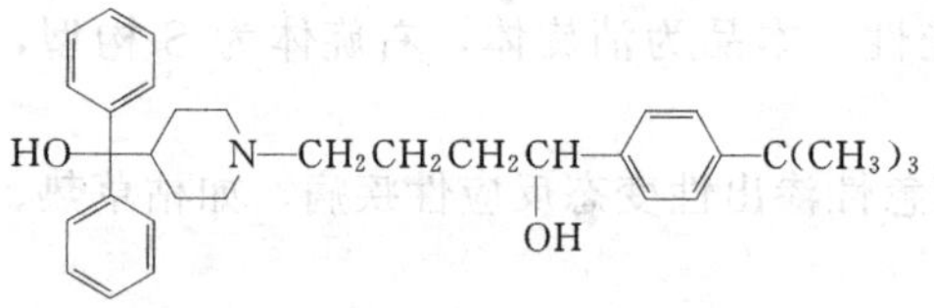

HO　N—$CH_2CH_2CH_2CH$—C(CH_3)$_3$　OH

CH_3O—CH_2CH_2N　H　CH_2—F　HN　N　N

特非那定 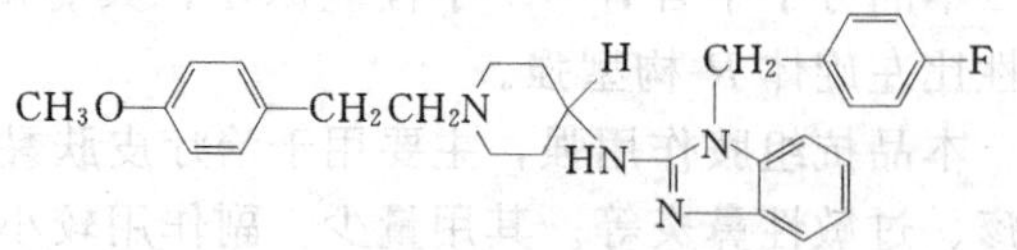　　　　　　　　　　　　　　阿司咪唑

目前在临床应用的哌啶类非镇静性抗组胺药还有左卡巴斯汀和咪唑斯汀等。左卡巴斯汀具有很强的 H_1 受体拮抗作用，起效快，专一性高，局部用药治疗过敏性鼻炎和结膜炎。

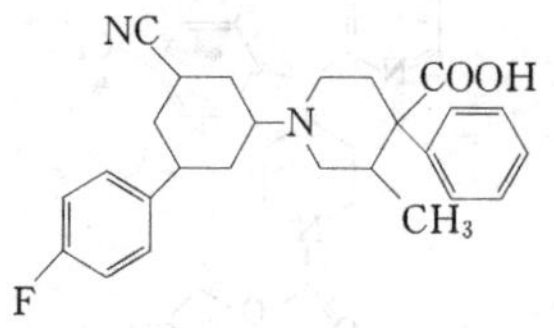

NC　N　COOH　CH_3　F

F　N　N　N　CH_3　N　N　HN　O

左卡巴斯汀 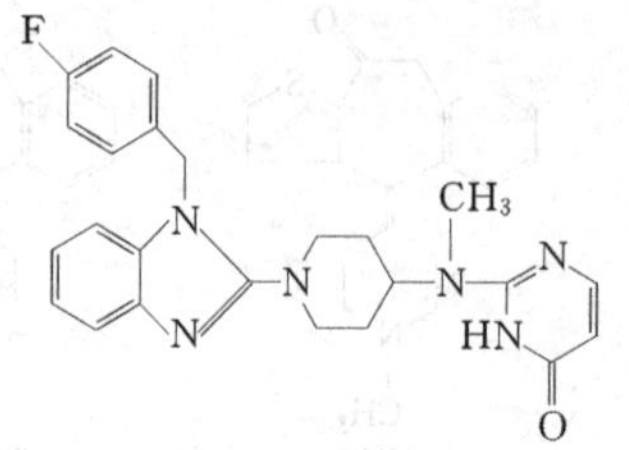　　　　　　　　　　　　咪唑斯汀

做一做

根据三环类药物的学习，完成表 9-3。

表 9-3　三环类药物的比较

药物	结构特点	临床应用特点
盐酸赛庚啶		
氯雷他定		
富马酸酮替芬		

活动 2　讨论 H_1 受体拮抗剂的异同点

议一议

通过活动 1 的学习，请同学们归纳 H_1 受体拮抗剂的结构共性，完成表 9-4。

表 9-4　H_1 受体拮抗剂的结构通式

学习材料

H_1 受体拮抗剂的构效关系

H_1 受体拮抗剂具有以下基本结构：

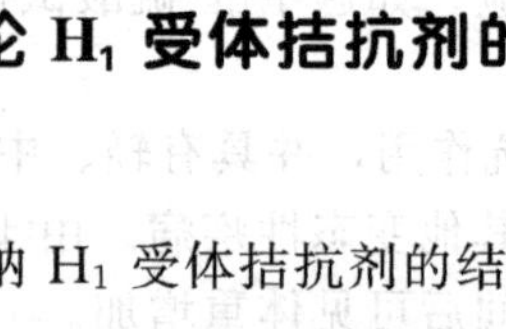

$$\begin{matrix} Ar^1 & & R^1 \\ & X—(CH_2)_n—N & \\ Ar^2 & & R^2 \end{matrix}$$

芳环　连接部分　叔胺

在通式中，Ar^1 为苯环、杂环或取代杂环，Ar^2 为另一个芳环或芳甲基；Ar^1 与 Ar^2 也

可通过一个原子连接成三环类化合物。X 可以为亚甲氧基、氮原子或亚甲基；n 一般为 2～3；叔胺一般为二甲氨基或含氮的小杂环。

药物结构中两个芳杂环不共平面时，才具有较大活性，三环类药物也必须符合这个要求；许多 H_1 受体拮抗剂具有旋光异构体或顺反异构体，不同异构体之间的活性和毒性都有一定差异。

活动 3　汇报展示学习成果

通过学生分组讨论、学习活动 1 的内容和网络上组胺拮抗剂的相关知识，教师指导，每组均完成任务书。每组选出代表讲述任务书完成情况，并展示小组成果，教师点评，给予鼓励，并对学习过程、学习成果进行评价和考核。

任务三　抗消化道溃疡药物

任务目标　1. 了解消化道溃疡的知识

2. 熟知西咪替丁、盐酸雷尼替丁的有关知识

3. 熟知质子泵抑制剂药物的特点

实施过程　1. 学生通过资料和网络自主了解 H_2 受体拮抗剂的临床价值

2. 教师引导学生一起总结 H_2 受体拮抗剂的异同点

3. 学生通过学习、讨论，掌握质子泵抑制剂药物的特点

4. 学生完成任务书

教学准备　1. 教师准备任务书及学习材料

2. 学生预习学习材料，并通过网络资源了解 H_2 受体拮抗剂和质子泵抑制剂的有关知识

任务书

序号	任　务	完成过程说明	成果展示
1	说明第一个应用的 H_2 受体拮抗剂及其特点		
2	比较西咪替丁、雷尼替丁、法莫替丁的结构特点、应用特点		
3	说明第一个应用的质子泵抑制剂及其特点		
4	奥美拉唑的结构及应用特点		

完成本任务的学习后，填写上述任务书，并以小组为单位及时交送老师。

活动 1　学习 H_2 受体拮抗剂的知识

学习材料

(一) H_2 受体拮抗剂的有关知识

组胺 H_2 受体拮抗剂的研究围绕组胺的结构改造进行，由于改变咪唑环部分未能找到抗胃酸分泌的化合物，便把注意力集中到组胺侧链上。通过对组胺侧链的多种改变，1972 年先后发现了立马胺（丁咪胺）、甲咪硫脲（甲硫咪特）和西咪替丁（Cimetidine）。其中西咪替丁成为广泛应用的抗消化性溃疡药。经过试用，又发现西咪替丁有引起男性女性化及精神错乱等副作用。

继续研究，于 1979 年合成了雷尼替丁（Ranitidine），其无西咪替丁的抗雄激素作用和

引起精神紊乱的副作用，且抑制胃酸分泌作用更强，称为第二代 H_2 受体拮抗剂抗溃疡药。

在1980年代，相继开发了尼扎替丁（Nizatidine）和法莫替丁（Famotidine），两者均为高效、高选择性的 H_2 受体拮抗剂，称为第三代 H_2 受体拮抗剂抗溃疡药。

$(CH_3)_2NCH_2$—(噻唑)—$CH_2SCH_2CH_2NH$—C(=$CHNO_2$)—$NHCH_3$ · HCL

尼扎替丁

（二）典型药物

西咪替丁（Cimetidine）

H_3C—(咪唑)—CH_2—S—CH_2CH_2—NH—C(=NCN)—$NHCH_3$

化学名称：*N'*-甲基-*N''*-[2[[（5-甲基-1*H*-咪唑-4-基)甲基]硫代]乙基]-*N*-氰基胍。

别名：甲氰咪胍。

本品为白色或类白色结晶性粉末，几乎无臭，味苦。本品在甲醇中易溶，在乙醇中溶解，在异丙醇中略溶，在水中微溶，在稀盐酸中易溶。熔点141～143℃。

本品的水溶液呈弱碱性。

取本品的水溶液，加氨试液少许，再加硫酸铜试液，即生成蓝灰色沉淀。

本品加过量的氨试液，沉淀即溶解。如灼烧本品，所产生的气体能使醋酸铅试纸显黑色。

本品主要用于治疗胃及十二指肠溃疡、上消化道出血等，还可用于治疗胃部手术后吻合口溃疡、应急性溃疡、胃溃疡和胃食管反流等。大剂量使用西咪替丁可引起内分泌紊乱，如导致男性轻微的性功能障碍和乳房发育。

盐酸雷尼替丁（Ranitidine hydrochloride）

$(CH_3)_2NH_2C$—(呋喃)—$CH_2SCH_2CH_2NH$—C(=$CHNO_2$)—$NHCH_3$ · HCL

化学名称：*N'*-甲基-*N*-[2-[[[5-[(二甲氨基)甲基]-2-呋喃基]-甲基]硫代]乙基]-2-硝基-1,1-乙烯基二胺盐酸盐。

本品为类白色或淡黄色结晶性粉末，有异臭，味微苦带涩。易潮解，吸潮后颜色变深。本品在水或甲醇中易溶，在乙醇中略溶，在丙酮中几乎不溶。熔点137～143℃，熔融时同时分解。

鉴别反应：本品经小火加热灼烧，即放出硫化氢气体，能使湿润的醋酸铅试纸变为黑色；本品的水溶液显氯化物的鉴别反应。

用途：本品为组胺 H_2 受体拮抗剂，作用较西米替丁强5～8倍，对胃及十二指肠溃疡疗效高，且具有速效和长效的特点，临床用于良性胃溃疡、十二指肠溃疡、术后溃疡、反流性食管炎及胃泌素瘤。

法莫替丁（Famotidine）

$(NH_2)_2C$=N—(噻唑)—CH_2—S—CH_2CH_2—C(NH_2)=NSO_2NH_2

化学名称：3-[({2-[(二氨基亚甲基)氨基]-4-噻唑基}甲基)硫代]-*N*-氨磺酰基丙脒。

本品为白色或类白色结晶性粉末。

本品适用于胃、十二指肠溃疡，应激性溃疡，急性胃黏膜出血，胃泌素瘤，以及反流性食管炎。

做一做

通过以上内容的学习，请同学们讨论 H_2 受体拮抗剂结构和应用异同点，完成表9-5。

表 9-5　H_2 受体拮抗剂结构及应用异同点

药物	结构相同点	结构不同点	应用特点
西咪替丁			
雷尼替丁			
法莫替丁			

将咪唑类、呋喃类和噻唑类 H_2 受体拮抗剂结构比较，不难发现这些药物结构都由三部分构成：

碱性芳杂环 —— 含 S 的易扭曲的四原子链 —— 平面的极性基团

碱性芳杂环或碱性基团取代的芳杂环，如西咪替丁为咪唑环，雷尼替丁为碱性基团取代的呋喃环；法莫替丁为碱性基团取代的噻唑环。平面的极性基团，如西咪替丁为氰基胍；雷尼替丁为硝基脲；法莫替丁为氨基磺酰脒基。上述两个基团是通过一条易扭曲的柔性原子链连接，链的长度与拮抗活性有关。

活动 2　学习质子泵抑制剂的知识

学习材料

（一）质子泵抑制剂的有关知识

质子泵即 H^+/K^+-ATP 酶。该酶催化胃酸分泌，使氢离子与钾离子交换，氢离子分泌于胃中成为胃酸。质子泵抑制剂比 H_2 受体拮抗剂的作用面广，对组胺、乙酰胆碱或胃泌素刺激 H_2 受体、乙酰胆碱受体、胃泌素受体引起的胃酸分泌均可抑制。质子泵抑制剂是已知的对胃酸分泌抑制作用最强的抑制剂。质子泵仅存在于胃壁细胞表面，故质子泵抑制剂的作用较 H_2 受体拮抗剂专一，选择性高，不良反应小。

奥美拉唑（Omeprazole）是第一个上市的质子泵抑制剂，对各种原因引起的胃酸分泌过多有强而持久的抑制作用。对奥美拉唑进行结构改造，又得到了兰索拉唑（Lansoprazole）、泮托拉唑（Pantoprazole）等一系列药物。兰索拉唑的作用比奥美拉唑强 2～10 倍，潘托拉唑在疗效、稳定性、对胃壁细胞的选择性上比兰索拉唑更好。

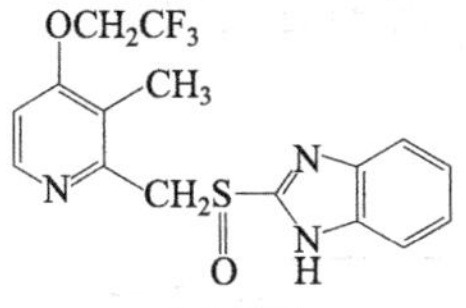

OCH_2CF_3 CH_3 N CH_2S O N H

兰索拉唑

OMe OMe N CH_2S O N H $OCHF_2$

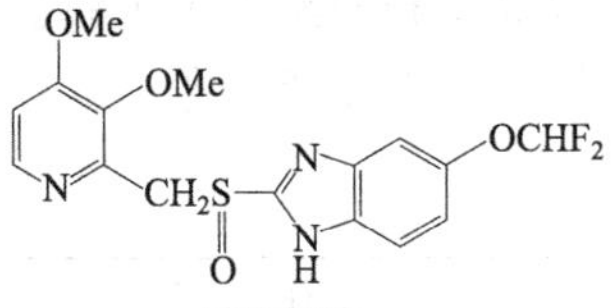

泮托拉唑

（二）典型药物

奥美拉唑（Omeprazole）

OMe H_3C CH_3 N CH_2S O N H OMe

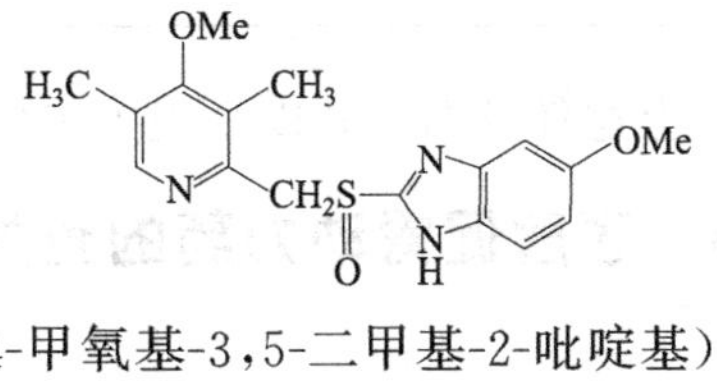

化学名称：5-甲氧基-2-[(4-甲氧基-3,5-二甲基-2-吡啶基)甲基]亚磺酰-1*H*-苯并咪唑。

别名：洛赛克。

本品为白色或类白色结晶，熔点 156℃。易溶于 DMF，溶于甲醇，难溶于水。

本品具有酸碱两性，在水溶液中不稳定。对光、湿、酸等条件十分敏感；其原料药仅可在避光、低温条件下储存，并且常常由类白色变为棕红色，遇酸迅速分解。本品口服制剂为有肠溶衣的胶囊。

奥美拉唑的结构由苯并咪唑环、吡啶环和连接这两个环系的亚磺酰基组成。本品在体外无活性，进入胃壁细胞后，在氢离子的影响下转化成次磺酰胺活性代谢物发挥作用。奥美拉唑口服后在十二指肠吸收，可选择性地聚集在胃壁细胞的酸性环境中，能存留24h，因而作用持久。本品适用于胃溃疡、十二指肠溃疡、应激性溃疡、反流性食管炎等。

做一做

根据以上学习材料和网络上有关质子泵抑制剂的知识，完成表9-6。

表9-6 质子泵抑制剂学习讨论表

讨论主题	讨论结果
什么是质子泵抑制剂？作用是什么？	
质子泵抑制剂有何结构特点？	
奥美拉唑有何作用特点？与 H_2 受体拮抗剂比较有何优点？	

活动3 汇报展示学习成果

通过学生分组讨论、学习活动1、活动2的内容和网络上抗消化道溃疡药的相关知识，教师指导，每组均完成任务书。每组选出代表讲述任务书完成情况，并展示小组成果，教师点评，给予鼓励，并对学习过程、学习成果进行评价和考核。

任务四 自主学习——促胃动力药

任务目标 1. 了解胃动力不足的症状
2. 熟知促胃动力药的类型
3. 熟知吗丁啉药物的特点

实施过程 1. 学生通过资料和网络自主了解促胃动力药的有关知识
2. 教师引导，学生完成任务书

任务书

序号	任 务	完成过程说明	成果展示
1	胃动力不足的症状		
2	促胃动力学的类型及特点		
3	吗丁啉的应用特点		

完成本任务的学习后，填写上述任务书，并以小组为单位及时交送老师。

活动1 了解促胃动力药的有关知识

学习材料

（一）胃动力不足的症状及促胃动力药物类型

功能性胃肠病也是目前常见的消化系统疾病，如功能性消化不良、功能性便秘等。这些功能性胃肠病的症状大部分和胃肠动力障碍有关，表现为胃排空延缓，胃窦、幽门和十二指肠协调异常或肠内容物通过过慢，患者有腹胀、恶心、便秘等症状，为解决胃肠动力障碍，需要促动力药，以增强胃肠收缩力、加速胃肠运转及减少胃肠内容物通过时间。

第一代促动力药如甲氧氯普胺，又名胃复安。它可作用于胃肠道和中枢神经系统，兼有促动力和止吐的功效。但其中枢神经系统不良反应较严重，可出现嗜睡、倦怠、疲劳等症状。

第二代促动力药物是多潘立酮，商品名为吗丁啉。

第三代促动力药是西沙比利，它对整个胃肠道包括从食管到肛门括约肌均有促动力作用。

（二）典型药物

多潘立酮（Domperidone）

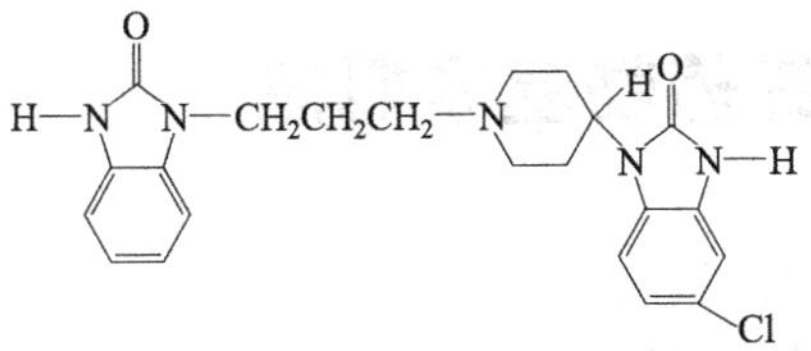

化学名称：5-氯-1{1-[3-(2-氧-1-苯并咪唑啉基)丙基]-4-哌啶基}-2-苯并咪唑啉酮。

别名：吗丁啉。

本品为白色或类白色粉末。微溶于乙醇，极微溶于丙酮，几乎不溶于水。一般情况下稳定。

本品为一种特效的外周多巴胺受体拮抗剂，直接作用于胃肠壁，可增加食管下部括约肌张力，防止胃食管反流，增强胃蠕动，促进胃排空，协调胃与十二指肠运动，抑制恶心、呕吐、并能有效地防止胆汁反流，不影响胃液分泌。

适用于由胃排空延缓、胃食管反流、食管炎引起的消化不良症，如上腹部胀感、腹胀、上腹疼痛、嗳气、肠胃胀气、恶心、呕吐、口中带有或不带有胃内容物反流的胃烧灼感。也可用于功能性、器质性、感染性、饮食性、放射性治疗或化疗所引起的恶心、呕吐等。

活动2　汇报展示学习成果

通过学生分组讨论、学习活动1的内容和网络上促胃动力药物的相关知识，教师指导，每组均完成任务书。每组选出代表讲述任务书完成情况，并展示小组成果，教师点评，给予鼓励，并对学习过程、学习成果进行评价和考核。

思　考　题

1. H_1 和 H_2 受体拮抗剂分别能治疗哪些病？
2. 组胺 H_1 受体拮抗剂怎样分类？试举例说明。
3. 常用的抗溃疡药有哪些？各举一例。
4. 抗溃疡药质子泵抑制剂和组胺 H_2 受体拮抗剂作用机理有什么不同？

项目十 心血管系统药物

项目说明

本项目共完成八个学习任务，主要通过学生分组进行学习、讨论、实践、教师指导等活动，理解并掌握心血管系统药物的类型、结构特征以及重点药物的名称、结构、性质和临床应用特点，目的在于帮助学生胜任对该类药物的制剂、检验、贮存和指导患者合理用药等工作岗位上工作。

任务一 心血管系统药物基本概念

任务目标 1. 理解心血管系统的概念

2. 熟知心血管系统药物的类型

实施过程 1. 学生在教师指导下阅读教材，了解心血管系统的组成和功能

2. 学生在教师指导下阅读教材，了解常见的心血管系统疾病的种类和治疗药物

3. 学生分组学习心血管系统药物的有关知识

4. 教师指导，归纳总结

5. 学生完成任务书

教学准备 1. 教师准备任务书及学习材料

2. 学生预习学习材料，并利用药品实物（包装）、说明书、《中国药典》（2010年版）二部、专业期刊和网络媒体资源了解心血管系统药物的有关知识

任务书

序号	任务	完成过程说明	成果展示
1	心血管系统的概念，心血管系统的功能		
2	常见的心血管系统疾病		
3	列表写出常见心血管系统药物的分类		

完成本任务的学习后，填写上述任务书，并以小组为单位及时交送老师阅示。

活动1 认识心血管系统疾病及防治药物类型

案例

【10-1】 谭某某，女，19岁，因头痛头晕1年加重1周后到医院检查，量血压220/120mmHg，遂以“继发性高血压”住院治疗。

男性，65岁，持续心前区痛4h。即午饭后突感心前区痛，伴左肩臂酸胀，自含硝酸甘油1片未见好转，伴憋气、乏力、出汗，二便正常。既往高血压病史6年，最高血压160/100mmHg，未规律治疗，糖尿病病史5年，一直口服降糖药物治疗，无药物过敏史，吸烟10年，每日20支左右，不饮酒。经检查，以冠心病、急性心肌梗死、急性左心衰竭、高血压病Ⅲ期（1级，极高危险组）、糖尿病入院救治。

议一议

根据以上案例和你已掌握的知识，同学们讨论，完成表10-1。

表10-1 心血管系统疾病和药物分类讨论表

讨论主题	讨论结果
心血管疾病有哪些？	
你知道的治疗药物有哪些？	
根据用途不同，给出你所知道的药物分类	

学习材料

心血管系统疾病及药物分类

心血管系统是一个封闭的管道系统，由心脏和血管所组成。心脏是血液循环的动力器官，血管是运输血液的管道。通过心脏有节律性的收缩与舒张，推动血液在血管中按照一定的方向不停地循环流动，称为血液循环。血液循环是机体生存最重要的生理机能之一。

由于血液循环，其全部机能才得以实现，如：运输功能，即将营养物质运送到全身各部组织细胞进行新陈代谢，同时又将其代谢产物如CO_2、尿素等运送到肺、肾和皮肤排出体外；防卫功能，即血液内的一些细胞和抗体，能吞噬、杀伤及灭活侵入体内的细菌和病毒，并能中和它们所产生的毒素；内分泌功能，即心脏分泌心房肽，有利尿和扩张血管的作用并随时调整分配血量，以适应活动着的器官、组织的需要，从而保证了机体内环境的相对恒定和新陈代谢的正常进行。循环一旦停止，生命活动就不能正常进行，最后将导致机体的死亡。

当心血管系统出现异常，就会患心血管系统疾病。常见的心血管系统疾病包括高血压病、冠心病及心绞痛、高脂血症、心律失常、心力衰竭等。根据药物用途不同，将心血管系统药物分为血脂调节及抗动脉硬化药、抗心绞痛药、抗高血压药、抗心律失常药、强心药、抗血小板及抗凝药等。

目前，心血管疾病已成为危害人类健康的第一大疾病。我国心血管疾病防治的严峻形势成为医药工作者的共识。众多权威专家指出，心血管疾病防治只面对临床是不够的，预防更为重要。我们应切实推动医学转化进程，加强心脑血管疾病的防治，特别是在防而非治。一方面临床药物干预，包括提高降压药和降脂药等预防心脑血管疾病药物的使用率等；另一方面，通过提倡预防，减少吸烟，特别是二手烟的危害，减少食盐和反式脂肪酸的摄入及健康饮食、增加运动等方式，预防心脏病和脑卒中病例的发生。

活动2 汇报学习成果

通过学生分组讨论、学习以上内容和网络上心血管系统疾病的相关知识，教师巡回指导，每组均完成任务书。每组选出代表讲述任务书完成情况，并展示小组成果，教师点评，给予鼓励，并对学习过程、学习成果进行评价和考核。

任务二 血脂调节药

任务目标 1. 熟知常用血脂调节药的类型

2. 了解氯贝丁酯的结构特点和理化性质

3. 熟知洛伐他汀的结构特点和理化性质

实施过程 1. 学生阅读教材，并分组了解高血脂的成因和危害

2. 学生在教师指导下阅读教材，熟知常用血脂调节药的类型

3. 学生在教师重点指导下，学习氯贝丁酯和洛伐他汀的知识

4. 教师指导，归纳总结

5. 学生完成任务书

教学准备 1. 教师准备任务书及学习材料

2. 学生预习学习材料，并利用药品实物（包装）、说明书、《中国药典》(2010年版）二部、专业期刊和网络媒体资源了解心血管系统药物的有关知识

任务书

序号	任务	完成过程说明	成果展示
1	高血脂的概念和其危害		
2	常用血脂调节药的分类，举例说明		
3	分析氯贝丁酯的结构特征，说明异羟肟酸铁反应		
4	分析洛伐他汀的结构特征，说明其稳定性		

完成本任务的学习后，填写上述任务书，并以小组为单位及时交送老师阅示。

活动1 讨论高血脂的成因、危害及血脂调节药

案例

【10-2】 患者，男，53岁，干部，高脂饮食多年。因心前区疼痛6年，加重伴呼吸困难，入院前10h，于睡眠中突感心前区剧痛，并向左肩部、臂部放射，且伴大汗、呼吸困难，咳出少量粉红色泡沫状痰液，急诊入院。入院后经治疗无好转，于次日死亡。

尸检结果显示，主动脉有散在灰黄色或灰白色斑块隆起，部分有钙化、出血，腹主动脉的斑块有溃疡形成。脑底动脉管壁呈偏心性增厚变硬，腔狭窄。冠状动脉：左冠状动脉主干壁增厚，管腔Ⅲ度狭窄，前降支从起始至2.5cm处管壁增厚，管腔Ⅱ～Ⅳ度狭窄，左旋支管腔Ⅱ～Ⅲ度狭窄；右冠状动脉距起始部0.5～5cm处管壁增厚，腔Ⅲ～Ⅳ度狭窄，室间隔大部，左心室前壁、侧壁、心尖部，右室前壁内侧心肌变软、变薄，失去光泽，镜下见有不同程度的心肌坏死，右室后壁亦有多个灶性坏死区。

议一议

根据以上案例和你已掌握的知识，同学们讨论，完成表10-2。

表10-2 高血脂危害讨论表

讨论主题	讨论结果
患者死亡的原因是什么？	
尸检结果如何？	
如何预防高血脂？	

学习材料

高血脂

人的血脂指标由4项组成：总胆固醇、甘油三酯、低密度脂蛋白（LDL）胆固醇、高密

度脂蛋白（HDL）胆固醇。总胆固醇、甘油三酯和低密度脂蛋白（LDL）胆固醇3项中，只要有任何一项超标就属于血脂异常（高密度脂蛋白胆固醇高，有抗粥样硬化的作用）。血浆胆固醇高于230mg/100mL，甘油三酯高于140mg/100mL，统称为高脂血症，当血脂含量尤其是胆固醇的量过高，血脂及其分解产物会沉积在血管内壁上，这些多余的物质就像泥垢一样在血管上沉积并形成斑块，使血管严重狭窄甚至闭塞，血液流通不畅或阻断。血中的胆固醇又与动脉弹性硬蛋白结合，使血管变硬、变脆，失去原本的弹性，导致重要器官动脉供血不足，从而引发冠心病、脑卒中、肢体坏死等。不仅如此，血脂异常还可引发诸如高血压、糖尿病、老年痴呆、肝硬化等多种疾病，甚至诱发癌症。有统计证实，全世界每天因血脂异常引发的心脑血管疾病死亡人数近3600人；我国每年因血脂异常引起的心梗、脑梗、脑卒中、偏瘫而致残、致死人数以每年12%的速度递增。为此，有人把高脂血症称为吞噬人类健康的第一隐形杀手。

控制血脂是针对冠状动脉粥样硬化和冠心病的重要预防和治疗方法，故血脂调节药又称动脉粥样硬化防治药。本类药物可以减少体内胆固醇的吸收，防止和减少脂类的合成，促进脂质的代谢等，从而产生降血脂的作用。根据结构和作用可分为如表10-3所示的几类。

表10-3　血脂调节药的类型

分类		作用机制	代表药物
主要降低胆固醇和VLDL的药物	羟甲戊二酰辅酶A还原酶抑制剂	羟甲戊二酰辅酶A还原酶抑制剂，抑制胆固醇合成	洛伐他汀、辛伐他汀、氟伐他汀、阿托伐他汀
	阳离子交换树脂	促进胆酸排出，加速胆固醇代谢	考来烯胺
	植物固醇类	与胆固醇竞争吸收位置	β-谷甾醇
	甲状腺素类	促进胆固醇分解代谢	右旋甲状腺素
主要降低甘油三酯和VLDL的药物	烟酸类	使肝脏中甘油三酯合成减少	烟酸、烟酸肌醇酯、烟酸戊四醇酯
	苯氧基烷酸类	促进CM和VLDL中甘油三酯水解	氯贝丁酯、非诺贝特、吉非贝奇

活动2　学习血脂调节药重点药物

学习材料

典型血脂调节药

氯贝丁酯（Clofibrate）

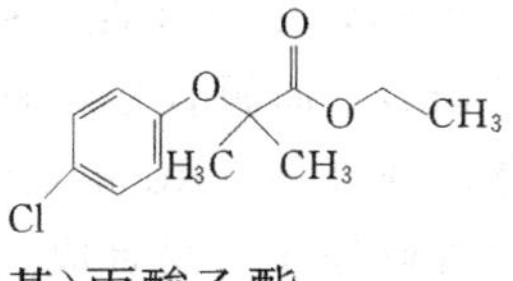

化学名称：2-甲基-2-(4-氯苯氧基)丙酸乙酯。

本品为无色至黄色的澄明油状液体，有特臭，味初辛辣后变甜。遇光色渐变深，需避光保存。本品在乙醇、丙酮、三氯甲烷、乙醚或石油醚中易溶，在水中几乎不溶。

本品具有酯的结构特征，易水解。在碱性条件下与盐酸羟胺反应生成异羟肟酸钾，再经酸化后，加1%三氯化铁水溶液溶液生成异羟肟酸铁，显紫色。

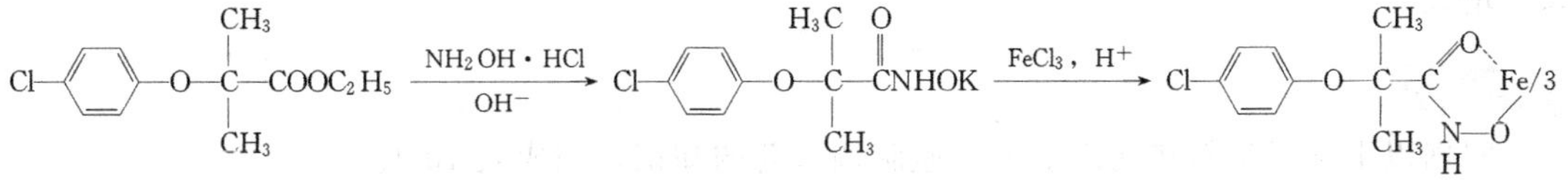

$$Cl\text{-}C_6H_4\text{-}O\text{-}C(CH_3)_2\text{-}COOC_2H_5 \xrightarrow[OH^-]{NH_2OH \cdot HCl} Cl\text{-}C_6H_4\text{-}O\text{-}C(CH_3)_2\text{-}CONHOK \xrightarrow{FeCl_3,\ H^+} \text{异羟肟酸铁}(Fe/3)$$

本品是第一个临床应用的苯氧乙酸类药物，且是前体药物，在体内水解转化为氯贝丁酸产生作用。本品为降血脂药，显著降低甘油三酯，尤其降低 VLDL，还可以降低腺苷酸环化酶的活性并能抑制乙酰辅酶 A，降低血小板的黏附聚集，减少血栓形成。

本品 20 世纪 60～70 年代曾是广泛使用的药物，长期使用不良反应较多：致心律失常作用，使胆囊炎、胆结石和肿瘤发病率增加，由此造成的死亡率已超过控制冠心病的病死率，目前，临床已少应用。由氯贝丁酯经结构改造得到的药物非诺贝特（Fenofibrate）和吉非贝齐（Gemfibrozil）不仅降血脂效果优于氯贝丁酯，而且不良反应较小。

洛伐他汀（Lovastatin）

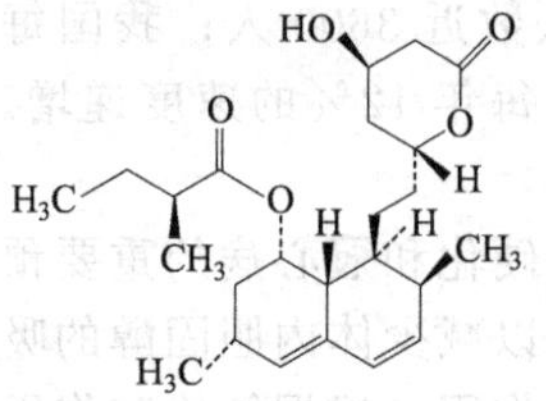

洛伐他汀是第一个他汀类药物，1987 年由 Merck 公司开发上市，是一种真菌代谢产物。本品结构中具有内酯结构，是前药。在肝脏内经酶水解生成 *β*-羟基酸的活性形式而发挥药效。

本品为白色或类白色结晶，无臭，无味，略有引湿性。本品在三氯甲烷中易溶，在丙酮中溶解，在乙醇、乙酸乙酯或乙腈中略溶，在水中不溶。

本品分子内具有 *δ*-内酯环（吡喃）结构，在酸、碱条件下，可迅速水解，生成较稳定的羟基酸。

本品放置过程中，因 *δ*-内酯环（吡喃）结构上的羟基发生氧化反应，而生成二酮吡喃衍生物。本品应遮光，密封保存。

本品能降低血中胆固醇含量，且可提高血浆中高密度脂蛋白的水平，副作用较少。

知识拓展

羟甲戊二酰辅酶 A 还原酶抑制剂

羟甲戊二酰辅酶 A 还原酶（HMC-CoA 还原酶）是体内生物合成胆固醇的限速酶，通过抑制该酶的作用，可有效降低体内胆固醇的水平。该类药物又称他汀类药物，在 20 世纪 80 年代问世，因对原发性高胆固醇血症的疗效确切，明显降低冠心病的发病率和死亡率，无严重不良反应，受到人们的重视。

他汀类药物有洛伐他汀（Lovastatin），以及在此基础上半合成的辛伐他汀（Simvastatin）和普伐他汀钠（Pravastatin sodium），而氟伐他汀钠（Fluvastatin sodium）、阿托伐他汀钙（Atorvastatin calcium）和瑞舒伐他汀钙（Rosuvastatin calcium）是全合成的他汀类药物，这三种药物结构简单，无多个手性碳原子，易合成。

他汀类药物结构中都具有二羟基戊酸的基本药效基团，洛伐他汀和辛伐他汀结构中含有 *β*-羟基六元内酯环，为前体药物，需在体内酯酶的作用下分解成二羟基戊酸的基本药效基团发挥作用。

在临床上，他汀类药物有横纹肌溶解的风险，与苯氧乙酸类药物联合使用，横纹肌溶解风险增大。

做一做

根据以上学习材料和网络上关于血脂调节药的知识，完成表 10-4。

表 10-4　血脂调节药学习讨论表

药物	结构特征	性　质	临床作用
氯贝丁酯			
洛伐他汀			

活动 3　汇报展示学习成果

通过学生分组讨论、学习以上内容和网络上血脂调节药的相关知识，教师巡回指导，每组均完成任务书。每组选出代表讲述任务书完成情况，并展示小组成果，教师点评，给予鼓励，并对学习过程、学习成果进行评价和考核。

任务三　实践学习——烟酸制备和鉴定操作技术

任务目标　1. 掌握酯化反应的操作技术

2. 进一步巩固和熟悉重结晶的操作技术

3. 学会烟酸化学鉴定方法和技术

实施过程　1. 学生分组学习、讨论烟酸的制备过程和定性鉴定技术

2. 在教师的指导下，完成烟酸制备方案和定性鉴定方案

3. 在教师的指导下，完成烟酸的制备和定性鉴定

教学准备　1. 教师准备学习材料及烟酸制备和定性鉴定需用的试剂

2. 学生预习学习资料，利用网络平台获取烟酸制备和定性鉴定的相关技术、知识

任务书

序号	任务	完成过程说明	成果展示
1	分析烟酸的结构,设计其合成路线		
2	分析烟酸结构,给出定性鉴定的方法		
3	说明制备过程中控制的技术要点及控制方法		
4	定性鉴定中应注意的问题		

完成本任务的学习后，填写上述任务书，并以小组为单位及时交送老师阅示。

活动 1　学习烟酸制备和定性鉴定技术

学习材料

（一）化学反应原理

$$\text{3-甲基吡啶}(CH_3) + KMnO_4 \longrightarrow \text{烟酸钾}(COOK) + MnO_2$$

$$\text{烟酸钾}(COOK) + HCl \longrightarrow \text{烟酸}(COOH) + KCl$$

（二）主要试药及仪器

（1）试剂　制备及定性鉴定所需试剂见表 10-5。

表 10-5 制备及定性鉴定所需试剂（药品）

原料名称	规格	用量	质量比	物质的量之比
3-甲基吡啶	药用或 CP	5g	1	1
纯水	药用	适量		
高锰酸钾	CP	21g	4.2	1
浓盐酸	CP	适量		
活性炭	CP	适量		

(2) 仪器　集热式磁力搅拌器、球形冷凝管、温度计（100℃）、电热套、三颈瓶（250mL）、常压蒸馏装置、圆底烧瓶（250mL）、抽滤装置、水浴锅、烧杯（500mL）、烘箱、定量滤纸等。

（三）操作步骤

1. 制备

在安装球形冷凝管、温度计的250mL三颈瓶中，加入3-甲基吡啶5g，纯水200mL，待加热至80℃，分次加入高锰酸钾21g，控制反应温度在85～90℃，加毕，继续搅拌维持反应60min。反应停止后，改成常压蒸馏装置，蒸出水及未反应的3-甲基吡啶，至馏出液无浑浊时，趁热过滤，用12mL沸水分三次洗涤滤饼（二氧化锰），弃去滤饼，合并滤液与洗液，得烟酸钾水溶液。将烟酸钾水溶液移至250mL烧杯中，以浓盐酸酸化至pH3.8～4.0。放冷至30℃以下析出固体，过滤，抽干，得粗品。

2. 精制

将粗品移至250mL圆底烧瓶中，加粗品5倍量的纯水，水浴加热，轻轻振摇使溶解。稍冷，加少许活性炭，加热至沸，脱色10min。稍冷，趁热过滤，滤饼用少量热水洗涤，合并滤液，用冰水冷却析晶。待析晶充分后，抽滤，滤饼以少量冷水洗涤，抽干，压实，干燥，得纯品。称重，计算收率。

（四）鉴定

(1) 取本品约4mg，加2,4-二硝基氯苯8mg，研匀，置试管中，缓缓加热融化后，再加热数秒钟，放冷，加乙醇制氢氧化钾试液3mL，即显紫红色。

(2) 取本品约50mg，加水20mL溶解后，滴加0.4%氢氧化钠溶液至遇石蕊试纸显中性反应，加硫酸铜试液3mL，即缓缓析出淡蓝色沉淀。

（五）技术要点

(1) 若氧化反应彻底，二氧化锰沉淀滤去后，反应液不再显紫红色；若反应不彻底，则反应液显紫红色，可加少量乙醇，温热片刻，紫色即消失，重新过滤。

(2) 精制中加活性炭的量可由粗品颜色深浅来定，若颜色较深可多加一些。

活动 2　制定烟酸制备和定性鉴定方案

根据活动1的学习，学生分组讨论，教师巡回指导，制定烟酸制备和定性鉴定初步方案。

每组展示烟酸制备和定性鉴定初步方案，选一名代表讲述方案制定过程、烟酸制备和定性鉴定方法步骤、技术要点。

对每组制定的方案进行评价，教师总结，给予修改建议。

根据方案评价意见和教师的建议，每组优化烟酸制备和定性鉴定方案。

活动 3　学习实践：制备烟酸并定性鉴定

每组根据制定的烟酸制备和定性鉴定方案，完成烟酸的制备和定性鉴定实验，教师巡回指导，答疑解惑。学生按照教师要求完成实验，规范操作，注意安全，严防意外发生。

活动4　写出烟酸制备和鉴定实验报告书

任务完成后，每组写出烟酸制备和定性鉴定实践报告书（表10-6），并及时交给老师评阅。

表10-6　烟酸制备及定性鉴定实践报告书

实验题目		烟酸的制备及定性鉴定					
班级		小组		日期		天气	
实验目的							
反应原理							
试剂(药品)/仪器							
操作技术要点							
实验操作过程		操作步骤		实验现象		备注	
实验成果							
分析讨论							

活动5　汇报展示实践成果

每组选出一位代表，讲述烟酸制备和鉴定实验过程，并展示实践成果，教师及时给予鼓励，并依据考核方案给予评价（表10-7）。

表10-7　烟酸制备和定性鉴定评价表

项目	考核要点	配分	评分标准		扣分	得分
实验前准备	着装、行为	20	1. 着装符合实验实训要求	4分		
	环境		2. 检查岗位环境，干净、整洁，无其他物品	4分		
	仪器、试剂		3. 检查仪器、试剂是否符合本实验实训要求	4分		
	安全、工作记录等		4. 检查安全防护措施	4分		
			5. 任务书、记录册等准备情况	4分		
实验过程	仪器设备安装	40	1. 仪器安装操作正确	10分		
	试剂量取、投放		2. 是否检查	2分		
	操作过程		3. 试剂量取准确，加料符合工艺要求	8分		
			4. 操作规范	20分		
原始记录	填写	10	原始记录是否及时记录，准确，实事求是	10分		
实验结束	清场	10	1. 仪器设备清理洗涤	6分		
			2. 环境卫生清理干净、整洁	4分		
其他	任务书	20	1. 按时完成任务书	5分		
	小组活动		2. 小组学习、讨论积极、热烈	10分		
	相关知识		3. 正确回答教师提出的问题	5分		
总分						

任务四　抗心绞痛药物

任务目标　1. 了解心绞痛的相关知识

2. 熟知抗心绞痛药物的类型

3. 熟知硝苯地平的结构特点、化学稳定性和临床应用
4. 了解二氢吡啶类药物的特点

实施过程 1. 学生在教师指导下阅读教材，学习并理解心绞痛的相关知识
2. 学生自学和小组合作学习，熟知抗心绞痛药物的类型，并能举例
3. 学生在教师指导下阅读教材，熟知硝苯地平的结构特点、化学稳定性和临床应用
4. 学生自学和小组合作学习，并通过教师指导讨论，了解二氢吡啶类药物的特点
5. 学生在教师指导下阅读教材，熟知普萘洛尔的结构特点和临床应用
6. 学生在教师指导下阅读教材，了解地尔硫䓬的临床应用
7. 学生完成任务书
8. 教师指导，归纳总结

教学准备 1. 教师准备任务书及学习材料
2. 学生预习学习材料，并利用药品实物（包装）、说明书、《中国药典》(2010 年版）二部、专业期刊和网络媒体资源了解相关药物的有关知识。

任务书

序号	任　务	完成过程说明	成果展示
1	心绞痛的定义和和主要症状		
2	抗心绞痛药物的类型,并举例说明		
3	硝苯地平的结构特点和化学稳定性、临床应用		
4	二氢吡啶类药物的特点		
5	盐酸地尔硫䓬的有关知识		

完成本任务的学习后，填写上述任务书，并以小组为单位及时交送老师阅示。

活动 1　认识心绞痛

议一议

阅读 10-2 案例，同学们进行讨论，完成表 10-8。

表 10-8　心绞痛学习讨论表

讨论主题	讨论结果
患者有怎样的症状？	
尸检冠状动脉有何表现？	
你知道心绞痛发作时的救治方法吗？	

学习材料

心绞痛

心绞痛是指由于冠状动脉粥样硬化狭窄导致冠状动脉供血不足，心肌暂时缺血与缺氧所引起的以心前区疼痛为主要临床表现的一组综合征。冠心病目前在我国的发病率呈逐年上升趋势，严重危害着人民群众的健康和生活。冠心病一般包括五种类型，危害最严重的是急性心肌梗死，常需要紧急救治，否则危险性极高；发生率最高的是心绞痛，包括稳定性和不稳定性心绞痛，其中稳定性心绞痛属于最轻型的冠心病；此外还有心脏骤停、无痛性心肌缺血和

缺血性心肌病。这五种情况临床上可以互相转换，取决于病变是否进展、治疗是否有效。所以普及宣传冠心病的知识，积极有效地防止冠心病对于提高人民群众的健康是有重要意义的。

心绞痛是冠心病的常见临床症状，过度劳累、暴饮暴食、情绪激动、寒冷等情况下易诱发心绞痛。心绞痛发作要及时缓解，给予冠状动脉血管扩张药，增加冠状动脉血液流量，缓解心肌缺血缺氧。还可以通过降低心肌收缩力，减慢心率，降低心肌耗氧量，缓解心绞痛。

抗心绞痛药根据结构和作用可分为如表 10-9 所示的类型。

表 10-9　抗心绞痛药物的类型

<table>
<tr><th colspan="2">分　　类</th><th>作 用 机 制</th><th>代 表 药 物</th></tr>
<tr><td colspan="2">硝酸酯及亚硝酸酯类</td><td>在平滑肌细胞及血管内皮细胞内产生 NO 而舒张血管</td><td>硝酸甘油、硝酸异山梨酯</td></tr>
<tr><td rowspan="3">钙拮抗剂类</td><td>二氢吡啶类</td><td rowspan="3">抑制细胞外钙离子的内流，致心肌收缩力减弱，心率减慢，同时血管松弛，血压下降</td><td>硝苯地平、尼群地平</td></tr>
<tr><td>芳基烷胺类</td><td>维拉帕米</td></tr>
<tr><td>苯并硫氮杂䓬类</td><td>地尔硫䓬</td></tr>
<tr><td rowspan="2">β 受体拮抗剂</td><td>苯乙醇胺类</td><td rowspan="2">竞争性与 β 受体结合而产生拮抗作用，缓解心绞痛，降低血压和治疗心律失常</td><td>拉贝洛尔、索他洛尔</td></tr>
<tr><td>芳氧丙醇胺类</td><td>阿替洛尔、普萘洛尔</td></tr>
</table>

活动 2　学习抗心绞痛重点药物

学习材料

（一）抗心绞痛典型药物

硝苯地平（Nifedipine）

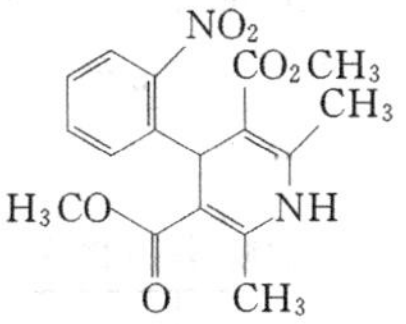

别名：心痛定、硝苯吡啶。

本品为黄色结晶性粉末；无臭，无味。极易溶于丙酮、二氯甲烷，溶于乙酸乙酯，微溶于甲醇、乙醇，几乎不溶于水。

本品具有 1,4-二氢吡啶环，结构对称。本品遇光极不稳定，可发生二氢吡啶环的芳构化反应，其中分子内部发生的光催化歧化反应除芳构化外，还能将硝基还原成亚硝基，对人体产生毒害作用。本品遇强热或撞击会发生爆炸，在生产、储存运输及使用中，应注意遮光。

本品具有硝基苯化合物的鉴别反应，遇 NaOH 溶液显橙红色。

口服后吸收迅速、完全。口服后 15min 起效，1～2h 达最大效应，嚼碎服或舌下含服达峰时间提前。本品有一定的首过效应，药物作用持续 4～8h。本品血管扩张作用强烈，主要用于预防和治疗心绞痛，特别适用于冠脉痉挛所致心绞痛，也可用于治疗高血压。

盐酸地尔硫䓬（Diltiazem hydrochloride）

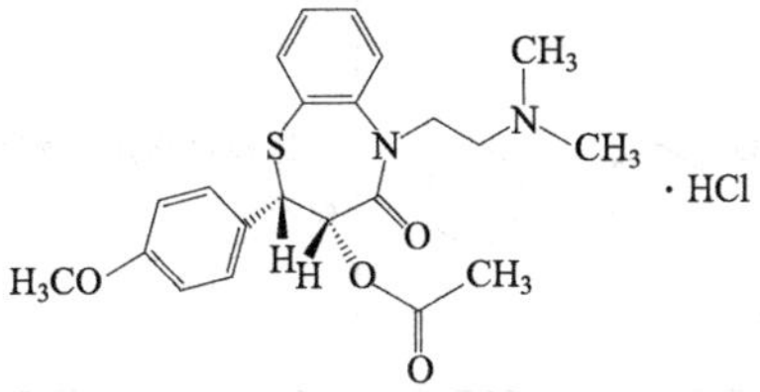

本品为白色或类白色的结晶或结晶性粉末；无臭，味苦。本品在水、甲醇或三氯甲烷中易溶，在乙醚中不溶。

本品是一类高选择性钙通道阻滞药，口服后通过胃肠道吸收比较完全，有较强的首过效应，部分药物被代谢，生物利用度为40%。本品1h起效，3h血液浓度达峰值。本品扩张冠状动脉及外周血管，使冠脉流量增加和血压下降，临床首选治疗阵发性室上性心动过速，还可用于心绞痛、高血压治疗。

硝酸异山梨酯（Isosorbide dinitrate）

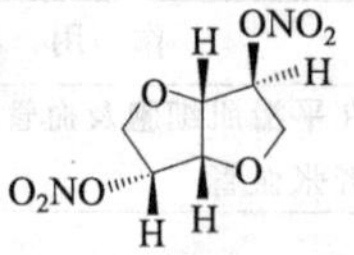

本品为白色结晶性粉末，无臭，熔点68～72℃。在遇热或撞击下易爆炸。在水中微溶，在乙醇中略溶，在丙酮或三氯甲烷中易溶。

本品主要扩张血管，用于预防和缓解心绞痛，也用于充血性心力衰竭。口服本品约30min见效，持续约5h，舌下含服约5min见效，持续2h。常见的不良反应有面部潮红、灼热、头晕、恶心等。长期服药有耐受性，与其他硝酸酯类药物有交叉耐药性。

本品的体内代谢物单硝酸异山梨酯（Isosorbide mononitrate），作用与硝酸异山梨酯相同，但作用时间较长。临床上用于预防和治疗心绞痛，与洋地黄或利尿剂合用治疗慢性心力衰竭。

（二）二氢吡啶类药物的特点

二氢吡啶类药物是目前临床上应用最广泛、作用最强的一类钙拮抗剂。主要有硝苯地平、尼群地平、尼卡地平、尼莫地平、非洛地平、氨氯地平等。

结构上，二氢吡啶类药物均具有1,4-二氢吡啶环，且结构对称。其临床应用的特点见表10-10。

表10-10 二氢吡啶类药物临床应用特点

药物名称	结构	作用特点
硝苯地平	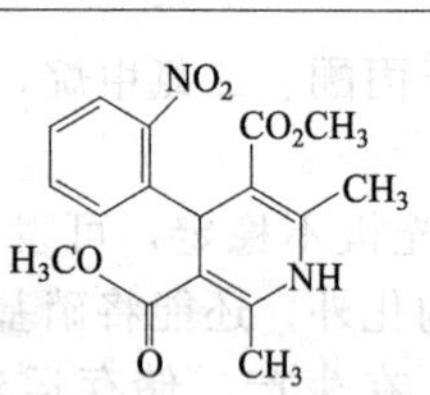	较强的扩张血管作用，用于心绞痛、高血压的治疗
尼群地平	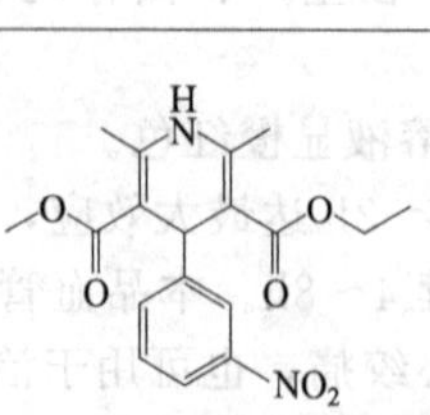	选择性作用于外周血管，降压持续时间长
尼卡地平	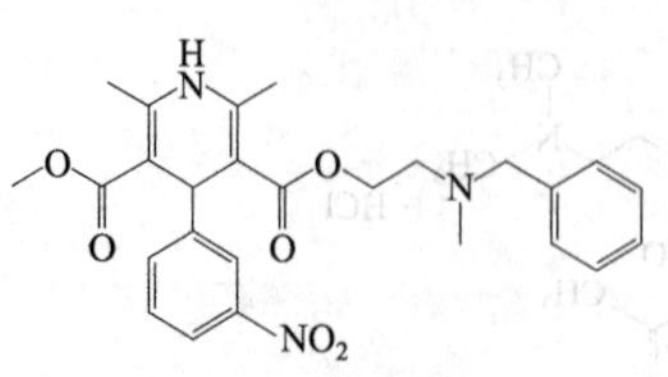	选择性作用于脑血管和脑组织，可用于治疗轻、中度高血压

续表

药物名称	结构	作用特点
尼莫地平	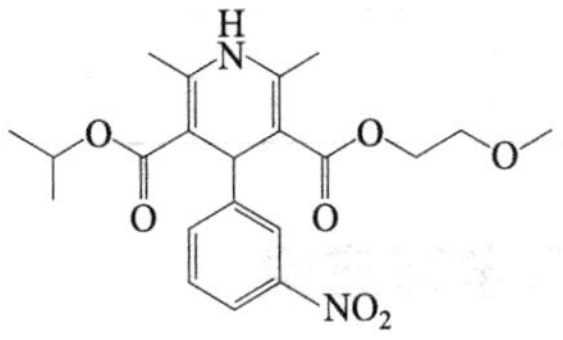 [structure]	选择性扩张脑血管和增加脑血流，为脑血管扩张药
非洛地平	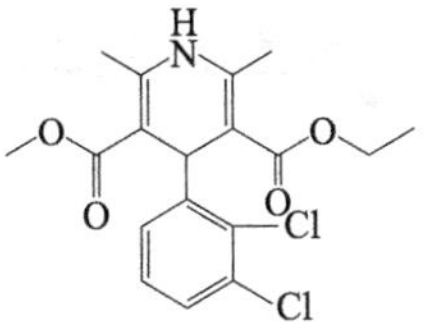 [structure]	对原发性高血压和充血性心衰有效
氨氯地平	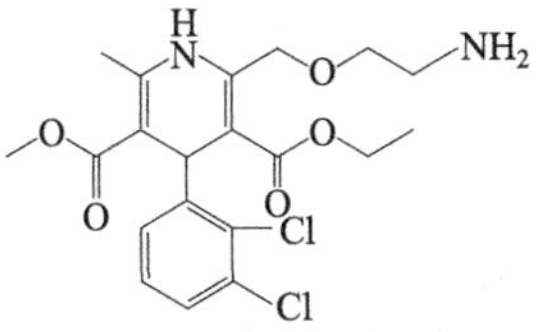 [structure]	扩张外周血管，降低血管阻力。用于中、轻度原发性高血压和稳定型心绞痛

知识拓展

钙通道拮抗剂

钙拮抗剂（calcium antagonists），也叫钙通道阻滞剂（calcium channel blockers），主要通过阻断心肌和血管平滑肌细胞膜上的钙离子通道，抑制细胞外钙离子内流，使细胞内钙离子水平降低而引起心血管等组织器官功能改变的药物。

在心肌和血管壁平滑肌细胞膜上都有钙离子通道，它像一扇大门一样控制钙离子的出入，细胞内钙离子浓度的增加，可以引起细胞的收缩，使血管阻力增加，血压升高。钙离子拮抗剂就像忠实的门卫，它与钙离子通道结合后，就阻止了钙离子进入细胞，从而使血管松弛，阻力减小，血压降低。另外，有些钙离子拮抗剂如氨氯地平（络活喜）、地尔硫䓬还能直接舒张供给心脏血液的冠状动脉，用于治疗心绞痛。

钙离子阻滞剂有多种，1987 年世界卫生组织将其分为选择性和非选择性两大类。在选择性钙离子阻滞剂中又分为：维拉帕米类、硝苯地平类和地尔硫䓬类三种。而非选择性的钙离子阻滞剂不用于抗高血压治疗。1992 年国际药理学联合会认为常用于抗高血压治疗的钙离子阻滞剂，选择性地作用于 L 型钙离子通道，结合部位在 α_1 亚单位，并根据其具体结合点，又将其分为四类：二氢吡啶类，如硝苯地平、尼群地平、氨氯地平和尼莫地平等；苯烷基胺类，如维拉帕米等；苯噻氮䓬类，如地尔硫䓬等；三苯哌嗪类，如桂利嗪和氟桂利嗪等。

二氢吡啶类的钙拮抗剂目前在临床上主要用于治疗高血压，常用的有硝苯地平、尼群地平、氨氯地平、非洛地平等。非二氢吡啶类钙拮抗剂主要用于心律失常（如维拉帕米）、和冠心病心绞痛（如硫氮䓬酮）。

做一做

根据以上学习材料和网络上有关钙离子拮抗剂的知识，完成表 10-11。

表 10-11　钙拮抗剂学习讨论表

讨论主题	讨论结果
钙通道拮抗剂有何作用？	
如何对钙通道拮抗剂进行分类？	
硝苯地平的结构特点、性质是什么？有哪些临床应用？	

活动 3　汇报展示学习成果

通过学生分组讨论、学习以上内容和网络上血脂调节药的相关知识，教师巡回指导，每组均完成任务书。每组选出代表讲述任务书完成情况，并展示小组成果，教师点评，给予鼓励，并对学习过程、学习成果进行评价和考核。

任务五　抗高血压药

任务目标
1. 了解高血压的相关知识
2. 熟知常用抗高血压药物的类型
3. 熟知盐酸可乐定的化学鉴定和临床应用
4. 熟知利血平的结构特点、化学稳定性和临床应用
5. 了解盐酸哌唑嗪的化学鉴定方法
6. 熟知卡托普利的化学稳定性和临床应用
7. 了解氯沙坦的结构特点和临床应用

实施过程
1. 学生在教师指导下阅读教材，了解高血压的相关知识
2. 学生自学和小组合作学习，熟知抗高血压药物的类型，并举例
3. 学生在教师指导下阅读教材，熟知盐酸可乐定的化学鉴定和临床应用
4. 学生在教师指导下阅读教材，熟知利血平的结构特点、化学稳定性和临床应用
5. 学生在教师指导下阅读教材，了解盐酸哌唑嗪的化学鉴定方法
6. 学生在教师指导下阅读教材，熟知卡托普利的化学稳定性和临床应用
7. 学生在教师指导下阅读教材，了解氯沙坦的结构特点和临床应用
8. 学生完成任务书
9. 教师指导，归纳总结

教学准备
1. 教师准备任务书及学习材料
2. 学生预习学习材料，并利用药品实物（包装）、说明书、《中国药典》(2010 年版）二部、专业期刊和网络媒体资源了解相关药物的有关知识

任务书

序号	任务	完成过程说明	成果展示
1	血压的形成，正常人的血压值，高血压的定义		
2	抗高血压药物按照药物的作用部位的分类，举例说明		
3	盐酸可乐定的化学鉴定方法，该药的临床应用特点		
4	利血平的结构特点、化学稳定性和临床应用特点		
5	盐酸哌唑嗪的化学鉴定方法		
6	卡托普利的化学稳定性和临床应用特点		
7	氯沙坦的结构特点和临床应用特点		

完成本任务的学习后，填写上述任务书，并以小组为单位及时交送老师阅示。

活动1　高血压及其药物

案例

【10-3】 32岁的李某，好不容易升为公司的中层干部，可付出的代价也很明显。由于经常过着紧张的生活，年纪轻轻的他在体检时发现自己患上了高血压。

2012年1到9月份，长沙市中心医院体检科共体检了14532人次，其中2271人有高血压，高血压患病率为15.63%，其中很大一部分人正当壮年（35岁到40岁）。

经有关部门调查，高血压患者呈年轻化趋势，经过调查，白领、精英、骨干易发心血管病，罪魁祸首就是高血压。出现高血压，只能以药物控制，不能治愈。我国高血压患病率呈逐年增长趋势，全国高血压患者已有2亿多人，且存在着严重的“三高”（发病率高、致残率高、死亡率高）、“三低”（知晓率低、服药率低、控制率低）的情况，我国已成为高血压危害最严重的国家。

阅读案例10-1和案例10-3，同学们进行讨论，完成表10-12。

表10-12　高血压及其危害讨论表

讨论主题	讨论结果
高血压的危害有哪些?	
我国成为高血压危害严重国家的原因是什么?	
你知道的降压药有哪些?	

学习材料

高血压及抗高血压药类型

血压是血液在血管内流动时作用于血管壁的压力，它是推动血液在血管内流动的动力。心室收缩，血液从心室流入动脉，此时，血液对动脉的压力最高，称为收缩压；心室舒张，动脉血管弹性回缩，血液继续慢慢向前流动，但血压下降，称为舒张压。

高血压是指成人（≥18岁）在安静状态下，动脉收缩压≥140mmHg（18.7kPa）和（或）舒张压≥90mmHg（12.0kPa），常伴有脂肪和糖代谢紊乱，以及心、脑、肾和视网膜等器官功能性或器质性改变的常见心血管疾病。其临床症状有头痛、头昏、心悸、失眠、心力衰竭、脑卒中、肾衰等。

抗高血压药物（表10-13）按照药物的作用部位和作用方式分为：中枢性降压药、作用于交感神经系统用的降压药、肾上腺素α_1受体阻滞药、利尿降压药、钙通道阻滞剂、血管紧张素转化酶抑制剂、血管紧张素Ⅱ受体拮抗剂及神经节阻断药、血管扩张药、钾通道开放剂等。

表10-13　抗高血压药物分类及举例

中枢性降压药	可乐定、甲基多巴、莫索尼定
交感神经系统的降压药	利血平
肾上腺素α_1受体阻滞药	哌唑嗪、特拉唑嗪
利尿降压药	氢氯噻嗪、呋塞米
钙通道阻滞剂	氨氯地平、维拉帕米、地尔硫䓬
血管紧张素转化酶抑制剂	维拉帕米、加洛帕米
血管紧张素受体拮抗剂	氯沙坦
β受体阻滞剂	普萘洛尔、阿替洛尔

活动2 学习抗高血压重点药物

学习材料

抗高血压典型药物

盐酸可乐定（Clonidine hydrochloride）

本品为2-[(2,6-二氯苯基)亚氨基]咪唑烷盐酸盐。

本品为白色结晶性粉末；无臭。在水或乙醇中溶解，在三氯甲烷中极微溶解，在乙醚中几乎不溶。

本品在碱性条件下，与新制的亚硝基铁氰化钠溶液反应，振摇后溶液变为紫色，放置后颜色变深。

本品有亚胺型与氨基型两种互变异构体，且以亚胺型为主要存在形式。

本品为抗高血压药，对原发性高血压及继发性高血压均有作用，也可用于预防偏头痛。

利血平（Reserpine）

化学名称：11,17-二甲氧基-18-[(3,4,5-三甲氧基苯甲酰)氧]育亨烷-16-甲酸甲酯。

别名：蛇根碱、血安平。

本品为白色至淡黄褐色的结晶或结晶性粉末；无臭，几乎无味，遇光色浅变深。本品在三氯甲烷中易溶，在丙酮中微溶，在水、甲醇、乙醇或乙醚中几乎不溶。

本品在光照条件下，可发生差向异构化，3β-H转变为3α-H，得无效的3-异利血平。

本品在光照及有氧条件下，极易氧化，氧化产物为具有黄绿色荧光的黄色物质3,4-二去氢利血平。进一步氧化生成具有蓝色荧光的物质3,4,5,6-四去氢利血平，再进一步氧化生成无荧光的褐色和黄色聚合物。其溶液变色更快，酸性条件下，也可促进其氧化。氧化是导致利血平分解失效的主要原因，所以本品应遮光密闭保存。

本品因结构中有两个酯键，在酸性及碱性条件下不稳定，易发生水解反应，生成利血平酸而失效。

本品为仲胺类生物碱，氮上氢原子可与亚硝酸发生加成反应，生成黄色的*N*-硝基仲胺类化合物。

本品为抗高血压药，用于轻度和中度高血压，常与其他抗高血压药合用。

盐酸哌唑嗪（Prazosin hydrochloride）

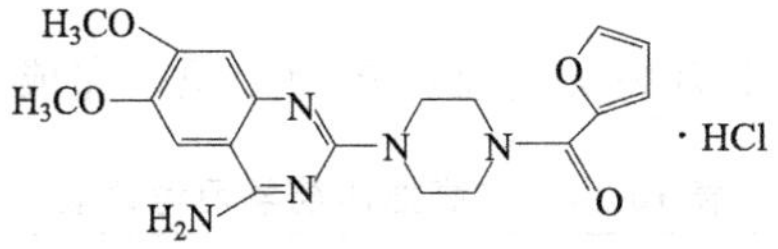

本品为1-(4-氨基-6,7-二甲氧基-2-喹唑啉基)-4-(2-呋喃甲酰)哌嗪盐酸盐。

本品为白色或类白色结晶性粉末；无臭，无味。本品在乙醇微溶，在水中几乎不溶。

本品结构中具有氨基，与碳酸钠等量拌匀，置干燥试管中，管口覆以1,2-萘醌-4-磺酸钠溶液湿润的试纸，在试管底部灼烧后，试纸显紫堇色，产物为对醌型缩合物。

本品为抗高血压药，适用于治疗轻、中度高血压，还可用于中、重度慢性充血性心力衰竭及心肌梗死后心力衰竭的治疗。

卡托普利（Captopril）

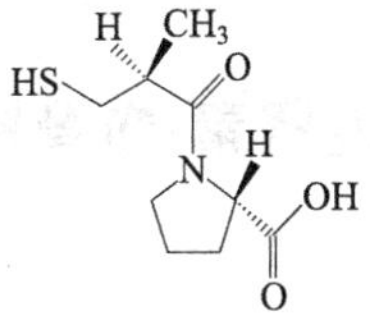

化学名称：1-[(2*S*)-2-甲基-3-巯基-1-氧代丙基]-L-脯氨酸。

别名：硫甲丙脯酸。

本品为白色或类白色结晶性粉末；有类似蒜的特臭；味咸。本品在甲醇、乙醇或三氯甲烷易溶，在水中溶解。

本品结构中含有巯基，具有还原性；水溶液氧化生成二硫化合物；也可被氧化剂氧化，如在酸性中被碘酸钾氧化。加入抗氧剂或螯合剂可延缓氧化。

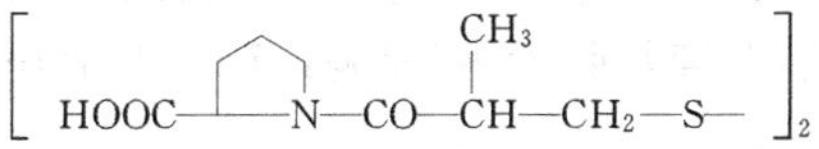

本品为第一个口服的血管紧张素转移酶抑制药，用于治疗各种类型的高血压，并能改善充血性心力衰竭患者的心脏功能。副作用有皮疹、嗜酸性粒细胞增高、暂时性味觉丧失及蛋白尿，与结构中的巯基有关。

氯沙坦（Losartan）

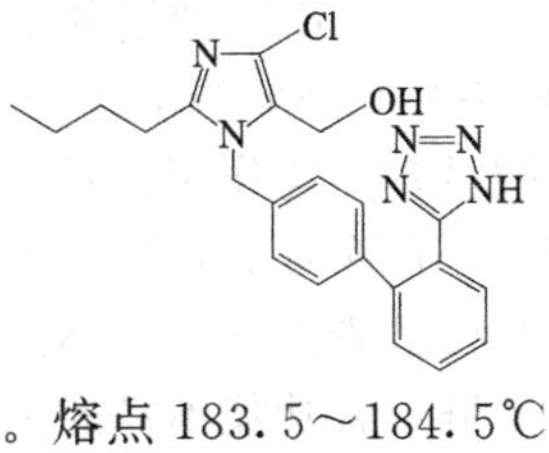

本品为淡黄色固体，难溶于水。熔点183.5～184.5℃。其结构可以看成由三部分组成：四氮唑环、联苯及咪唑环。其中四氮唑环为酸性基团，酸性中等，$pK_a=5\sim6$。药用其钾盐。

氯沙坦钾为白色或类白色结晶性粉末。极易溶于水，可溶于乙醇，微溶于有机溶剂，如乙腈和丁酮。

氯沙坦在胃肠道可迅速被吸收，生物利用度为33%。在体内被代谢为活性更强的甲酸衍生物，本品的作用应归因于氯沙坦和代谢物的联合作用。

氯沙坦是第一个上市的血管紧张素Ⅱ受体拮抗剂，特异性拮抗血管紧张素Ⅱ受体，具有强力、持久的降压作用和抗心衰及利尿作用，且无ACEI的致干咳等副作用，临床用于高血压和充血性心力衰竭。

做一做

根据以上学习材料和网络上有关抗高血压药物知识，完成表10-14。

表10-14　抗高血压药学习讨论表

药物	结构特征	性质	作用靶点	临床作用
盐酸可乐定				
利血平				
哌唑嗪				
卡托普利				
氯沙坦				

活动3　自主学习：影响肾素-血管紧张素-醛固酮系统药物

学习材料

（一）肾素-血管紧张素-醛固酮系统

肾素是球旁细胞分泌的一种酸性蛋白酶，能催化血浆中血管紧张素转变为血管紧张素Ⅰ。后者在血管紧张素转换酶的作用下，生成血管紧张素Ⅱ，血管紧张素Ⅱ作用于血管紧张素Ⅱ受体，使血管强烈收缩，也可刺激肾上腺皮质球状带细胞合成和释放醛固酮，导致血压升高。

由此可以看出，减少肾素分泌，或抑制血管紧张素转化酶的活性，或拮抗血管紧张素Ⅱ受体，也就是用药物影响肾素-血管紧张素-醛固酮系统，使血压下降。

（二）常用的影响肾素-血管紧张素-醛固酮系统药物类型

1. 血管紧张素转化酶抑制剂（ACE酶抑制剂）

这类药物的作用靶点是抑制血管紧张素转化酶的活性，使血管紧张素Ⅰ不能转化成血管紧张素Ⅱ，降低升高的血压。

按其化学结构分为三类：含巯基的ACE酶抑制剂如卡托普利；含二羧基的ACE酶抑制剂如赖诺普利等；含磷酰基ACE酶抑制剂如福辛普利等。

药理研究显示，结构中的两个酸性基团与作用关系较大，若有酸性基团被修饰（如酯化等），则为前体药物，在体内酶的作用下游离出来酸性基团发挥作用，如马来酸依那普利、福辛普利等。福辛普利为一个酸性基团被磷酰化，在体内能经肝或肾所谓双通道代谢生成福辛普利拉而发挥作用。本品特别适于肝或肾功能不良的患者使用。卡托普利和赖诺普利是当前临床使用的ACE酶抑制剂药物中两个非前体药物。

ACE酶抑制剂类药物在临床上可单独使用，也可与其他降压药联合使用，特别适用于患有充血性心力衰竭和糖尿病的高血压患者。

ACE酶抑制剂类药物的副作用有血压过低、血钾过低、咳嗽、皮疹、味觉障碍、头痛、头晕、恶心、呕吐、急性肾衰竭、蛋白尿及血管浮肿等。其中一部分副作用归因于一些药物的特定基团，如味觉障碍和皮疹与卡托普利的巯基有关。这类药物的最主要副作用是干咳，其原因与作用机制有关，在抑制 ACE 酶活性的同时，阻断了缓激肽的分解，增加呼吸道平滑肌分泌前列腺素等物质，刺激咽喉-气道所致。

2. 血管紧张素Ⅱ受体拮抗剂

20 世纪 90 年代出现了一类直接抑制血管紧张素Ⅱ受体的药物，如氯沙坦、缬沙坦和厄贝沙坦等。

血管紧张素Ⅱ受体拮抗剂作为新的一类降压药物，在临床应用上具有良好的抗心衰、利尿、降压作用，无 ACE 酶抑制剂的干咳副作用，且在心力衰竭、肾脏病及许多心脏肾血管病的防治中具有较广泛的前景。WHO/ISH1999 高血压指南中已将血管紧张素Ⅱ受体拮抗剂列入治疗高血压的六大类药物之一。

做一做

根据以上学习材料和网络上有关 ACE 酶抑制剂和血管紧张素Ⅱ受体拮抗剂的知识，完成表 10-15。

表 10-15　ACE 酶抑制剂和血管紧张素Ⅱ受体拮抗剂学习讨论表

讨论主题	讨论结果
肾素-血管紧张素-醛固酮系统对血压有何影响？	
ACE 酶抑制剂有哪些药物？结构特点和应用特点是什么？	
血管紧张素Ⅱ受体拮抗剂有何应用特点？	

活动 4　汇报学习成果

通过学生分组讨论、学习以上内容和网络上抗高血压药的相关知识，教师巡回指导，每组均完成任务书。每组选出代表讲述任务书完成情况，并展示小组成果，教师点评，给予鼓励，并对学习过程、学习成果进行评价和考核。

任务六　抗心律失常药物

任务目标　1. 了解心律失常的相关知识
2. 熟知常用抗心律失常药物和 β 受体阻滞剂的类型
3. 了解盐酸美西律的化学鉴定和临床应用
4. 熟知普萘洛尔的结构特点和临床应用

实施过程　1. 学生在教师指导下阅读教材，了解心律失常的相关知识
2. 学生自学和小组合作学习，了解抗心律失常药物的类型，并举例
3. 学生在教师指导下阅读教材，了解盐酸美西律的化学鉴定和临床应用
4. 学生自学和小组合作学习，熟知 β 受体阻滞剂的类型，并能举例
5. 学生在教师指导下阅读教材，熟知普萘洛尔的结构特点和临床应用
6. 学生完成任务书
7. 教师指导，归纳总结

教学准备　1. 教师准备任务书及学习材料
2. 学生预习学习材料，并利用药品实物（包装）、说明书、《中国药典》(2010 年版）二部、专业期刊和网络媒体资源了解相关药物的有关知识

任务书

序号	任务	完成过程说明	成果展示
1	心律失常的定义、分型，心律失常发生的影响因素		
2	常用抗心律失常药物的分类，并举例		
3	盐酸美西律的化学鉴定方法，临床应用特点		
4	β受体阻滞剂的类型，举例说明		
5	普萘洛尔的结构特点、临床应用特点		

完成本任务的学习后，填写上述任务书，并以小组为单位及时交送老师阅示。

活动1 讨论正常心率与心律失常

案例

【10-4】 患者，女，27岁，未婚，北京市房山区人。主诉咳喘1周，不能平卧半天。患者10年前体检胸透时发现心脏扩大，诊断为"先大性心脏病"，当时无任何症状，能参加一般体力劳动。此后逐渐发觉当劳动强度稍大时，即心慌气短。1年前安静时自觉胸闷气短，心悸，活动后加重，夜间不能平卧。1个月后，上述症状进一步加重，并出现尿少和双下肢水肿，当地医院以心包积液待查收治，治疗后症状有所减轻，住院17天出院。1周前因受凉感冒，又出现心慌气短，半天来症状加重，遂急诊收住院。

检查：体温37.4℃，脉搏200次/min，血压100/70mmHg。两颊紫红，口唇发绀，颈静脉怒张；两肺未闻啰音，叩诊心界向两侧扩大，心率200次/min，呈奔马律，因心率过快，各瓣膜有无杂音听不清。心电图示：室上性心动过速。

治疗：患者入院后立即吸氧，并予洋地黄和利尿剂等治疗，心率于1h后降至120次/min，5小时后降至100次/min，心慌气短明显好转。

议一议

阅读案例10-4，同学们进行讨论，完成表10-16。

表10-16 心律失常讨论表

讨论主题	讨论结果
患者心率是多少？	
患者有何症状？	
医生如何治疗？用了哪些药物？	
你还知道哪些药物治疗心律失常？	

学习材料

（一）心律失常

心脏的活动有一定的自律性、兴奋性和传导性。正常人的心率为60～100次/min。

心率小于60次/min，称为心动过缓；心率大于100次/min，称为心动过速；心率在60～100次/min，但时快时慢，称为心律不齐。三者统称为心律失常。心律失常是指由于心脏不正常冲动的形成及传导障碍导致的异位心律。心律失常的发生原因一般有生理性因素，如运动、情绪激动、进食、体位变化、睡眠、吸烟、饮酒或咖啡、冷热刺激等；

病理性因素，如心血管疾病、药物中毒、内分泌疾病、代谢异常、麻醉或手术等因素的影响。

心动过缓的治疗一般选用增强心肌自律性和（或）加速传导的药物，如拟交感神经药（异丙肾上腺素等）、迷走神经抑制药物（阿托品）。治疗心动过速则选用减慢传导和延长不应期的药物，如迷走神经兴奋剂（新斯的明、洋地黄制剂）、拟交感神经药（甲氧明、苯福林）间接兴奋迷走神经，或抗心律失常药物。

（二）抗心律失常药物的分类

抗心律失常药物的分类及举例见表10-17。

表10-17　常用抗心律失常药物分类及举例

分类	作用机制		代表药物	作用靶点
Ⅰ类	钠通道阻滞剂	Ⅰa	硫酸奎尼丁　普鲁卡因胺	适度阻滞钠通道
		Ⅰb	盐酸美西律　利多卡因	轻度阻滞钠通道
		Ⅰc	普罗帕酮	明显阻滞钠通道
Ⅱ类	β受体阻滞剂		盐酸普萘洛尔　阿替洛尔	抑制交感神经活性
Ⅲ类	钾通道阻滞剂		盐酸胺碘酮	抑制钾离子外流
Ⅳ类	钙通道阻滞剂		硫酸地尔硫䓬　盐酸维拉帕米	抑制钙离子缓慢内流

活动2　学习抗心律失常重点药物

学习材料

（一）抗心律失常典型药物

盐酸美西律（Mexiletine hydrochloride）

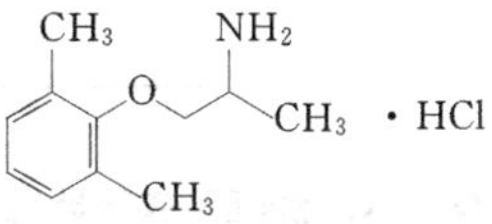

化学名称：(±)1-(2,6-二甲基苯氧基)-2-丙胺盐酸盐。

本品为白色或类白色结晶粉末；几乎无臭，味苦。在水或乙醇中溶解，在乙醚中几乎不溶。

本品与碘试液反应，生成棕红色复盐沉淀，系烃胺鉴别反应。

本品为抗心律失常药，主要用于慢性室性心律失常，如室性早搏、室性心动过速，特别适用于急性心肌梗死和洋地黄引起的心律失常。临床常用片剂和注射剂。

盐酸普萘洛尔（Propranolol hydrochloride）

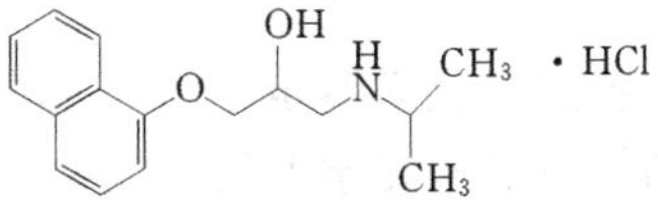

化学名称：1-异丙氨基-3-(1-萘氧基)-2-丙醇盐酸盐。

本品为白色或类白色的结晶性粉末；无臭，味微甜而后苦。本品在水或乙醇中溶解，在三氯甲烷中微溶；水溶液为弱酸性。

本品具有芳氧丙醇胺结构，侧链含有一个手性碳，*S*(－)型活性强，药用为外消旋体。

本品对热稳定，对光、酸不稳定，在酸溶液中，侧链氧化分解。

本品为β肾上腺素受体阻滞剂，主要用于心绞痛、窦性心动过速、心房扑动及颤动，也可用于早搏和高血压的治疗，但可抑制心脏，诱发哮喘。

（二）β受体阻滞剂

β受体阻滞剂可竞争性地与β受体结合而产生拮抗内源性神经递质或β受体激动剂的效应，主要包括对心脏兴奋的抑制作用和对支气管及血管平滑肌的收缩作用，使心率减慢、心肌收缩力减弱、心输出量减少、心肌耗氧量下降，还能延缓心房和房室结的传导。临床上用于治疗心律失常、缓解心绞痛以及降低血压等，是一类应用非常广泛的心血管疾病治疗药物。

绝大多数β受体阻滞剂都具有β受体激动剂异丙肾上腺素分子的基本骨架，其化学结构可分为苯乙醇胺类和芳氧丙醇胺类两种类型。

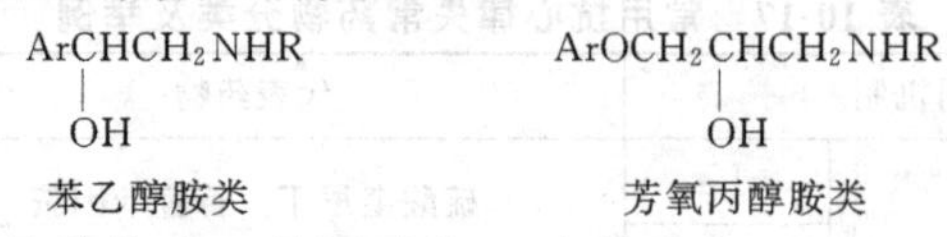

具有苯乙醇胺类结构的药物有：拉贝洛尔、索他洛尔。

具有芳氧丙醇胺类结构的药物有：普萘洛尔、阿替洛尔、噻吗洛尔、艾司洛尔等。

根据对β受体的选择性可分为：非选择性β受体阻滞剂（如普萘洛尔）；选择性阻滞β受体药物（如盐酸阿替洛尔、美托洛尔等）；非典型的β受体阻滞剂（如拉贝洛尔）。

做一做

根据以上学习材料和网络上有关抗心律失常药的知识，完成表10-18。

表10-18 抗心律失常药物学习讨论表

讨论主题	讨论结果
抗心律失常药的类型有哪些？	
β受体阻滞剂类型有哪些？药理作用是什么？	
盐酸普萘洛尔的结构和作用特点如何？	

活动3 汇报展示学习成果

通过学生分组讨论、学习以上内容和网络上抗心律失常药的相关知识，教师巡回指导，每组均完成任务书。每组选出代表讲述任务书完成情况，并展示小组成果，教师点评，给予鼓励，并对学习过程、学习成果进行评价和考核。

任务七 自主学习——地高辛与华法林

任务目标 1. 了解地高辛的结构特点和化学鉴定
2. 了解华法林钠的结构特点和化学鉴定

实施过程 1. 学生在教师指导下阅读教材，了解地高辛和华法林钠的结构特点和化学鉴定
2. 学生完成任务书
3. 教师指导，归纳总结

教学准备 1. 教师准备任务书及学习材料
2. 学生预习学习材料，并利用药品实物（包装）、说明书、《中国药典》(2010年版）二部、专业期刊和网络媒体资源了解相关药物的有关知识

任务书

序号	任务	完成过程说明	成果展示
1	地高辛的结构特点		
2	地高辛的化学鉴定方法		
3	华法林钠的结构特点		
4	华法林钠的化学鉴定方法		

完成本任务的学习后，填写上述任务书，并以小组为单位及时交送老师阅示。

活动1　了解地高辛的有关知识

学习材料

地高辛（Digoxin）

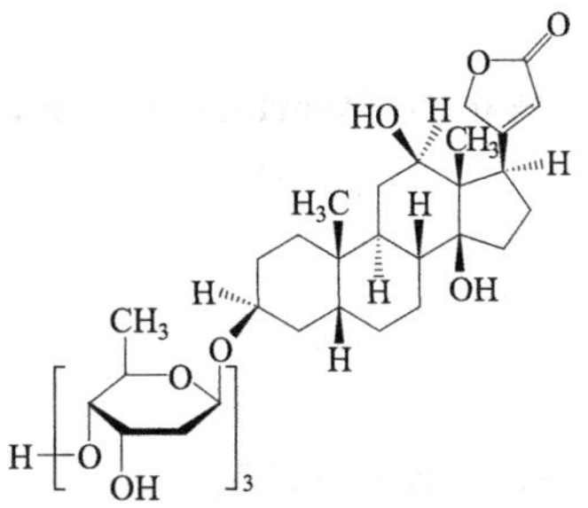

本品为白色结晶或结晶性粉末；无臭，味苦。在吡啶中易溶，在稀醇中微溶，在三氯甲烷中极微溶解，在水或乙醚中不溶。

本品结构包括糖和苷元两部分。苷元由甾核和 α,β-不饱和的五元内酯环组成；糖基部分由三个 β-D-洋地黄毒糖组成，糖分子之间以1,4-糖苷键相连。

本品约1mg，置小试管中，加含三氯化铁的冰醋酸1mL溶解后，沿管壁缓缓加硫酸1mL，使成两液层，接界处即显棕色；放置后上层显靛蓝色，以此进行鉴定。

本品为强心药。

知识拓展

地高辛的发现

人类从毛花洋地黄植物提取出的药物地高辛治疗心脏病已经有200多年的历史，而地高辛（Digoxin）也成为世界上治疗心力衰竭历史最悠久的药物。

1775年英国植物学家和医生威日林发现洋地黄类植物可以治疗浮肿。威日林医生在一份写于1785年的报告中写道：他被要求评估一份由希罗普郡的杭顿夫人提供的家庭秘方，在其他的医师的常规治疗都失败之后，她的草药制剂取得了不错的疗效。

精通植物学的威日林医生很快就从杭顿夫人的二十多种草药的配方中知道其治疗作用的关键成分是洋地黄。他指出洋地黄对有猩红热和咽喉肿痛之后发生浮肿的患者尤其有效。从此，洋地黄类药物逐渐在欧洲被广泛应用。

威日林医生后来的研究发现，猩红热和脓毒性咽喉炎都是由链球菌引起的，有可能损伤心脏瓣膜。功能受损的心瓣膜会导致充血性心力衰竭，而心脏的动力不足则直接引起体液的累积和浮肿。洋地黄的叶子里含有强心苷类40余种，而地高辛即是其中之一。洋地黄的花、种子和浆液里都含有这些成分，只是含量略低。在人体内地高辛的苷键被打开，生成洋地黄毒苷和糖。洋地黄毒苷能够提高心脏里的钙的含量，增强心肌细胞，减缓心律和提高心脏收缩的力量和速度。

1930 年，Burroughs Wellcome 制药公司的研究人员斯密斯成功分离出了地高辛。葛兰素史克（Glaxo Smith Kline）公司后来生产出来了地高辛的制剂。80 多年来，地高辛被广泛用于临床，治疗充血性心力衰竭以及心房性心律不齐。目前，地高辛仍然是治疗心力衰竭的基础药物，在多数情况下是一线首选药物之一。目前，仍然采用从毛花洋地黄植物中提取地高辛的方法。

新的研究证据表明，地高辛有效治疗的安全范围狭窄，治疗量与中毒量非常接近，个体差异亦较大，若服用不当，极易发生中毒反应。因此，在使用地高辛时需注意医生开处方要做到用法用量准确无误，患者要绝对遵照医嘱，按时按量应用，不得随意更改用药次数和剂量。

威日林医生医生于 1799 年去世。他的墓碑上刻着一朵毛花洋地黄花。

活动 2　了解华法林钠的有关知识

学习材料

华法林钠（Warfarin sodium）

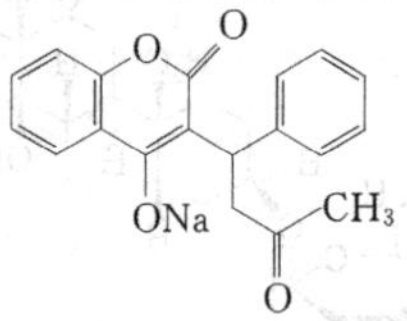

化学名称：3-(α-丙酮基苄基)-4-羟基香豆素钠盐。

本品为白色结晶性粉末；无臭，味微苦。在水中极易溶解，在乙醇中易溶，在三氯甲烷或乙醚中几乎不溶。

本品属于香豆素类化合物，具有苯并吡喃-2-酮基本结构。含有一个手性碳，*S*(—)型异构体活性强，临床用消旋体。

取本品 1g，加水 10mL 溶解后，加硝酸 5mL，滤过，取滤液，加重铬酸钾试液 3 滴，振摇，数分钟后溶液显淡绿蓝色，以此进行鉴定。

本品为抗凝血药。

活动 3　汇报展示学习成果

通过学生分组讨论、学习以上内容和网络上地高辛、华法林钠的相关知识，教师巡回指导，每组均完成任务书。每组选出代表讲述任务书完成情况，并展示小组成果，教师点评，给予鼓励，并对学习过程、学习成果进行评价和考核。

任务八　利尿药物

任务目标　1. 了解利尿药的作用靶点和分类
2. 掌握重点药物的结构特点、临床用途
3. 熟知螺内酯的体内代谢过程对药效的影响

实施过程　1. 学生在教师指导下阅读教材，通过讨论、小组活动等达到学习任务目标
2. 学生完成任务书
3. 教师指导，归纳总结

教学准备　1. 教师准备任务书及学习材料

2. 学生预习学习材料，并利用药品实物（包装）、说明书、《中国药典》(2010 年版）二部、专业期刊和网络媒体资源了解相关药物的有关知识

任务书

序号	任务	完成过程说明	成果展示
1	利尿药物作用靶点和用途		
2	呋塞米、氢氯噻嗪、螺内酯三种药物的结构特征和临床用途		
3	螺内酯的体内代谢过程及代谢产物的作用		
4	哪些药物是保钾利尿药？哪些药物排钠又排钾，临床上需要同服钾制剂？		

完成本任务的学习后，填写上述任务书，并以小组为单位及时交送老师阅示。

活动 1　学习利尿药物的类型

案例

【10-5】 患者，女，身高 1.6 米左右，体重 54 公斤，并不算胖，但她仍希望自己更骨感。有一天她从网上看到，吃利尿药能减肥，即买来速尿片，以每天 8 片的剂量吃了 3 个月。人是消瘦了，可越来越乏力，尿也渐渐变少，有时不吃药就排不出尿。经医院检查，她成了高尿酸、高血脂、高血糖的“三高”人士，肾功能受到难以逆转的损害。

议一议

阅读案例，完成表 10-19。

表 10-19　利尿药案例讨论表

讨论主题	讨论结果
案例中的患者服用了哪种药？	
服药后结果怎样？	
案例对你有哪些启发？	

学习材料

利尿药的分类

利尿药通过影响肾小球的过滤、肾小管的再吸收和分泌等功能发挥利尿作用。多数利尿药物影响原尿的重吸收，也影响 K^+、Na^+、Cl^- 等各种电解质的浓度和组成比列，因此，可以打破体内电解质的平衡，带来很多副反应。鉴于利尿药可使患者排出过多的体液，消除水肿，可用于治疗慢性心力衰竭引发的水肿、急性肺水肿、脑水肿等疾病；由于可减少血容量，可用于容量性高血压的治疗。利尿药根据结构和作用靶点不同，可分为如表 10-20 所示的 5 类。

表 10-20　利尿药物分类表

类　　型	重点药物
碳酸酐酶抑制剂	乙酰唑胺
Na^+-K^+-Cl^- 同向转运抑制剂	呋塞米 布美他尼 依他尼酸
Na^+-Cl^- 同向转运抑制剂	氢氯噻嗪 氯噻酮 吲达帕胺
肾皮细胞钠通道阻滞剂	氨苯蝶啶 盐酸阿米洛利
盐皮质激素受体拮抗剂	螺内酯

依他尼酸

氨苯蝶啶

乙酰唑胺

阿米洛利

布美他尼

做一做

根据以上学习材料和网络上有关利尿药的知识，完成表10-21。

表10-21 利尿药物分类讨论表

讨论主题	讨论结果
利尿药是如何利尿的？	
利尿药物有何作用？	
利尿药物分几类？	

活动2 学习利尿重点药物

学习材料

利尿药典型药物

呋塞米（Furosemide）

化学名称：2-[(2-呋喃甲基)氨基]-5-(氨磺酰基)-4-氯苯甲酸。

别名：速尿，利尿磺胺。

本品为白色或类白色结晶性粉末，无臭无味。不溶于水，可溶于乙醇、甲醇、丙酮及碱性溶液，略溶于乙醚、氯仿。熔点206℃。

本品含羧基，显较强的酸性，可用中和滴定法测其含量。其钠盐水溶液，加硫酸铜试液生成绿色沉淀；其醇溶液加对二甲氨基苯甲醛后显红色，可供鉴别用。

本品从结构上看属于苯磺酰胺类利尿药，是在磺胺类药物的研究过程中发现并衍变而来。本品是一种强效利尿剂，临床上用于心脏性和肾性浮肿、肝硬变引起的腹水、肺水肿、脑水肿、高血压等。通常口服或注射给药，须同服氯化钾。

氢氯噻嗪（Hydrochlorothiazide）

化学名称：6-氯-3,4-二氢-1,2,4-苯并噻二嗪-7-磺酰胺-1,1-二氧化物。

别名：双氢克尿噻。

本品为白色结晶，有特异微臭，味微苦。极微溶于水，不溶于氯仿、乙醚、乙酸乙酯，溶于热乙醇、丙酮和碱性溶液。熔点265～273℃（分解）。

本品分子中含有2个磺酰氨基，其中内磺酰胺结构在碱性溶液中易水解，生成甲醛和5-氯-2,4-二氨磺基苯胺。甲醛在硫酸作用下和变色酸作用生成蓝紫色化合物；5-氯-2,4-二氨磺基苯胺含有芳伯氨基，能发生重氮化-偶合反应。故本品不宜与碱性药物配伍。

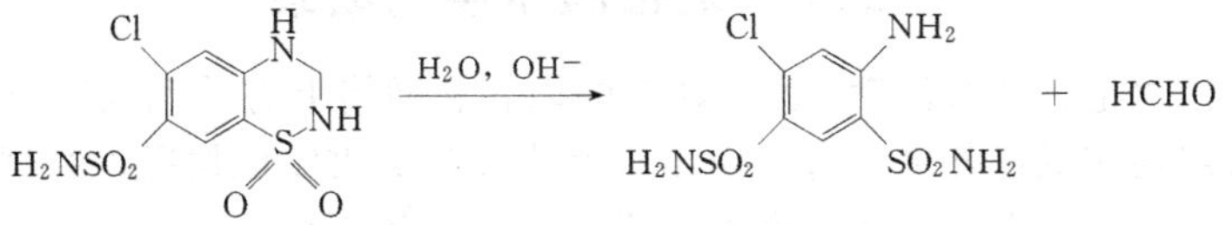

Cl H N NH H_2NSO_2 S O O $\xrightarrow{H_2O,\ OH^-}$ Cl NH_2 H_2NSO_2 SO_2NH_2 + HCHO

本品从结构上看也属于苯磺酰胺类利尿药，又因含有噻二嗪环，所以也称为噻嗪类利尿药，是一种中等强度利尿药。临床上用于治疗各种类型的水肿、原发性高血压、尿崩症、高尿钙症及肾钙结石等。大剂量或长期服用时，应同服氯化钾。

螺内酯（Spironolactone）

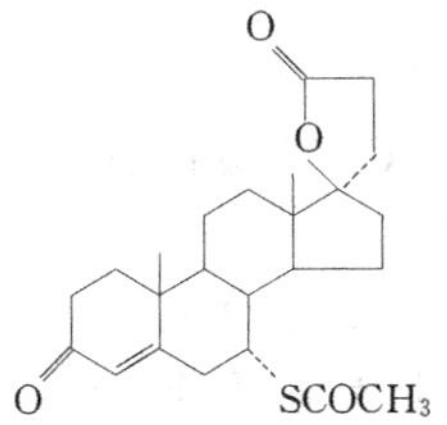

O O O $SCOCH_3$

化学名称：17β-羟基-3-氧-7α-(乙酰硫基)-17α-孕甾-4-烯-21-羧酸-γ-内酯。

别名：安体舒通。

本品为白色或类白色结晶性粉末，有轻微的硫醇臭。不溶于水，溶于乙醇，易溶于氯仿、苯或乙酸乙酯。熔点202～206℃。

因本品含有甾环，加50%硫酸溶液显橙黄色，有强烈黄绿色荧光，缓缓加热变为深红色，并分解产生硫化氢气体，遇醋酸铅试纸呈黑色，加水即形成黄绿色乳状液。

本品口服后，约70%迅速被吸收，但在肝脏大部分代谢，脱去乙酰巯基，生成坎利酮和坎利酮酸。

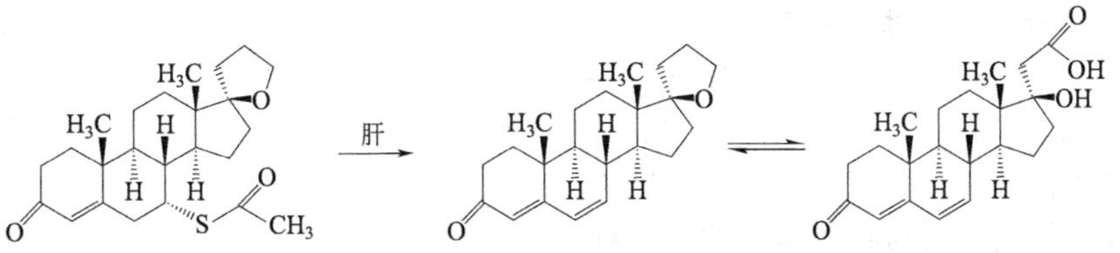

H_3C H_3C H H H O S O CH_3 肝 H_3C O H_3C H H H O ⇌ O OH H_3C OH H_3C H H H O

螺内酯　坎利酮　坎利酮酸

坎利酮是活性代谢物，具有拮抗醛固酮受体的活性，而坎利酮酸是无活性代谢物，但可内酯化坎利酮。螺内酯在体内的活性是螺内酯与其活性代谢物的共同结果。所以，螺内酯作用缓慢、温和，但持久。

本品为盐皮质激素（如醛固酮）的完全拮抗剂，有抑制排钾和重吸收钠的作用，从而具有利尿作用，且利尿作用温和。临床上用于伴醛固酮增多的顽固性水肿，如肾病水肿、肝硬化腹水、晚期血吸虫病腹水、慢性充血性心力衰竭。与其他利尿药合用，可增强利尿作用。长期单独使用会引起高血钾症和男性女性化等副作用。

做一做

根据以上学习材料和网络上有关呋塞米、氢氯噻嗪、螺内酯知识，完成表10-22。

表 10-22 利尿药重点药物学习讨论表

讨论主题	讨论结果
呋塞米、氢氯噻嗪、螺内酯三种药物结构特点、作用特点分别是什么？	
从螺内酯的体内代谢，分析其作用持久的原因	
哪些药物临床应用时需要同服钾制剂？哪些药物临床应用时可引起高血钾症？	

活动 3 汇报展示学习成果

通过学生分组讨论、学习活动 1、活动 2 的内容和网络上有关利尿药物的相关知识，教师巡回指导，每组均完成任务书。每组选出代表讲述任务书完成情况，并展示小组成果，教师点评，给予鼓励，并对学习过程、学习成果进行评价和考核。

思 考 题

一、单项选择题

1. 常温下为液体的药物是（　　）。

A. 洛伐他汀　B. 氯贝丁酯　C. 硝酸甘油　D. 利血平　E. 卡托普利

2. 不具有抗心绞痛作用的药物是（　　）。

A. 阿替洛尔　B. 维拉帕米　C. 尼莫地平　D. 硝苯地平　E. 硝酸异山梨酯

3. 卡托普利属于下列哪种类型的抗高血压药？（　　）

A. 钙拮抗剂　B. 中枢降压药　C. ACEI

D. 利尿降压药　E. 血管紧张素受体拮抗剂

4. 哌唑嗪是（　　）。

A. 非选择性的 α 受体阻滞剂　B. α_1 受体阻滞剂　C. α_2 受体阻滞剂

D. β_1 受体阻滞剂　E. β_2 受体阻滞剂

5. 普萘洛尔（　　）。

A. 具有芳氧丙醇胺骨架结构　B. 侧链是叔丁氨基取代

C. 是选择性 β_1 受体阻滞剂　D. 在酸碱条件下均稳定

E. 是血管紧张素受体拮抗剂

6. 下列类型药物中可作抗心绞痛药的是（　　）。

A. 强心苷类　B. 芳氧乙酸类　C. 钠通道阻滞剂

D. β 受体拮抗剂　E. ACEI

7. 辛伐他汀是下列药物类型中的哪一种？（　　）

A. 硝酸酯类抗心绞痛药　B. AT_1 受体拮抗剂　C. 钙离子拮抗剂

D. HMG-CoA 还原酶抑制剂　E. 苯氧乙酸类降血脂药

8. 下列抗高血压药物中属于钙离子拮抗剂的是（　　）。

A. 利血平　B. 普萘洛尔　C. 硝苯地平　D. 盐酸可乐定　E. 卡托普利

9. 烟酸属于（　　）。

A. 强心药　B. 抗心律失常药　C. 抗心绞痛药　D. 降血脂药　E. 抗高血压药

10. 属于前药的是（　　）。

A. 卡托普利　B. 盐酸胺碘酮　C. 洛伐他汀　D. 地高辛　E. 硝苯地平

11. 属于钙离子拮抗剂的是（　　）。

A. 维拉帕米　B. 利血平　C. 阿替洛尔　D. 硝酸甘油　E. 卡托普利

12. **不具有**抗高血压作用的药物是（　　）。

A. 卡托普利　B. 硝苯地平　C. 利血平　D. 非诺贝特　E. 氯沙坦

13. 因光的作用可发生歧化反应的药物是（　　）。

A. 非诺贝特　B. 卡托普利　C. 利血平　D. 硝苯地平　E. 氯沙坦钾

14. 结构中含有—SH，可发生自动氧化生成二硫化物的抗高血压药是（　　）。

A. 硝苯地平　B. 卡托普利　C. 利血平　D. 盐酸可乐定　E. 硫氮䓬酮

15. 关于利血平的叙述**错误**的是（　　）。

A. 为吲哚生物碱　B. 易被氧化变色

C. 在酸性条件下比在碱性条件下更易水解　D. 为抗高血压药

E. 在光、热的影响下，C-3 位上能发生差向异构化

16. 地高辛的化学结构属于（　　）。

A. 吲哚生物碱类　B. 苯并硫氮杂䓬类　C. 芳氧丙醇胺类

D. 二氢吡啶类　E. 强心苷类

17. 下列哪个答案与硝苯地平的性质**不符**？（　　）

A. 黄色结晶性粉末　B. 几乎不溶于水　C. 遇光不稳定

D. 与氢氧化钠溶液显橙红色　E. 强热或撞击会发生爆炸

18. 下列哪个药物结构中有两个磺酰氨基？（　　）

A. 呋塞米　B. 螺内酯　C. 氢氯噻嗪　D. 乙酰唑胺　E. 布美他尼

二、多项选择题

1. 下列哪些药物**不具有**降血脂作用？（　　）

A. 羟甲戊二酰辅酶 A 还原酶抑制剂　B. 血管紧张素转化酶抑制剂

C. 强心苷类　D. 钙通道阻滞剂　E. 苯氧乙酸类

2. 卡托普利是（　　）。

A. 白色结晶，无臭无味　B. 只有一个手性碳

C. 含有羧基和巯基　D. 血管紧张素转化酶抑制剂　E. 抗高血压

3. 具有抗高血压作用的药物是（　　）。

A. 卡托普利　B. 利血平　C. 普萘洛尔　D. 硝苯地平　E. 地尔硫䓬

4. 需要遮光密封保存的药物是（　　）。

A. 卡托普利　B. 利血平　C. 氯贝丁酯　D. 硝苯地平　E. 烟酸

5. 心血管系统用药根据治疗疾病的类型科分为（　　）。

A. 调血脂药　B. 抗心绞痛药　C. 抗高血压药

D. 抗心律失常药　E. 抗高血压药

6. 下列哪些药物林场应用临床应用时可引起高血钾症？（　　）

A. 呋塞米　B. 氢氯噻嗪　C. 氨苯蝶啶　D. 阿米洛利　E. 螺内酯

三、简答题

1. 硝苯地平为何在生产、储存运输和使用中应注意避光？

2. 简述影响利血平稳定性的因素。

3. 什么是 RAS 系统？目前临床上有几类药物是通过该系统来调节血压的？请各举 2 例。

4. 从螺内酯的结构出发，说明螺内酯的体内代谢过程和药物作用特点。

项目十一 甾体激素类药物

项目说明

本项目共完成七个任务，主要通过学生分组进行学习、讨论、实践、教师指导等活动，理解并掌握解甾体激素类药物的类型、结构特征以及重点药物的名称、结构、性质和临床应用特点，目的在于帮助学生胜任对该类药物的制剂、检验、贮存和指导患者合理用药等工作岗位。

任务一 认识甾体激素

任务目标 1. 认识甾体激素药物基本结构——甾烷

2. 熟知甾体激素类药物类型

实施过程 1. 学生分组讨论常见的甾体激素药物有哪些

2. 学生分组学习甾体激素药物的有关知识

3. 教师指导，归纳总结

4. 学生完成任务书

教学准备 1. 教师准备任务书及学习材料

2. 学生预习学习材料，并利用网络资源了解甾体激素的有关知识

任务书

序号	任务	完成过程说明	成果展示
1	甾体激素药物类型		
2	甾体激素药物的基本结构		

完成本任务的学习后，填写上述任务书，并以小组为单位及时交送老师，请教师阅示、纠正。

活动1 认识甾体激素药物基本结构——甾烷

学习材料

（一）甾体激素基本结构与用途

甾体激素包括性激素和肾上腺皮质激素，是一类促进性器官发育、维持生殖功能的重要活性物质。其基本化学结构是环戊烷并多氢菲的甾环，即甾烷。甾烷由A、B、C、D四个环组成，其结构及编号如下：

甾烷

(二) 甾体激素类型

甾体激素按化学结构可分为雌甾烷类、雄甾烷类、孕甾烷类。当甾烷结构中只有 C-13 位有一甲基时为雌甾烷；当 C-10、C-13 位均有甲基时为雄甾烷；当 C-10、C-13 位均有甲基，C-17 位有两个碳的侧链时则为孕甾烷。

雌甾烷　　雄甾烷　　孕甾烷

另外，甾体激素也可按药理作用分类，具体可分为雌激素类、雄激素类、孕激素类、肾上腺皮质激素类。

议一议

根据学习材料同学们进行讨论，完成表 11-1。

表 11-1　甾体激素知识讨论表

讨论主题	讨论结果
甾体激素的用途是什么？	
甾体激素如何分类？	
雌甾烷、雄甾烷和孕甾烷的结构特征有哪些？	

活动 2　汇报展示学习成果

通过学生分组讨论、学习以上内容和网络上甾体激素的相关知识，教师巡回指导，每组均完成任务书。每组选出代表讲述任务书完成情况，并展示小组成果，教师点评，给予鼓励，并对学习过程、学习成果进行评价和考核。

任务二　雌激素类药物

任务目标　1. 熟知天然雌激素——雌二醇的有关知识

2. 熟知雌激素类药物的结构特征

3. 熟知炔雌醇的有关知识

实施过程　1. 学生分组学习、讨论雌激素类药物有哪些

2. 在教师的指导下，学习雌激素类药物知识

3. 在教师的指导下，学习炔雌醇的有关知识

4. 教师指导，归纳总结

5. 学生完成任务书

教学准备　1. 教师准备任务书及学习材料

2. 学生预习学习材料，并利用网络资源了解雌激素类药物的有关知识

任务书

序号	任务	完成过程说明	成果展示
1	雌激素类药物举例		
2	雌激素类药物的结构特征		

完成本任务的学习后，填写上述任务书，并以小组为单位及时交送老师，请教师阅示、纠正。

活动 1　熟知天然雌激素——雌二醇的有关知识

学习材料

甾体雌激素

雌激素是雌性动物卵泡中分泌的激素。

天然的雌激素有雌二醇、雌三醇、雌酚酮，其中雌二醇活性最强。

雌激素具有广泛的生理活性，其作用是促进女性性器官的发育成熟及维持第二性征，与孕激素共同完成女性性周期、妊娠、哺乳等生理活动。临床主要用于雌激素缺乏症、性周期障碍、绝经期综合征、骨质疏松、乳腺癌、前列腺癌，并常与孕激素组成复方避孕药。

雌二醇（Estradiol）

化学名称：雌甾-1,3,5(10)-三烯-3,17β-二醇。

本品为白色或乳白色结晶性粉末，有引湿性，无味无臭。几乎不溶于水，略溶于乙醇，溶于丙酮、氯仿、乙醚、碱水溶液，在植物油中也可部分溶解。熔点 175～180℃，$[\alpha]_D$ $+75°\sim+82°$（1%二氧六环溶液）。

本品与硫酸作用显黄绿色荧光，加三氯化铁呈草绿色，再加水稀释，则变为红色。

本品的氢氧化钠溶液与苯甲酰氯反应生成苯甲酸酯，熔点 190～196℃。

本品用于治疗卵巢功能不全引起的疾病，如更年期障碍、子宫发育不全及月经不调等。

做一做

根据以上学习材料，同学们讨论，完成表 11-2。

表 11-2　雌激素学习讨论表

讨论主题	讨论结果
雌激素有何作用？	
雌二醇的结构特征及性质如何？	
雌二醇应用有哪些不足之处？	

活动 2　熟知雌激素类药物的结构特征

议一议

根据雌二醇的结构，讨论雌激素的结构特征，完成表 11-3。

表 11-3　雌激素的结构特征

讨论主题	讨论结果
雌激素类药物的母环	
雌激素类药物的 A 环	
雌激素类药物的 3 位和 17 位	

学习材料

雌激素类药物的结构特征

雌激素从结构上分析，属于雌甾烷衍生物。其结构特征为：A 环为苯环，C-3 位有羟基或羟基与酸形成的酯，C-17β 位有酮基或羟基或羟基与酸形成的酯。

活动 3　熟知炔雌醇的有关知识

学习材料

炔雌醇

雌二醇口服后经胃肠道微生物降解及肝脏的代谢迅速失活，因而口服无效。为克服此缺陷，对其进行结构改造。将 C-3 位或 C-17 位羟基酯化，如雌二醇 3-苯甲酸酯、戊酸雌二醇；也可在 C-17α 位引入取代基，增加空间位阻，从而增加稳定性，制成口服或长效制剂，如炔雌醇。

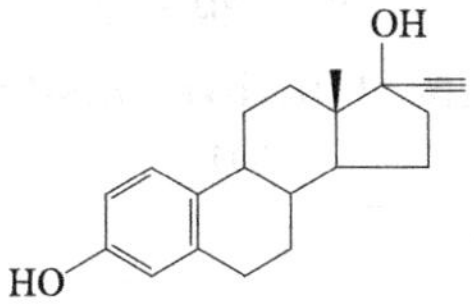

主要用于：①补充雌激素不足，治疗女性性腺功能不良、闭经、更年期综合征等；②用于晚期乳腺癌（绝经期后妇女）、晚期前列腺癌的治疗；③与孕激素类药合用，能抑制排卵，可作避孕药。

做一做

根据学习材料，做一做，完成表 11-4。

表 11-4　雌二醇与炔雌醇比较表

药物	结构特征	性质	临床作用
雌二醇			
炔雌醇			

活动 4　汇报展示学习成果

通过学生分组讨论、学习以上内容和网络上雌激素的相关知识，教师巡回指导，每组均完成任务书。每组选出代表讲述任务书完成情况，并展示小组成果，教师点评，给予鼓励，并对学习过程、学习成果进行评价和考核。

任务三　自主学习——其他雌激素类药物

任务目标　1. 了解己烯雌酚的有关知识
　　　　　2. 了解枸橼酸他莫昔芬有关知识

实施过程 1. 在教师的指导下，了解己烯雌酚的有关知识

2. 了解枸橼酸他莫昔芬的有关知识

3. 教师指导，归纳总结

4. 学生完成任务书

教学准备 教师准备学习材料及任务书

任务书

序号	任务	完成过程说明	成果展示
1	己烯雌酚的结构特征、鉴定、用途		
2	枸橼酸他莫昔芬的结构特征、鉴定、用途		

完成本任务的学习后，填写上述任务书，并以小组为单位及时交送老师，请教师阅示、纠正。

活动 1 学习其他雌性激素药物

学习材料

（一）非甾体雌激素

雌二醇及衍生物不够稳定或制备复杂，后寻找其合成代用品。己烯雌酚虽不是甾体，但其反式异构体的立体构型与雌酚酮的立体结构很相似。

己烯雌酚（Diethylstibesttrolum）

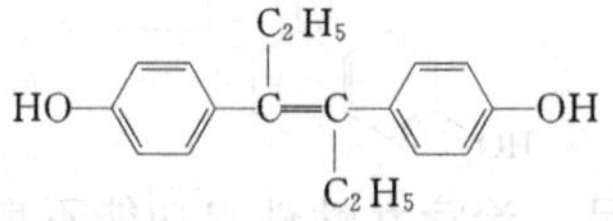

化学名称：(*E*)-4,4′-(1,2-二乙基-1,2-亚乙烯基)双苯酚。

本品为无色结晶或白色结晶粉末，几乎无臭。溶于乙醇、乙醚或脂肪油，微溶于氯仿，几乎不溶于水，在稀氢氧化钠溶液中溶解。熔点 169～172℃。

本品与硫酸作用显橙黄色，加水稀释后颜色消失。

本品的稀乙醇溶液，加三氯化铁溶液，生成绿色配合物，缓缓变成黄色。

本品与乙酸酐、无水吡啶一起加热，生成二乙酰己烯雌酚沉淀，熔点 121～124℃。

本品在空气中易氧化变质，故应避光、密闭贮存。

本品作用类似于雌二醇，用于卵巢功能不全或垂体功能异常所引起的月经紊乱，大剂量用于治疗前列腺癌。

（二）雌激素受体拮抗剂

枸橼酸他莫昔芬（Tamoxifen citrate）

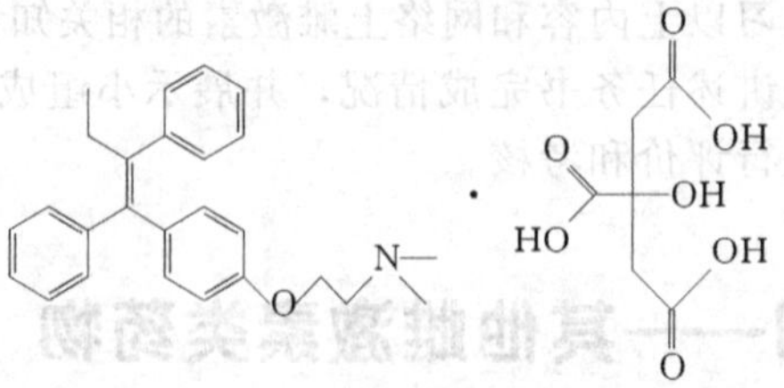

化学名称：(*Z*)-*N*,*N*-二甲基-2-[4-(1,2-二苯基-1-丁烯基)苯氧基]乙胺枸橼酸盐。

本品为白色结晶性粉末，无臭。熔点 140～142℃。微溶于水，溶于乙醇、甲醇及丙酮，有一定引湿性。

本品对光敏感，可发生分解反应。

他莫昔芬为三苯乙烯类化合物，具有弱雌激素样作用，属于合成的雌激素受体拮抗剂。本品可促使阴道上皮角化和子宫重量增加，并能防止受精卵着床，延迟排卵，临床上广泛用于治疗晚期乳腺癌、卵巢癌及男性不育症。

制酸药、西咪替丁、法莫替丁、雷尼替丁等能改变胃内 pH 值的药物，使本品糖衣片提前分解，对胃有刺激。

其他抗雌激素药物还有氯米芬（Clomiphene）、雷洛昔芬（Raloxifen）等。

做一做

根据以上学习材料的学习，同学们讨论，完成表 11-5。

表 11-5　己烯雌酚和枸橼酸他莫昔芬学习讨论表

药物	结构特征	性质	临床作用	作用靶点
己烯雌酚				
枸橼酸他莫昔芬				

活动 2　汇报展示学习成果

通过学生分组讨论、学习以上内容和网络上己烯雌酚和和枸橼酸他莫昔芬的相关知识，教师巡回指导，每组均完成任务书。每组选出代表讲述任务书完成情况，并展示小组成果，教师点评，给予鼓励，并对学习过程、学习成果进行评价和考核。

任务四　雄性激素类药物

任务目标　1. 熟知天然雄性激素——睾酮的有关知识
2. 熟知雄性激素类药物结构特征
3. 熟知甲睾酮的有关知识
4. 了解苯丙酸诺龙的有关知识

实施过程　1. 学生分组学习、讨论雄性激素类药物有哪些
2. 在教师的指导下，学习雄性激素类药物结构特征
3. 在教师的指导下，学习雄性激素类药物有关知识
4. 教师指导，归纳总结
5. 学生完成任务书

教学准备　1. 教师准备学习材料、任务书
2. 学生预习学习资料，利用网络平台获取雄性激素类药物有关知识

任务书

序号	任务	完成过程说明	成果展示
1	列举雄性激素类药物		
2	雄性激素类药物结构特征		
3	蛋白同化激素的主要作用		
4	蛋白同化激素的使用与管理要求		

完成本任务的学习后，填写上述任务书，并以小组为单位及时交送老师，请教师阅示、纠正。

活动 1　熟知天然雄性激素——睾酮的有关知识

学习材料

雄性激素

雄激素的作用是促进男性性征和生殖器官发育，并保持其成熟状态，临床常用的为甲睾酮（甲基睾丸素，Methyltestosterone）、丙酸睾酮（丙酸睾丸素，Testosterone propinate）和苯乙酸睾酮（苯乙酸睾丸素，Testosterone phenylacetate）。

睾酮口服易吸收，但在肝内被迅速破坏，口服无效，因此可做成片剂植于皮下，吸收缓慢，作用可长达 6 周。睾酮是一种活性最强的雄性激素，有促进男性生殖器官发育、维持男性第二性征和性欲的作用，并促进精子的生长。男性激素主要是睾酮，是由睾丸间质细胞分泌的，约占雄性激素 95%，而另 5%是由肾上腺分泌的。睾酮的作用对男性性欲的产生和性功能的维持非常重要。其他还有雄二酮、脱氢表雄二酮、雌酮，以睾酮的活性最高。但是睾酮的作用对促进精子发生，维持、促进第二性征及性器官的发育更为重要。

做一做

根据以上学习材料，同学们讨论，完成表 11-6。

表 11-6　雄性激素学习讨论表

讨论主题	讨论结果
雄性激素的作用是什么？	
睾酮的结构特征及性质如何？	
睾酮应用有何不足之处？	

活动 2　熟知雄性激素类药物结构特征

议一议

根据睾酮的结构，讨论雄性激素的结构特征，完成表 11-7。

表 11-7　雄性激素的结构特征

讨论主题	讨论结果
雄性激素类药物的母环	
雄性激素类药物的 A 环	
雄性激素类药物的 17 位	

学习材料

雄性激素类药物的结构特征

天然雄激素主要是睾丸间质细胞分泌的睾酮（睾丸素）及一些衍生物，它们均属于雄甾烷的衍生物，具有 4-烯-3-酮结构，C-17β 位有羟基，或此羟基与酸形成酯。

活动 3　熟知甲睾酮的有关知识

学习材料

甲睾酮

甲睾酮可促进男性性器官的形成、发育、成熟，并对抗雌激素，抑制子宫内膜生长及卵巢垂体功能。促进蛋白质合成代谢，兴奋骨髓造血功能，刺激血细胞的生成。临床用于男性性腺机能减退症、无睾症及隐睾症；妇科疾病，如月经过多、子宫肌瘤、子宫内膜异位症、老年骨质疏松及小儿再生障碍性贫血。

做一做

根据学习材料进行讨论，完成表 11-8。

表 11-8　睾酮与甲睾酮比较表

药物	结构特征	性质	临床作用
睾酮			
甲睾酮			

活动 4　了解苯丙酸诺龙的有关知识

学习材料

蛋白同化激素

对雄性激素的化学结构进行适当修饰，如 A 环改变或去 19-角甲基等，可得到一些雄性活性很小、蛋白同化作用增强的化合物。这类化合物被称为蛋白同化激素。

蛋白同化激素能促进氨基酸合成蛋白质，减少氨基酸分解，使肌肉发达，体重增加；能促进钙、磷的吸收，加速骨钙化；促进伤口及溃疡的愈合；降低血液中的胆固醇。临床用于治疗病后虚弱，早产儿和体弱老年人的营养不良，消耗性疾病，骨质疏松，胃及十二指肠溃疡等疾病。

临床常用的蛋白同化激素有苯丙酸诺龙（Nandrolone phenylpropionate）、羟甲烯龙（康复龙，Oxymetholone）、司坦唑醇（康力龙，Stanozolol）、美雄酮（大力补，Metandienone）等。

苯丙酸诺龙（Nandrolone phenylpropionate）

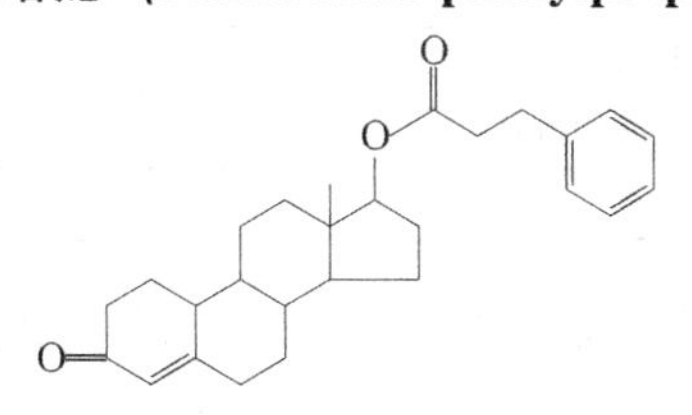

化学名称：17β-羟基-雄甾-4-烯-3-酮-17-苯丙酸酯。

别名：苯丙酸去甲睾酮。

本品为白色或类白色结晶性粉末，有特殊臭味。溶于乙醇，略溶于植物油，几乎不溶于水。熔点 93～99℃。$[\alpha]_D$ +48°～+51°（1%二氧六环溶液）。

本品的甲醇溶液与盐酸氨基脲缩合，生成缩氨脲衍生物，熔点 182℃，熔融时同时分解。

本品用于治疗慢性消耗性疾病、骨质疏松、骨折不愈、烫伤、发育不良等。长期使用，女性有轻微男性化改变。

做一做

根据学习材料和网络有关同化激素知识学习，完成表 11-9。

表 11-9 蛋白同化激素学习讨论表

讨论主题	讨论结果
蛋白同化激素的作用是什么？	
如何增强蛋白同化作用？	
如何使用蛋白同化激素？如何管理？	

活动 5 汇报展示学习成果

通过学生分组讨论、学习以上的内容和网络上雄性激素和蛋白同化激素的相关知识，教师巡回指导，每组均完成任务书。每组选出代表讲述任务书完成情况，并展示小组成果，教师点评，给予鼓励，并对学习过程、学习成果进行评价和考核。

任务五 孕激素类药物

任务目标 1. 熟知天然孕激素——黄体酮的有关知识
2. 熟知孕激素类药物的结构特征
3. 熟知米非司酮的有关知识

实施过程 1. 学生分组学习、讨论孕激素类药物有哪些
2. 在教师的指导下，掌握孕激素类药物的结构特征
3. 在教师的指导下，掌握米非司酮的有关知识
4. 教师指导，归纳总结
5. 学生完成任务书

教学准备 1. 教师准备学习材料及任务书
2. 学生预习学习资料，利用网络平台获取孕激素类药物有关知识

任务书

序号	任务	完成过程说明	成果展示
1	列举孕激素类药物		
2	孕激素类药物的结构特征		
3	孕激素类药物用途		

完成本任务的学习后，填写上述任务书，并以小组为单位及时交送老师，请教师阅示、纠正。

活动 1 熟知天然孕激素——黄体酮的有关知识

学习材料

孕激素

孕激素是雌性动物卵泡排卵后形成的黄体分泌的激素，因此又称黄体激素。

天然孕激素中黄体酮的活性最强，但由于其口服易代谢失效，仅能注射给药。之后，人们一直在寻找口服孕激素。经研究发现，在睾酮 17α 位引入乙炔基（妊娠素），可使睾酮失去雄激素活性而显示出孕激素活性，而且可以口服。不久，又发现 17α-羟基黄体酮乙酸酯亦可口服。因此，目前应用于临床的孕激素主要有睾酮类（如炔诺酮）和孕酮类（如醋酸甲地孕酮）。

孕激素与雌激素共同维持女性功能和保胎，还能抑制脑垂体促性腺素分泌，因而可用于避孕。临床用于预防先兆性流产，治疗子宫内膜异位及肿瘤。

做一做

根据以上学习材料，同学们讨论，完成表 11-10。

表 11-10　孕激素学习讨论表

讨论主题	讨论结果
孕激素的作用是什么？	
黄体酮有哪些结构特征及性质？	
黄体酮应用有何不足之处？	

活动 2　熟知孕激素类药物的结构特征

议一议

根据黄体酮的结构，讨论一下孕激素的结构特征，完成表 11-11。

表 11-11　孕激素的结构特征

讨论主题	讨论结果
孕激素类药物的母环	
孕激素类药物的 A 环	
孕激素类药物的 17 位	

学习材料

孕激素的结构特征

孕激素类药物属于孕甾烷的衍生物，其结构特征为具有 4-烯-3-酮结构，17 位有甲酮基。

醋酸甲羟孕酮（Medroxyprogesterone acetate）

化学名称：6α-甲基-17α-羟基孕甾-4-烯-3,20-二酮醋酸酯。

本品为白色或类白色结晶性粉末。在氯仿中极易溶解、丙酮中溶解，乙酸乙酯中略溶，无水乙醇中微溶，在水中不溶。熔点 202～208℃。

本品为黄体酮衍生物，主要用于痛经、功能性闭经、功能性子宫出血、先兆流产、习惯性流产、子宫内膜异位等疾病。

做一做

根据学习材料进行讨论，完成表 11-12。

表 11-12　黄体酮与甲羟孕酮比较表

药物	结构特征	性质	临床作用
黄体酮			
甲羟孕酮			

活动3　熟知米非司酮的有关知识

学习材料

抗孕激素药

米非司酮（Mifepristone）

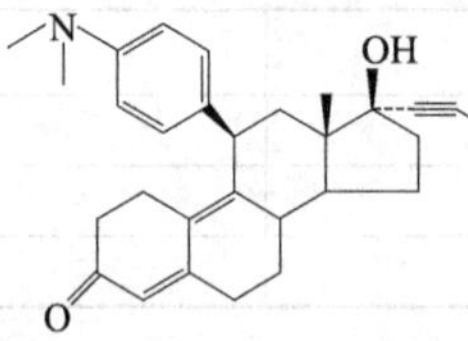

化学名称：11β-(4-二甲氨基苯基)-17β-羟基-17-(1-丙炔基)-雌甾-4,9-二烯-3-酮。

本品为白色或类白色结晶，熔点150℃。在二氯甲烷、甲醇中易溶，在乙醇、乙酸乙酯中溶解，在水中几乎不溶。

米非司酮是第一个孕激素受体拮抗剂，从孕激素受体激动剂药物炔诺酮结构修饰而来，与炔诺酮相比，在三个位置发生了变化：在11β位增加二甲氨基苯基，是导致由孕激素转变为抗孕激素的根本原因；17β位由丙炔基代替了传统的乙炔基，不仅保持口服活性，还使其更加稳定；9,10位引入双键，与4,5位双键形成共轭体系，使整个甾体母环稳定性增强。这些结构特征，使米非司酮具有独特的药代动力学性质，表现为较长的半衰期，平均为34h。

本品为新型抗早孕激素，无孕激素、雌激素、雄激素及抗雌激素活性，能与孕酮受体及糖皮质激素受体结合，对子宫内膜孕酮受体的亲和力比黄体酮强5倍，对受孕动物各期妊娠均有引产效应，可作为非手术性抗早孕药。本品同时具有软化和扩张子宫颈的作用，故临床除用于抗早孕、催经止孕、胎死宫内引产外，还用于妇科手术操作，如宫内节育器的放置和取出、取内膜标本、宫颈管发育异常的激光分离、宫颈扩张和刮宫术。

做一做

根据上述学习材料进行讨论，完成表11-13。

表11-13　米非司酮学习讨论表

讨论主题	讨论结果
米非司酮有何结构特点？对性质有何影响？	
其临床作用特点是什么？	

活动4　汇报展示学习成果

通过学生分组讨论、学习以上内容和网络上孕激素的相关知识，教师巡回指导，每组均完成任务书。每组选出代表讲述任务书完成情况，并展示小组成果，教师点评，给予鼓励，并对学习过程、学习成果进行评价和考核。

任务六　自主学习——甾体避孕药

任务目标　了解甾体避孕药的有关知识

实施过程　1. 在教师的指导下，了解甾体避孕药的有关知识

2. 教师指导，归纳总结

3. 学生完成任务书

教学准备 1. 教师准备学习材料及任务书

2. 学生预习学习资料，利用网络平台获取避孕药的有关知识

任务书

序号	任务	完成过程说明	成果展示
1	列举避孕药		
2	避孕药的用途		

完成本任务的学习后，填写上述任务书，并以小组为单位及时交送老师，请教师阅示、纠正。

活动 1 了解甾体避孕药的有关知识

学习材料

甾体避孕药

甾体激素避孕药的创造，是对人类生育控制的重大突破。甾体类激素的基本骨架为一甾环，亦称环戊烷多氢菲，是一个由 17 个碳原子组成的环形结构，由 3 个六碳环及 1 个五碳环相互连接构成。甾体激素来源于胆固醇裂解，胆固醇为产生所有性甾体激素的母体物质，有 27 个碳原子。人工合成性激素比内源性性激素有较强或较长时间的作用，因此，用小剂量就能发挥效应。临床上应用的是人工合成的甾体激素作为避孕药。

甾体避孕药主要成分是雌激素、孕激素或两者的混合物。剂型有口服、外用及注射剂，其主要作用是抑制排卵。

左炔诺孕酮（Levonorgestrel）

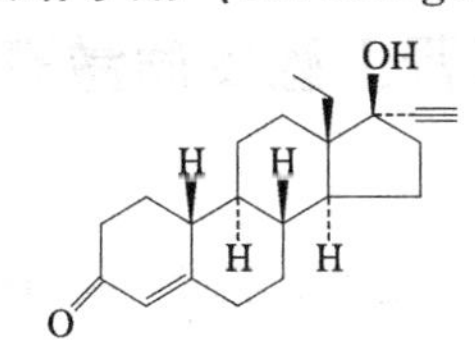

化学名称：D-(－)17α-乙炔基-17β-羟基-18-甲基雌甾-4-烯-3-酮。

本品为白色或类白色结晶性粉末，无臭、无味。在氯仿中溶解，甲醇中微溶，水中不溶。熔点 233～239℃（C-13β 构型）。$[\alpha]_D$ －38°（氯仿）。

本品为左旋体，主要作用是抑制排卵。

做一做

根据学习材料和网络有关避孕药知识的学习，完成表 11-14。

表 11-14 避孕药学习讨论表

讨论主题	讨论结果
避孕药的作用是什么？	
避孕药的作用途径是什么？	
甾体避孕药的主要成分是什么？	

活动 2 汇报展示学习成果

通过学生分组讨论、学习活动 1 的内容和网络上甾体避孕药的相关知识，教师巡回指导，每组均完成任务书。每组选出代表讲述任务书完成情况，并展示小组成果，教师点评，给予鼓励，并对学习过程、学习成果进行评价和考核。

任务七 肾上腺皮质激素类药物

任务目标 1. 熟知肾上腺皮质激素结构特征
2. 熟知抗炎作用增强的结构变化
3. 熟知醋酸地塞米松的有关知识

实施过程 1. 学生分组讨论常见的肾上腺皮质激素类药物有哪些
2. 在教师的指导下，熟知肾上腺皮质激素结构特征、抗炎作用增强的结构变化、醋酸地塞米松的有关知识
3. 教师指导，归纳总结
4. 学生完成任务书

教学准备 1. 教师准备任务书及学习材料
2. 学生预习学习材料，并利用网络资源了解肾上腺皮质激素类药物的有关知识

任务书

序号	任务	完成过程说明	成果展示
1	列举常见的肾上腺皮质激素类药物		
2	肾上腺皮质激素结构特征		
3	抗炎作用增强的结构变化		
4	醋酸地塞米松的结构、鉴定、用途		

完成本任务的学习后，填写上述任务书，并以小组为单位及时交送老师，请教师阅示、纠正。

活动1 了解肾上腺皮质激素的有关知识

案例

【11-1】 小李同学的脸上长了几颗痘痘，他自己在药店买了“肤轻松软膏”涂搽，两天后，脸上的痘痘几乎不见了，他心里乐坏了。可没多久，脸上的痘痘又长起来了，比以前的还严重，又红又肿。小李去看了医生才知道：原来使痘痘加重的罪魁祸首就是“肤轻松软膏”！

议一议

根据案例和已获得的知识，同学们进行讨论，完成表11-15。

表11-15 肤轻松软膏讨论表

讨论主题	讨论结果
肤轻松软膏的作用是什么？	
为什么小李的脸上痘痘严重了？	

学习材料

肾上腺皮质激素

肾上腺皮质激素是由肾上腺皮质合成和分泌的甾体激素。按其生理作用特点分为盐皮质激素和糖皮质激素两类。前者是促使肾对钠的重吸收，维持体液和电解质平衡，临床应用很少；后者作用十分广泛，有强大的抗炎和免疫抑制作用；可维持或升高血糖；增加糖原沉积、蛋白质分解和脂肪降解，使脂肪分布异常；影响钙的吸收和排泄，减少体内钙的储备；能增加胃酸、胃酶的分泌等；还有一定的盐皮质激素作用。

糖皮质激素临床上主要用于治疗肾上腺皮质功能紊乱，自身免疫性疾病如类风湿性关节炎、系统性红斑狼疮等；变态反应性疾病如支气管哮喘、药物性皮炎等；感染性疾病等。临床应用中副作用较多，如导致水肿、皮质激素增多症，诱发或加重溃疡，诱发精神疾病、骨质疏松、骨坏死等。

活动 2　熟知肾上腺皮质激素的结构特征

学习材料

肾上腺皮质激素结构特征

天然的糖皮质激素以可的松和氢化可的松为代表，盐皮质激素则以醛固酮和去氧皮质酮为代表。通常若在 17 位有羟基时为糖皮质激素，17 位无羟基时为盐皮质激素。

肾上腺皮质激素具有孕甾烷母核，具有 4-烯-3,20-二酮和 21 位羟基，C-17 位还可带有羟基或羰基。

做一做

根据上述学习材料的学习，讨论肾上腺皮质激素的结构特征，完成表 11-16。

表 11-16　肾上腺皮质激素的结构特征

讨论主题	讨论结果
肾上腺皮质激素类药物的母环	
肾上腺皮质激素类药物的 A 环	
肾上腺皮质激素类药物的 17 位	

活动 3　熟知抗炎作用增强的结构变化

学习材料

抗炎作用增强的结构变化

临床常用的皮质激素是指糖皮质激素。其中要使抗炎作用增强可以通过改变化学结构来实现。

（1）在 C-1,2 位引入双键，其抗炎活性增大 4 倍，钠潴留作用不变。

（2）C-9α 位引入氟原子，抗炎作用增强 10 倍，但钠潴留作用增加 50 倍，药物只能外用。在 C-16α 位引入羟基或甲基，可抵消 C-9α 位引入氟原子的钠潴留作用。

（3）16 位引入甲基，可显著增加抗炎作用，减弱钠潴留作用。

（4）6 位引入氟原子，钠潴留作用增加幅度远大于抗炎作用，药物只能外用，如醋酸氟轻松。

（5）21 位羟基可以酯化，延长作用时间，增加稳定性，但不改变药物生物活性。

做一做

根据上述学习材料的学习，讨论增加抗炎作用的结构变化，完成表 11-17。

表 11-17　肾上腺皮质激素的结构特征

问　题	抗炎作用	钠潴留作用	代表药物
C-1,2 位引入双键			
C-9α 位引入氟原子			
16 位引入甲基			
6 位引入氟原子			
21 位羟基可以酯化			

活动4 熟知醋酸地塞米松的有关知识

学习材料

醋酸地塞米松（Dexamethasone acetate）

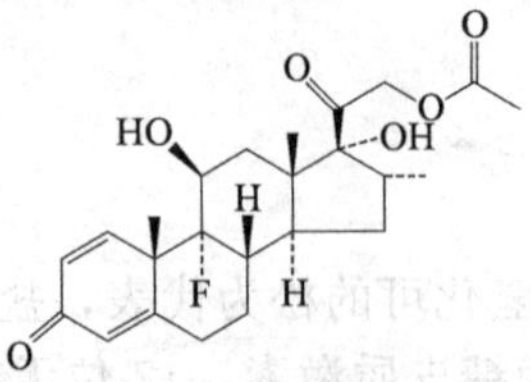

化学名称：16α-甲基-11β,17α,21-三羟基-9α-氟孕甾-1,4-二烯-3,20-二酮-21-醋酸酯。

本品为白色或类白色结晶或结晶性粉末，无臭，味微苦。在丙酮中易溶，在甲醇或无水乙醇中溶解，在乙醇或氯仿中略溶，在水中不溶。$[\alpha]_D$ +82°～+85°（二氧六环液）。

本品与氢氧化钠醇溶液共热，冷却，加硫酸煮沸，即产生乙酸乙酯的香味。

本品少量与0.01mol/L氢氧化钠溶液在氧瓶中燃烧后，有氟化钠生成，可与茜素锆酸试液及亚硝酸铈试液显蓝色。这是氟化物的专一反应。

分子中还原性的醇羟基可还原碱性酒石酸铜，生成红色氧化亚铜沉淀；

本品临床用于风湿性关节炎、红斑狼疮、支气管哮喘、皮炎和某些感染性疾病的综合治疗。

做一做

根据上述学习材料的学习，讨论醋酸地塞米松的知识，完成表11-18。

表11-18 醋酸地塞米松学习讨论表

讨论主题	讨论结果
结构特点	
性质	
临床作用	

活动5 汇报展示学习成果

通过学生分组讨论、学习以上内容和网络上肾上腺皮质激素的相关知识，教师巡回指导，每组均完成任务书。每组选出代表讲述任务书完成情况，并展示小组成果，教师点评，给予鼓励，并对学习过程、学习成果进行评价和考核。

思考题

1. 甾体激素是如何分类的？
2. 写出雌二醇、炔雌醇结构，比较二者结构、性质和临床用途。
3. 如何对睾酮结构进行改变使其具有长效性和口服性？如何对其结构进行改变可以增强蛋白同化激素作用？
4. 肾上腺皮质激素有哪些？结构特征怎样？
5. 醋酸地塞米松的鉴定方法是什么？有何用途？

项目十二
维生素类药物

项目说明

本项目共完成六个学习任务，主要通过学生分组进行学习、讨论、实践、教师指导等活动，理解并掌握维生素的类型、结构特征以及重点药物的名称、结构、性质和临床应用特点，目的在于帮助学生胜任对该类药物的制剂、检验、贮存和指导患者合理用药等工作岗位。

任务一 维生素的含义

任务目标 1. 讨论所知道的维生素
2. 熟知维生素类药物的分类

实施过程 1. 学生分组讨论常见的维生素有哪些
2. 学生分组学习维生素的有关知识
3. 教师指导，归纳总结
4. 学生完成任务书

教学准备 1. 教师准备任务书及学习材料
2. 学生预习学习材料，并利用网络资源了解维生素的有关知识

任务书

序号	任务	完成过程说明	成果展示
1	维生素类型及代表药物		
2	维生素的作用		
3	维生素不足或缺乏引起的常见疾病		

完成本任务的学习后，填写上述任务书，并以小组为单位及时交送老师，请教师阅示、纠正。

活动 1 讨论所知道的维生素

案例

【12-1】 在1795年之前英国海军中流行一种疾病，该疾病导致人体皮肤出现红色斑点，海绵状的牙龈，所有的黏膜出血。皮肤的斑点分布以腿部最多，该病的患者脸色苍白，感觉沮丧，部分患者甚至无法自行活动。严重的会出现开放性的溃烂伤口，以及掉齿，最终导致死亡。这种病称之为坏血病。詹姆斯·库克上尉最先使用新鲜蔬果与腌渍蔬菜（如德国酸菜），成功地让他的船员完全没有因坏血病而死亡，因此他被英国海军授予奖牌。

议一议

根据以上案例，同学们进行讨论，完成表12-1。

表 12-1 维生素知识讨论表

讨论主题	讨论结果
英国海军中的流行病有什么症状？	
为什么会流行这种病？	
詹姆斯·库克上尉是如何防治这种病的？	
你知道缺乏哪种维生素会患这种病吗？	

学习材料

维生素

维生素（Vitamin）是维持机体正常代谢功能所必需的微量有机物质，许多维生素是酶的辅基或辅酶的一部分，参与机体的能量转移和代谢调节。人体自己不能合成或合成量很少，必须由食物中获得。例如常见的水果中含维生素 C，动物肝脏内含维生素 A 等。

人体缺乏某种维生素会患有特殊的疾病，如维生素 A 缺乏或不足会导致夜盲症，维生素 C 缺乏或不足会导致坏血病，维生素 B_1 缺乏或不足会导致脚气病等。

维生素的种类很多，化学结构各异，理化性质和生理功能各不相同。维生素按溶解度不同分为脂溶性维生素和水溶性维生素两大类。常用的脂溶性维生素有维生素 A、维生素 D、维生素 E、维生素 K 等；常用的水溶性维生素有维生素 B_1、维生素 B_2、维生素 B_6、维生素 B_{12}、烟酸、叶酸、泛酸、生物素及维生素 C 等。水溶性维生素可自尿排出，摄入过量不良作用甚微；如过量摄取脂溶性维生素将会积蓄体内，有潜在中毒危险。

活动 2 汇报展示学习成果

通过学生分组讨论、学习以上内容和网络上维生素的相关知识，教师巡回指导，每组均完成任务书。每组选出代表讲述任务书完成情况，并展示小组成果，教师点评，给予鼓励，并对学习过程、学习成果进行评价和考核。

任务二 脂溶性维生素类药物

任务目标 1. 熟知维生素 A 类的有关知识
2. 熟知维生素 D 类的有关知识
3. 熟知维生素 E 类的有关知识
4. 了解维生素 K 类的有关知识

实施过程 1. 学生分组讨论常见的脂溶性维生素有哪些
2. 学生分组学习脂溶性维生素类药物的有关知识
3. 教师指导，归纳总结
4. 学生完成任务书

教学准备 1. 教师准备任务书及学习材料
2. 学生预习学习材料，并利用网络资源了解脂溶性维生素类药物的有关知识

任务书

序号	任务	完成过程说明	成果展示
1	维生素 A 不稳定的原因，贮存和保管方法		
2	将维生素 A 和维生素 E 均制成酯类化合物的原因		
3	鉴定维生素 A、维生素 E 的方法		
4	维生素 D_2 和维生素 D_3 在体内的代谢？老年人选择维生素 D 类药物的方法		
5	维生素 A、维生素 D、维生素 E、维生素 K 的作用		

完成本任务的学习后，填写上述任务书，并以小组为单位及时交送老师，请教师阅示、纠正。

活动 1　熟知维生素 A 的有关知识

学习材料

维生素 A

维生素 A 主要包括维生素 A_1（又称视黄醇，Retinol）和维生素 A_2（又称 3-脱氢视黄醇）。其中维生素 A_1 主要存在于哺乳动物和海水鱼中，如鱼油、脂肪、肝、蛋黄等；而维生素 A_2 则主要存在于淡水鱼中，其生物活性为维生素 A_1 的 30%～40%，维生素 A 一般指维生素 A_1。另外，植物中的 β-胡萝卜素和玉米黄素在体内相关酶的作用下能转化为维生素 A，它们称为维生素 A 原。

维生素 A 性质不稳定，易被氧化，多制成稳定性较强的维生素 A 醋酸酯，《中国药典》收载的为维生素 A 醋酸酯。

维生素 A 醋酸酯（Vitamin A acetate）

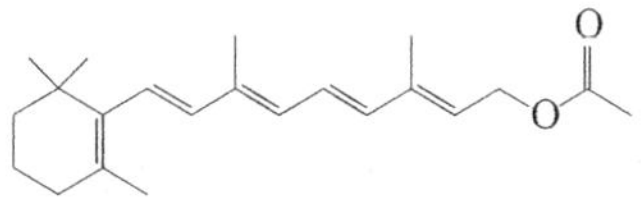

化学名称：(全-*E* 型)-3,7-二甲基-9-(2,6,6-三甲基-1-环己-1-烯基)-2,4,6,8-壬四烯-1-醇醋酸酯。

本品为黄色菱形结晶。熔点 57～60℃。易溶于乙醇、氯仿、乙醚、脂肪和油中，不溶于水。维生素 A 醋酸酯化学稳定性比维生素 A 好，便于贮存。在体内被酶水解得到维生素 A。

维生素 A 与三氯化锑作用，呈现深蓝色；维生素 A 可发生强黄绿色荧光，可作为维生素 A 定量、定性分析的依据。

维生素 A 易被空气氧化，氧化的初步产物为环氧化合物。在酸性介质中，这种环氧化合物发生重排，生成呋喃型氧化物。加热或金属离子都可促进这种氧化反应。

维生素 A 易被氧化剂所氧化，如二氧化锰氧化生成维生素 A_1 醛（Retinal，视黄醛），仍有活性。进一步氧化生成视黄酸（Retinoic acid，维生素 A 酸），生物活性降低。

维生素 A 与铝不发生作用，因此将其贮存于铝制容器中，充氮气驱除空气后密封，置阴凉干燥处保存；也常将维生素 A 溶于维生素 E 的油中，或加入稳定剂，如对羟基叔丁基茴香醚（BHA）和叔丁基对苯甲酸（BHT）等，以防止其氧化。维生素 A 长期贮存，即使放在暗处或在氮气中，也可部分发生顺反异构化，生成的异构体使维生素 A 的活性下降。维生素 A 对紫外线不稳定。

另外，Lewis 酸或无水氯化氢乙醇液可使维生素 A 分子结构中对酸不稳定的烯丙醇脱水，生成脱水维生素 A。

维生素 A 的结构具有高度特异性：①维生素 A 的 1-环己烯是必要的基团，环内增加双键，如维生素 A_2，其活性下降；②1-环己烯环上双键发生位移，则活性消失；③维生素 A 环己烯双键与侧链的双键必须共轭，否则活性消失，共轭双键若氢化，活性也消失；④顺反异构体对活性也有影响，全反式构型活性最强，其他构型活性均下降；⑤增长或缩短侧链时，活性大大减小；⑥将侧链链端的伯醇基酯化或换成醛基时活性不变，换为羧基时活性仅为维生素 A 的 1/10。

维生素 A 具有促进生长、维持上皮组织如皮肤、结膜、角膜等功能正常的作用，并参与视紫红质的合成。临床上主要用于因维生素 A 缺乏引起的夜盲症、角膜软化、皮肤干燥、粗糙及黏膜抗感染能力低下等症的治疗；还用于妊娠、哺乳期妇女和婴儿等的适量补充。若长期过量使用，可造成维生素 A 过多症，表现为疲劳、烦躁、精神抑制、呕吐、低热、高血钙、骨和关节痛等。

做一做

根据以上学习材料和网络上有关维生素 A 的知识，完成表 12-2。

表 12-2 维生素 A 学习讨论表

讨论主题	讨论结果
维生素 A 不足或缺乏有何症状？	
维生素 A 有何结构特点？为什么其易氧化和顺反异构化？对药效有何影响？如何防止氧化？	
人体如何获得维生素 A？	

知识拓展

维生素 A 的发现

早在 1000 多年前，唐朝孙思邈在《千金方》中即有记载动物肝脏可治疗夜盲症。1913 年，美国台维斯等 4 位科学家发现，鱼肝油可以治愈干眼病，并从鱼肝油中提纯出一种黄色黏稠液体。1920 年英国科学家曼俄特将其正式命名为维生素 A。

活动 2 熟知维生素 D 的有关知识

案例

【12-2】 *奶牛场常常让奶牛在太阳光下晒，并将牛奶放在紫外灯下，以强化其中的维生素 D_3。*

学习材料

维生素 D

维生素 D 是一类具有抗佝偻病作用的维生素的总称，均为甾醇的衍生物。最常见的维生素 D 为维生素 D_2（麦角骨化醇，Ergocalciferol）和维生素 D_3（胆骨化醇，Colecalciferol）。维生素 D 常与维生素 A 共存于鱼肝油中，此外，鱼类的肝脏、脂肪组织以及蛋黄、乳汁、奶油、鱼子中也含有一定量的维生素 D。动物组织、人体皮肤内贮存的 7-脱氢胆固醇，在日光或紫外线的照射下，经裂解转化为维生素 D_3；植物油和酵母中含有的麦角甾醇，在日光或紫外线的照射下，经裂解转化为维生素 D_2；故 7-脱氢胆固醇和麦角甾醇被称为维生素 D 原，因此常晒太阳或户外活动可预防维生素 D 的缺乏。

维生素 D_3（Vitamin D_3）

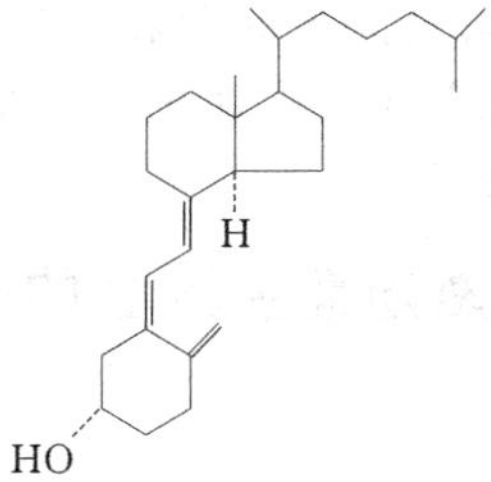

化学名称：(5*Z*,7*E*)-9,10-开环胆甾-5,7,10(19)-三烯-3*β*-醇。

别名：胆固化醇。

本品为无色针状结晶或白色结晶性粉末，无臭无味，遇光或空气均易变质。在植物油中略溶，水中不溶，乙醇、丙酮、氯仿或乙醚中极易溶解。$[\alpha]_D +105° \sim +112°$。

维生素 D_3 本身在体外并无活性，进入人体后必须先在肝细胞线粒体中经 25-羟化酶作用生成 25-羟基维生素 D_3，它是维生素 D_3 在肝脏中的贮存形式，也是血液中的转运形式。然后再经过肾近侧小管上皮细胞线粒体 25-OH 维生素 D_3-1α 羟化酶催化形成 1α,25-(二羟基)维生素 D_3，这才是真正起作用的“活性维生素 D_3”。

科学家们从维生素 D_3 体内生物转化的研究中得到启示，研制开发了活性更强的维生素 D 类药物骨化三醇（Calcitriol）、阿法骨化醇（Alfacalcidol），目前均已广泛应用于临床。

维生素 D 促进小肠黏膜对钙、磷的吸收，促进肾小管对钙、磷的吸收，促进骨代谢，维持血钙、血磷的平衡。维生素 D 缺乏时儿童易患佝偻病，出现骨骼畸形、骨质疏松、多汗等；成人骨软化，骨骼中含有过量未钙化的基质，出现骨骼疼痛、软弱乏力等症状。临床上常用维生素 D 防治佝偻病、骨软化症及老年性骨质疏松症等。

临床常用的维生素 D 制剂有：维生素 D_2 胶性钙注射液，维生素 D_2 胶丸（片），维生素 D_3 注射液，维生素 AD 胶丸（滴剂），骨化三醇及阿法骨化醇胶囊。

做一做

根据以上学习材料和网络上有关维生素 D 的知识，完成表 12-3。

表 12-3　维生素 D 学习讨论表

讨论主题	讨论结果
维生素 D 不足或缺乏有何症状？	
维生素 D 有何结构特点？为什么易发生异构化？对药效有何影响？生产上如何防止其异构化？	
维生素 D_2、维生素 D_3 在体内如何代谢？老年人如何使用维生素 D 类？	
人体如何获得维生素 D？	

知识拓展

维生素 D 的发现

1913 年，美国科学家 Elmer McCollum 和 Marguerite Davis 在鱼肝油里发现了一种物质，起名叫“维生素 A”，后来，英国医生 Edward Mellanby 发现，喂了鱼肝油的狗不会得佝偻病，于是得出结论：维生素 A 或者其协同因子可以预防佝偻病。1921 年，Elmer McCollum 使用破坏了维生素 A 的鱼肝油做同样的实验，结果相同，说明抗佝偻病并非维生素

A 的作用。他将其命名为维生素 D，即第四种维生素。但当时的人们还不知道，这种维生素和其他维生素不同，其实只要有紫外线，人体自己就可以而合成。

1923 年威斯康辛大学 Harry Steenbock 证明了用紫外线照射食物和其他有机物可以提高其中的维生素 D 含量，用紫外线照射过兔子的食物，可以治疗兔子的佝偻病。他用自己攒下的 300 美元申请了专利，并采取此技术对食品中的维生素 D 进行强化。到 1945 年他的专利权到期时，佝偻病已经在美国绝迹了。

活动 3　熟知维生素 E 的有关知识

案例

【12-3】 维生素 E 在人体内作用广泛，故有“护卫大使”之称。

(1) 经对 112 位肌肉软弱、疼痛、僵硬、麻痹的患者进行实验，每天服用 400 毫克维生素 E，病情大有改善。

(2) 儿童的“斗鸡眼”，是因为眼球后面的肌肉软弱。给他们服用维生素 E 后，有时也可矫治过来。

(3) 容易流产或早产的女性服用维生素 E 后，可以生出足月而健康的孩子。经对患有习惯性流产的几百名女性作研究，她们服用维生素 E 后，96.5%的患者都生下了正常健康的孩子。

学习材料

维生素 E

维生素 E 是一类与生育有关的维生素，因其分子中含有酚羟基，故又称为生育酚。该类药物均是苯并二氢吡喃类衍生物。已知的维生素 E 主要有 α-生育酚、β-生育酚、γ-生育酚、δ-生育酚、ε-生育酚、ζ_1-生育酚、ζ_2-生育酚和 η-生育酚。前四种由于苯环上甲基的数目和位置的不同而相互区别；后四种的侧链因双键数目不同而相互区别，在这些异构体中，α-生育酚活性最强（通常即指维生素 E），δ-生育酚活性最弱。天然的生育酚都是右旋体，而人工合成品则为消旋体。

由于维生素 E 结构中含有酚羟基，遇光、空气易被氧化，为增加其稳定性，常将其转化为酯衍生物，如维生素 E 醋酸酯。《中国药典》中收载的即维生素 E 醋酸酯。

维生素 E 醋酸酯（Vitamin E acetate）

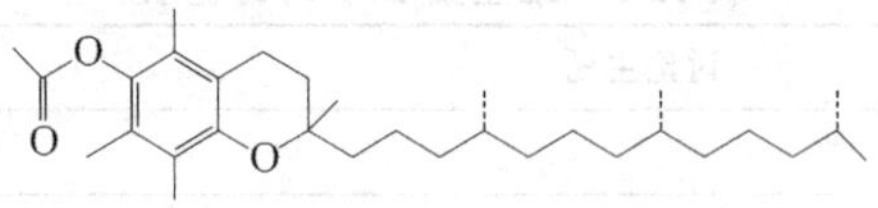

化学名称：(±)-2,5,7,8-四甲基-2-(4,8,12-三甲基十三烷基)-6-苯并二氢吡喃醇醋酸酯。

别名：α-生育酚醋酸酯。

本品为微黄色或黄色透明的黏稠液体，几乎无臭，遇光色渐变深。在无水乙醇、丙酮、氯仿、乙醚或石油醚中易溶，在水中不溶。

维生素 E 醋酸酯为酯类化合物，与氢氧化钾醇溶液共热时发生水解，得到 α-生育酚（α-Tocopherol）。用三价铁离子氧化 α-生育酚后，生成对生育醌（α-Tocopherol quinone）和亚铁离子。亚铁离子与 2,2′-联吡啶作用生成血红色的配离子，以此进行鉴定。

维生素 E 的乙醇溶液与硝酸共热氧化后，生成生育红，溶液显橙红色。

维生素 E 对氧十分敏感，在空气中发生自氧化反应。其侧链上的叔碳原子（C-4′，C-8′，C-12′）氧化生成 4′-OH、8′-OH 和 12′-OH 化合物。环状结构部位，氧化产物为 α-生

育醌及 α-生育酚二聚体。遇光促进氧化进行。

维生素 E 的构效关系研究表明：分子中羟基为活性基 WSS 团，且必须与杂环氧原子成对位。苯环上甲基数目减少和位置改变，均导致活性降低；缩短或除去分子中侧链，活性降低或丧失；维生素 E 的立体结构对活性也有影响，左旋维生素 E 的活性仅为天然品右旋维生素 E 活性的 42%，故天然右旋维生素 E 的活性最强。

维生素 E 具有抗不育作用。维生素 E 的还原作用、对生物膜的保护作用、稳定及调控作用，统称为抗衰老作用。临床用于习惯性流产、不孕症及更年期障碍、进行性肌营养不良、间歇性跛行、动脉粥样硬化等的防治，此外，还可用于延缓衰老。长期过量服用维生素 E 可产生眩晕、视力模糊等不良反应，并可导致血小板聚集及血栓形成。

做一做

根据以上学习材料和网络上有关维生素 E 的知识，完成表 12-4。

表 12-4　维生素 E 学习讨论表

讨论主题	讨论结果
维生素 E 不足或缺乏有何症状？	
维生素 E 有何结构特点？为什么其易氧化？如何防止其氧化？	
维生素 E 有哪些用途？	

活动 4　了解维生素 K 的有关知识

学习材料

维生素 K

维生素 K 是一类具有凝血作用的维生素的总称。常见的维生素 K 有维生素 $K_1 \sim K_7$，其中维生素 $K_1 \sim K_4$ 均属于 2-甲基-1,4-萘醌类衍生物，维生素 $K_5 \sim K_7$ 均属于萘胺类衍生物。维生素 K_3 的生物活性最强，而维生素 K_1 的作用快而持久。临床上常用的维生素 K 制剂有维生素 K_1 注射液、K_3 注射液，主要用于凝血酶原过低症、新生儿出血症等的防治。

维生素 K_3（Vitamin K_3）

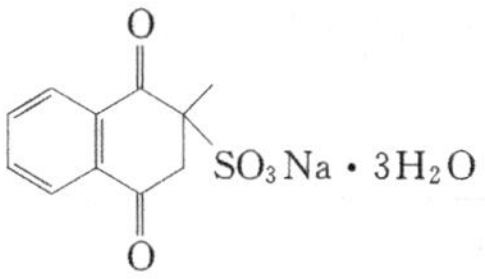

O

$SO_3Na \cdot 3H_2O$

O

化学名称：2-甲基-1,4-二氧-1,2,3,4-四氢-萘-2-磺酸钠盐三水合物。

本品为白色结晶或结晶性粉末，几乎无臭；有引湿性，遇光易变色。易溶于水，微溶于乙醇，不溶于苯和乙醚。

本品的水溶液与甲萘醌、亚硫酸氢钠间存在动态平衡，遇酸、碱或空气中的氧，平衡被破坏，分解产生甲萘醌沉淀。光和热加速上述变化，加入氯化钠或焦亚硫酸钠可增加稳定性。

知识拓展

维生素 K 的发现

在 20 世纪 20 年代末期，丹麦科学家 Henrik Dam 研究以低胆固醇饲料养鸡进行观察。几个星期后，动物开始有出血现象并开始流血，并且不能以增加胆固醇量的饲料来恢复健康。此结果说明某化合物与胆固醇一起从食物中被提取出来，因此这种化合物称凝血维生素。

几十年来，鸡模型的维生素缺乏症是定量各种食物中的维生素K的唯一方法：先将小鸡引起维生素K缺乏症，然后给其喂食已知含量的维生素K的食物。饮食恢复血液凝集的程度即作为饮食维生素K含量指标。

做一做

根据以上学习材料和网络上有关维生素K的知识，完成表12-5。

表12-5 维生素K学习讨论表

讨论主题	讨论结果
维生素K不足或缺乏有何症状？	
维生素K有何结构特点？为什么其易氧化？如何防止其氧化？	
维生素K有哪些用途？	

活动5 汇报展示学习成果

通过学生分组讨论、学习以上内容和网络上脂溶性维生素的相关知识，教师巡回指导，每组均完成任务书。每组选出代表讲述任务书完成情况，并展示小组成果，教师点评，给予鼓励，并对学习过程、学习成果进行评价和考核。

任务三 实践学习——处方分析

任务目标 进行处方分析：老年人维生素D类用药

实施过程 1. 学生分组讨论维生素D作用有哪些

2. 在教师指导下，了解老年人对维生素D的需要

3. 教师指导，归纳总结

4. 学生完成任务书

教学准备 1. 教师准备任务书及学习材料

2. 学生预习学习材料，并利用网络资源了解老年人使用维生素D的有关知识

任务书

序号	任务	完成过程说明	成果展示
1	老年人适当补充维生素D的好处		
2	老年人适当补充维生素D的注意事项		

完成本任务的学习后，填写上述任务书，并以小组为单位及时交送老师，请教师阅示、纠正。

活动1 处方分析——老年人维生素D类用药

案例

【12-4】 患者，女性，65岁，有骨痛、睡觉易醒、易疲劳无力、免疫力下降、容易感冒等症状，诊断为绝经后骨质疏松。

医生开具处方如下：

碳酸钙　　　0.25g　　每天3次　口服
骨化三醇　　0.25μg　 每天2次　口服
阿仑膦酸钠　70mg　　每周1次　口服

处方分析：以碳酸钙适量补充钙，来平衡钙的流失；骨化三醇是维生素D类药物，补充维生素D的缺乏；阿仑膦酸钠为骨吸收抑制剂，抑制骨的吸收，三者合用可适用于绝经期骨质疏松。

学习材料

老年人与维生素D

老年人每天需要10μg维生素D。经调查，大约60%～70%老年人不能达到需要量，而老年女性更易缺乏。

为什么老年人会缺乏维生素D呢？人体内维生素D有两个来源：一是来自含维生素D丰富的食物，如海产鱼类、动物肝及蛋黄等；另一来源是皮肤中的7-脱氢胆固醇经阳光照射后可转变成维生素D_3。体内的维生素D还得经肝、肾两个脏器代谢活化才能真正有活性。而老年人常由于进食少，怕吃动物肝脏和蛋黄，加之久居室内，很少接受阳光照射，以及体内肾脏活化维生素D的能力随年龄增大而降低，因此容易出现维生素D活性不足，患上维生素D缺乏症，以致引起血钙、磷降低，骨骼质量下降，易出现骨质疏松、病理性的骨折以及身体虚弱。体弱多病的老人较易患骨软化症，最常见的症状是骨痛、肌无力和压痛，脊柱有压迫性弯曲，身材变矮，骨盆变形等。

做一做

根据以上学习材料和网络上有关老年人与维生素D的知识，完成表12-6。

表12-6　维生素D与老年人学习讨论表

讨论主题	讨论结果
老年人为什么易缺乏维生素D?	
老年人如何补充维生素D?	

活动2　汇报展示实践成果

通过学生分组讨论、学习以上内容和网络上维生素D的相关知识，教师巡回指导，每组均完成任务书。每组选出代表讲述任务书完成情况，并展示小组成果，教师点评，给予鼓励，并对学习过程、学习成果进行评价和考核。

任务四　水溶性维生素类药物

任务目标　1. 了解维生素B_1的有关知识
2. 了解维生素B_2的有关知识
3. 熟知维生素B_6的有关知识
4. 熟知维生素C的有关知识

实施过程　1. 学生分组讨论常见的水溶性维生素有那些
2. 学生分组学习水溶性维生素的有关知识
3. 教师指导，归纳总结

4. 学生完成任务书

教学准备 1. 教师准备任务书及学习材料

2. 学生预习学习材料，并利用网络资源了解水溶性维生素的有关知识

任务书

序号	任务	完成过程说明	成果展示
1	维生素C结构中哪一部分不稳定？		
2	维生素C注射液应怎样配制和保存？		
3	维生素C放置过程中易变色的主要原因		
4	维生素C碘量法测含量的原理，操作中的注意事项		
5	维生素C的鉴定方法		
6	常见B族维生素（VB_1、VB_2、VB_6、VB_{12}）的用途		

完成本任务的学习后，填写上述任务书，并以小组为单位及时交送老师，请教师阅示、纠正。

活动1 了解B族维生素有关知识

学习材料

B族维生素

维生素B_1（Vitamin B_1）

$$\cdot Cl^- \cdot HCl$$

维生素B_1主要存在于种子的外皮和胚芽中，如米糠和麸皮中含量很丰富，在酵母菌中含量也极丰富，瘦肉、白菜和芹菜中维生素B_1含量也较丰富。目前所用的维生素B_1都是化学合成的产品。在体内，维生素B_1以辅酶形式参与糖的分解代谢，有保护神经系统的作用，还能促进肠胃蠕动，增加食欲。

维生素B_1缺乏时，可引起多种神经炎症，如脚气病。维生素B_1缺乏可引起多发性神经炎，患者的周围神经末梢有发炎和退化现象，并伴有四肢麻木、肌肉萎缩、心力衰竭、下肢水肿等症状。

维生素B_2（Vitamin B_2）

维生素B_2参与的生化反应有呼吸链能量产生，氨基酸、脂类氧化，嘌呤碱转化为尿酸，芳香族化合物的羟化，蛋白质与某些激素的合成，铁的转运、储存及动员，还参与叶酸、吡多醛、尼克酸的代谢等。

当人体缺乏维生素B_2时，人体腔道内的黏膜层就会出现问题，引起黏膜病变，造成黏膜细胞代谢失调，具体表现是黏膜变薄、黏膜层损伤、微血管破裂。

维生素 B_6（Vitamin B_6）

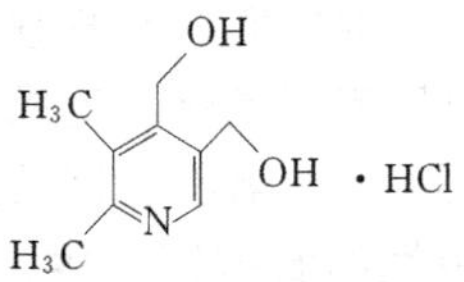

维生素 B_6 在动物性及植物性食物中含量均微，酵母粉中含量最多，米糠或白米中含量亦不少，其次是来自于肉类（包括家禽、鱼），以及马铃薯、甜薯等蔬菜中。

维生素 B_6 是人体脂肪和糖代谢的必需物质，女性的雌激素代谢也需要维生素 B_6，因此它对防治某些妇科病大有益处。许多女性会因服用避孕药导致情绪悲观、脾气急躁、自感乏力等，每日补充 60mg 维生素 B_6 就可以缓解症状。还有些妇女患有经前期紧张综合征，表现为月经前眼睑和手足浮肿、失眠、健忘，每日服用 50～100mg 维生素 B_6 后症状可完全缓解。富含维生素 B_6 的食物有金枪鱼、瘦牛排、鸡胸肉、香蕉、花生、牛肉等。

做一做

根据以上学习材料和网络上有关维生素 B_1、维生素 B_2、维生素 B_6 的知识，完成表 12-7。

表 12-7　维生素 B_1、维生素 B_2、维生素 B_6 学习讨论表

讨论主题	讨论结果
维生素 B_1 缺乏或不足的原因是什么？有何症状？	
维生素 B_2 缺乏或不足的原因是什么？有何症状？	
维生素 B_6 缺乏或不足的原因是什么？有何症状？	

活动 2　熟知维生素 C 的有关知识

案例

【12-5】 经常性流鼻血，只要注意补充维生素 C 的饮食即可避免。维生素 C 的缺乏会导致鼻黏膜脆弱而容易出血。

如果刷牙时常有牙龈出血的现象，或者虽然没有用力碰撞，但身上常见多处乌青、瘀血，这是维生素 C 不足的症状之一。

学习材料

维生素 C（Vitamin C）

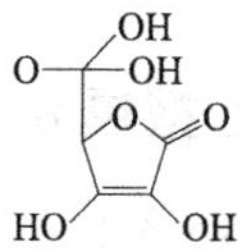

化学名称：L(＋)-苏糖型-2,3,4,5,6-五羟基-2-己烯酸-4-内酯。

别名：抗坏血酸。

本品为白色结晶或结晶性粉末，无臭，味酸，久置色渐变微黄。本品在水中易溶，在乙醇中略溶，在氯仿或乙醚中不溶。熔点 190～192℃。$[\alpha]_D$ ＋20.5°～＋21.5°。

本品具有显著的还原性、水解性和酸性。干燥固体较稳定，但遇光及在湿空气中，色渐变黄，故应避光、密闭保存。

维生素 C 分子中含有连二烯醇结构，两个烯醇羟基均具有酸性，特别是 C-3 上的羟基具有足够的酸性，可与碳酸氢钠溶液反应，生成 C-3 烯醇钠盐。

本品在强碱如浓氢氧化钠溶液中，内酯环发生水解，生成酮酸钠盐。

由于分子中具有特殊的烯醇结构，维生素C呈现强还原性。固体在潮湿空气中被氧化，色泽变黄；它在水溶液中易被空气中的氧所氧化，生成去氢抗坏血酸。二者可以相互转化，故维生素C有氧化型和还原型两种形式，二者有相同的生物活性。

弱氧化剂如硝酸银、氯化铁、碱性酒石酸铜、碘、碘酸盐及2,6-二氯靛酚也能将维生素C氧化成为去氢抗坏血酸。

维生素C被氧化为去氢抗坏血酸后，更易水解。水解产物是2,3-二酮古龙糖酸，并进一步被氧化为苏阿糖酸和草酸而失活。

光线、热和金属离子都可加速维生素C的氧化反应的进行，金属离子的催化作用顺序为：$Cu^{2+}>Cr^{3+}>Mn^{2+}>Zn^{2+}>Fe^{3+}$。所以本品应密闭、避光贮存。配制维生素C注射液时应使用二氧化碳饱和注射用水，以驱除水中氧气，pH控制在5.0～6.0之间，并加入EDTA作为稳定剂掩蔽金属离子，或加入焦亚硫酸钠、半胱氨酸等抗氧化剂。

去氢抗坏血酸在无氧条件下容易发生脱水和水解反应。水解产物进一步脱羧生成呋喃甲醛，呋喃甲醛易于聚合而呈现黄色斑点。这是本品在生产贮存过程中变色的主要原因。酸、碱催化都可催化反应进行。

维生素C具有工业生产价值的合成方法有双酮法和两步发酵法。

(1) 双酮法　以D-葡萄糖为原料进行催化氢化，所得D-山梨糖用黑醋酸菌氧化，生成L-山梨糖。将其溶于丙酮中，在硫酸催化下与2分子丙酮缩合得到双酮山梨糖，然后用次氯酸钠氧化未被保护的伯醇基，生成双酮古龙糖酸，将其水解，除去双酮保护基得2-酮-L-古龙糖酸，经烯醇化和内酯化即得维生素C。

(2) 两步发酵法　将双酮法中得到的L-山梨糖直接用假单胞菌进行生物氧化，生成2-酮-L-古龙糖酸，经酸处理、烯醇化、内酯化，即转化为维生素C。

做一做

根据以上学习材料和网络上有关维生素C的知识，完成表12-8。

表12-8　维生素C学习讨论表

讨论主题	讨论结果
维生素C缺乏或不足有何症状？	
维生素C有何结构特征？	
维生素C变黄的主要原因是什么？	
维生素C有哪些用途？	

活动3　汇报展示学习成果

通过学生分组讨论、学习以上内容和网络上水溶性维生素的相关知识，教师巡回指导，每组均完成任务书。每组选出代表讲述任务书完成情况，并展示小组成果，教师点评，给予鼓励，并对学习过程、学习成果进行评价和考核。

任务五　自主学习——维生素C与坏血病

任务目标　了解坏血病与维生素C的有关知识

实施过程　1. 学生分组讨论坏血病与维生素的关系

2. 在教师指导下，知道基本常识

3. 教师指导，归纳总结

4. 学生完成任务书

教学准备 1. 教师准备任务书及学习材料

2. 学生预习学习材料，并利用网络资源了解坏血病与维生素 C 的有关知识

任务书

序号	任务	完成过程说明	成果展示
1	坏血病的概念,治疗方法		
2	坏血病与维生素 C 的关系		

完成本任务的学习后，填写上述任务书，并以小组为单位及时交送老师，请教师阅示、纠正。

活动 1　认识坏血病与维生素 C 的关系

学习材料

坏血病与维生素 C

维生素 C 缺乏病临床上又称为坏血病，坏血病（scurvy）是由于长期缺乏维生素 C（抗坏血酸，ascorbic acid）所引起的周身性疾病，缺乏维生素 C 的时候，组织的胶原质会变得不稳定而无法正常发挥功能。坏血病的症状是皮肤出现红色斑点，牙龈海绵状，所有的黏膜出血。皮肤的斑点分布以腿部最多。该病的患者脸色苍白，感觉沮丧，部分患者甚至无法自行活动。严重的坏血病会出现开放性的溃烂伤口，以及掉齿，最终导致死亡。由于人体无法储存维生素 C，所以如果没有摄取新鲜的补给品，维生素 C 将会很快耗尽。当今社会一般少见，但在缺少青菜、水果的北方牧区，或城、乡对人工喂养儿忽视辅食补充，特别是在农村边远地区，仍有因喂养不当而致发病。

维生素 C 广泛存在于新鲜水果及绿叶蔬菜中，人体可以从食物中摄取。维生素 C 为胶原和细胞间质合成所必需，若摄入不足可致坏血病。维生素 C 可降低毛细血管通透性，降低血脂，增加机体抵御疾病的能力，并具有一定解毒功能和抗组胺作用。临床用于预防和治疗维生素 C 缺乏症，也用于防治尿的酸化、高铁血红蛋白症和许多其他疾患。维生素 C 也广泛用作制药工业和食品工业的抗氧化剂和添加剂。

活动 2　汇报展示学习成果

通过学生分组讨论、学习以上内容和网络上维生素 C 的相关知识，教师巡回指导，每组均完成任务书。每组选出代表讲述任务书完成情况，并展示小组成果，教师点评，给予鼓励，并对学习过程、学习成果进行评价和考核。

任务六　实践学习——维生素 C 的稳定性实验及鉴定技术

任务目标 1. 维生素 C 的鉴定与操作技术

2. 维生素 C 的稳定性实验与操作技术

实施过程 1. 学生分组讨论维生素 C 的鉴定与操作技术

2. 在教师的指导下，完成维生素 C 的鉴定与操作技术方案

3. 在教师的指导下，完成维生素C的鉴定与操作

教学准备 1. 教师准备学习材料及维生素C的鉴定所用到的试剂

2. 学生预习学习资料，利用网络平台获取维生素C的鉴定与操作和维生素C的稳定性实验与操作相关技术、知识

任务书

序号	任务	完成过程说明	成果展示
1	分析维生素C的结构，给出鉴定的方法		
2	维生素C鉴定中应注意的问题		
3	影响维生素C注射液稳定性的因素		

完成本任务的学习后，填写上述任务书，并以小组为单位及时交送老师，请教师阅示、纠正。

活动1 学习维生素C的鉴定与操作技术

议一议

根据维生素C结构，分析其结构特点。

学习材料

维生素C鉴定操作技术

利用维生素C的还原性，及与亚硝基铁氰化钠作用显蓝色等性质，可以对其进行检查和鉴定。

(1) 维生素C水溶液中加入硝酸银试液，即产生银的黑色沉淀；若加入2,6-二氯靛酚试液少许，溶液的颜色由红色变为无色。

(2) 利用本品在酸性条件下可被碘定量氧化的原理，可用碘量法测其含量。以淀粉为指示剂，用碘液滴定，终点为蓝色。

(3) 本品的碱性水溶液与亚硝基铁氰化钠及氢氧化钠作用呈蓝色。

活动2 学习维生素C的稳定性实验与操作技术

议一议

找出维生素C结构中的不稳定部分。

讨论影响维生素C不稳定的外界因素。

学习材料

维生素C稳定性试验操作技术

影响维生素C溶液稳定性的因素：空气中的氧、pH值、金属离子、温度及光线等。维生素C的不稳定主要表现：放置过程中颜色变黄和含量下降。

实验内容与操作影响维生素C注射液稳定性因素考察：

1. 5%维生素C注射液的制备

取注射用水500mL煮沸，放冷至室温，备用。取维生素C 20g，加放冷至室温的注射用水溶解，并稀释至400mL，制成5%的维生素C注射液，备用。取样进行含量测定，同时测定注射液在420nm处的吸收度，作为0时的含量及吸收度。

2. pH值对维生素C注射液稳定性的影响

取1.中制备的注射液200mL分成4份（容器应干燥），每份50mL，用$NaHCO_3$粉末调节pH至4.0、5.0、6.0、7.0，微孔滤膜过滤，灌入2mL安瓿中。每个pH溶液灌装8支。

另取安瓿4支，分别封入标有4种pH值的纸条，再与已灌装的对应pH值的注射液一起放在100℃水浴中加热1h，观察不同时间溶液颜色变化，并进行记录。

测定1h时的药物含量，记录消耗碘液的体积，同时测定注射液的吸收度。

3. 空气中的氧及抗氧剂对维生素C注射液稳定性的影响

取1.中制备的注射液150mL，加$NaHCO_3$粉末调节pH至6.0，方法同前。取其中50mL，分成三份：①于2mL安瓿灌装2mL后熔封，共灌8支；②于2mL安瓿灌装1mL后熔封，共灌12支；③于2mL安瓿灌装2mL后，通入CO_2（约5s），立即熔封，共灌8支。

取剩余的100mL注射液分成两份，每份50mL，加入$Na_2S_2O_5$0.12g作对照，分别灌于2mL安瓿中，每份8支。用于考察加抗氧化剂与不加抗氧化剂对维生素C稳定性的影响。

活动3　制定维生素C的稳定性实验和定性鉴定方案

根据活动1、活动2的学习，学生分组讨论，教师巡回指导，制定维生素C的稳定性实验和定性鉴定初步方案。

每组展示维生素C的稳定性实验和定性鉴定初步方案，选一名代表讲述方案制定过程、维生素C的稳定性实验和定性鉴定方法步骤、技术要点。

对每组制定的方案进行评价，教师总结，给予修改建议。

根据方案评价意见和教师的建议，每组优化维生素C的稳定性实验和定性鉴定方案。

活动4　学生实践：维生素C稳定性实验和定性鉴定

每组依据学习资料和网络学习知识，依据修改后的维生素C的稳定性实验和定性鉴定方案，完成实验，教师巡回指导，答疑解惑。

活动5　写出维生素C稳定性实验和定性鉴定实践报告书

任务完成后，每组写出维生素C的稳定性实验和定性鉴定实践报告书（表12-9），并及时交给老师评阅。

表12-9　维生素C的稳定性实验和定性鉴定实践报告书

<table>
<tr><td colspan="2">实验题目</td><td colspan="6">维生素C的稳定性实验和定性鉴定</td></tr>
<tr><td>班级</td><td></td><td>小组</td><td></td><td>日期</td><td></td><td>天气</td><td></td></tr>
<tr><td colspan="2">实验目的</td><td colspan="6"></td></tr>
<tr><td colspan="2" rowspan="2">实验操作过程</td><td colspan="2">操作步骤</td><td colspan="3">实验现象</td><td>备注</td></tr>
<tr><td colspan="2"></td><td colspan="3"></td><td></td></tr>
<tr><td colspan="2">实验结果</td><td colspan="6"></td></tr>
<tr><td colspan="2">分析讨论</td><td colspan="6"></td></tr>
</table>

活动6　汇报展示实践成果

每组选出一位代表，讲述维生素C的稳定性实验和定性鉴定过程，并展示实践成果，教师及时给予鼓励，并依据考核方案给予评价（表12-10）。

表 12-10 维生素 C 的稳定性实验和定性鉴定评价表

项目	考核要点	配分	评分标准		扣分	得分
实验前准备	着装、行为	20	1. 着装符合实验实训要求	4 分		
	环境		2. 检查岗位环境，干净、整洁，无其他物品	4 分		
	仪器药品		3. 检查仪器药品是否符合本实验实训要求	4 分		
			4. 检查安全防护措施	4 分		
	安全、工作记录等		5. 任务书、记录册等准备情况	4 分		
实验实训过程	仪器设备安装	40	1. 仪器安装操作正确	10 分		
	物料量取、投放		2. 是否检查	2 分		
			3. 物料量取准确，加料符合工艺要求	8 分		
	操作过程		4. 操作规范	20 分		
原始记录	填写	10	原始记录是否及时记录，准确，实事求是	10 分		
实验实训结束	清场	10	1. 仪器设备清理洗涤	6 分		
			2. 环境卫生清理干净、整洁	4 分		
其他	任务书	20	1. 按时完成任务书	5 分		
	小组活动		2. 小组学习、讨论积极、热烈	10 分		
	相关知识		3. 正确回答教师提出的问题	5 分		
总分						

思 考 题

1. 你所知道的维生素缺乏或不足引起的疾病有哪些？

2. 维生素 D 有何作用？老年人为什么要补充维生素 D？该如何补充？

3. 写出维生素 C 的结构，分析其结构特点，说明维生素 C 注射液的性状受哪些因素的影响。

4. 坏血病是如何引起的？怎样防治？

项目十三

影响血糖的药物

项目说明

本项目共完成三个学习任务，主要通过学生分组进行学习、讨论、实践、教师指导等活动，理解并掌握糖尿病及影响血糖药的类型、结构特征以及重点药物的名称、结构、性质和临床应用特点，目的在于帮助学生胜任对该类药物的制剂、检验、贮存和指导患者合理用药等工作岗位的工作。

任务一　糖尿病及降糖药物类型

任务目标　1. 认识糖尿病

2. 熟知临床上常用的降糖药物类型

实施过程　1. 学生分组讨论糖尿病发病的原因和常见的并发症有哪些

2. 学生通过课本、网络了解临床常用的降糖药有哪些

3. 教师指导、讲解、总结

4. 学生完成任务书

教学准备　1. 教师准备任务书及学习材料

2. 学生预习学习材料，并利用网络资源了解糖尿病及降糖药的有关知识

任务书

序号	任务	实施过程	成果展示
1	糖尿病的类型及发病原因		
2	糖尿病的并发症		
3	常用的降糖药及代表药物		

完成本任务的学习后，填写上述任务书，并以小组为单位及时交送老师。

活动1　认识糖尿病及降血糖药物类型

案例

【13-1】患者朱女士，56岁，因尿频、尿急、尿痛3天就诊。查体身高1.60m，体重70kg，余正常。化验：尿常规示白细胞满视野。诊断：急性膀胱炎，给予口服抗生素。患者又告诉医生，最近已3次患泌尿系统感染了。第二天化验空腹血糖8.6mmol/L，根据其他检查结果，诊断为糖尿病。医生治疗：控制饮食；加强锻炼；心理辅导，进行糖尿病知识教育；口服降血糖药二甲双胍等。

议一议

阅读案例13-1，根据网络上有关糖尿病知识，完成表13-1。

表 13-1 糖尿病有关问题学习讨论表

问 题	讨论结果
案例中的患者有何症状？	
患者为何多次患泌尿系统感染？	
患者的空腹血糖值多少？你知道正常人空腹血糖值吗？	
医生如何给患者治疗的？服用了哪种药物？你还知道其他的降血糖药吗？	

学习材料

糖尿病及其治疗糖尿病药物类型

糖尿病（diabetes mellitus，DM）是一种常见的内分泌代谢病。其基本病理生理改变是由于胰岛素缺乏或作用减低（胰岛素抵抗），引起糖、蛋白质、脂肪代谢紊乱，血中葡萄糖升高而发生的疾病。糖尿病是由遗传和环境因素相互作用而引起的常见病，临床以高血糖及糖尿为主要标志，正常人空腹血糖值 3.89～6.1mmol/L，餐后 2 小时血糖值小于 7.8mmol/L，若空腹血糖值两次均大于 7.0mmol/L，随机血糖值大于等于 11.1mmol/L 或餐后 2 小时血糖值大于等于 11.1mmol/L，可诊断为糖尿病。糖尿病患者常见症状有多饮、多尿、多食以及消瘦等。持续高血糖可引起身体多系统的损害（如图 13-1 所示），血管并发症是糖尿病患者致死和致残的主要原因。

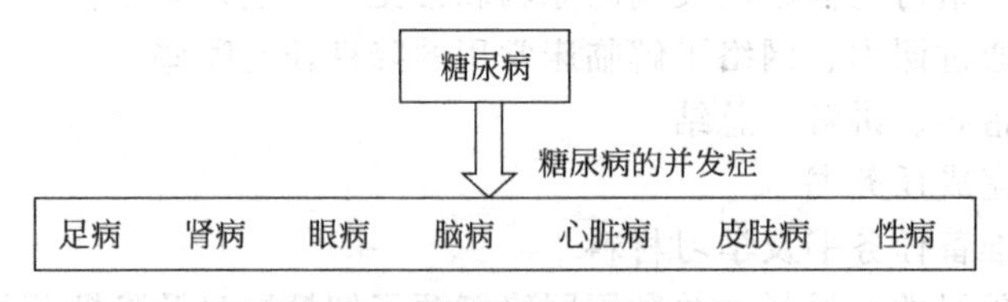

图 13-1 糖尿病引起的并发症

临床上将糖尿病主要分为胰岛素依赖型糖尿病（Ⅰ型糖尿病）和非胰岛素依赖型糖尿病（Ⅱ型糖尿病）两种。Ⅰ型糖尿病是由于胰岛 β 细胞受损，不能正常分泌胰岛素所致，多发生于青少年，依赖外源性胰岛素补充以维持生命；Ⅱ型糖尿病主要是由于胰岛素抵抗和胰岛素分泌相对不足所致，多见于中、老年人，表现为机体对胰岛素不够敏感，即胰岛素抵抗，可口服降血糖药物治疗。根据口服降血糖药物的作用机制可分为胰岛素分泌促进剂、胰岛素增敏剂、α-葡萄糖苷酶抑制剂和醛糖还原酶抑制剂等。

做一做

根据以上学习材料和网络上有关糖尿病的知识，完成表 13-2。

表 13-2 糖尿病及影响血糖药物类型学习讨论表

问 题	讨论结果
糖尿病分为几种？如何治疗？	
口服降血糖药物根据作用机制分多少类？	
糖尿病有何危害？症状是什么？	

活动 2 汇报展示学习成果

通过学生分组讨论、学习活动 1 的内容和网络上糖尿病药物的相关知识，教师指导，每组均完成任务书。每组选出代表讲述任务书完成情况，并展示小组成果，教师点评，给予鼓励，并对学习过程、学习成果进行评价和考核。

任务二 胰岛素类药物

任务目标 1. 熟知胰岛素的作用

2. 熟知临床上常用的胰岛素类药物

实施过程 1. 学生分组讨论胰岛素的作用

2. 学生通过课本、网络了解临床常用的胰岛素的性质，临床上常用的胰岛素类药物

3. 教师指导、讲解、总结

4. 学生完成任务书

教学准备 1. 教师准备任务书及学习材料

2. 学生预习学习材料，并利用网络资源了解胰岛素类药物的有关知识

任务书

序号	任务	实施过程	成果展示
1	胰岛素的作用		
2	胰岛素的结构、性质、特点		
3	临床上常用的胰岛素类药物		

本任务完成后，填写上述任务书，并以小组为单位及时交送老师。

活动1 学习胰岛素类药物知识

学习材料

（一）胰岛素相关知识

胰岛素（insulin）是机体内唯一降低血糖的激素，同时促进糖原、脂肪、蛋白质合成。胰岛素对代谢过程具有广泛影响，它可增加葡萄糖的利用，加速葡萄糖的酵解和氧化。此外，还能促进脂肪合成并抑制其分解。因而，胰岛素是治疗糖尿病的有效药物。

胰岛素是由胰脏β细胞受内源性或外源性物质如葡萄糖、乳糖、核糖、精氨酸、胰高血糖素等的刺激而分泌的一种蛋白质激素。

胰岛素由A、B两个肽链组成。人胰岛素（Insulin human）由17种51个氨基酸组成，A链由11种21个氨基酸组成，B链由16种30个氨基酸组成。其中四个半胱氨酸中的巯基形成两个二硫键，使A、B两链连接起来。

猪胰岛素与人胰岛素结构上仅有1个氨基酸不同，即将人胰岛素B30的苏氨酸换成了丙氨酸。

胰岛素有典型的蛋白质性质，两性，等电点在pH5.35～5.45，易被强酸、强碱破坏，热不稳定。在酸性（pH2.5～3.5）环境中稳定，注射用的是偏酸水溶液。注射液在室温下保存不易发生降解，但冷冻条件下会有一定程度的变性，故冷冻后的胰岛素注射液不可使用。未开瓶的胰岛素应在2～8℃条件下冷藏保存。已开瓶使用的胰岛素注射液可在室温（最高25℃）下保存最长4～6周。胰岛素粉末应该避光贮存在密封容器中，温度为－10～－25℃。

天然胰岛素只有在低浓度下（<0.1μmol/L）才以单体形式存在。当浓度较高时

(0.6μmol/L)，则以二聚体形式存在。在中性 pH、锌离子存在的条件下，则以六聚体形式存在。含锌离子的六聚体也是胰岛素在 β 细胞内的储存形式。当浓度>0.2μmol/L 时，即使缺乏锌离子，胰岛素依然是六聚体形式。因此，胰岛素在溶液中存在的不同形式很大程度上影响着它的吸收。

溶液中的胰岛素不稳定，如胰岛素锌溶液在 pH 为 2～3（4℃）时，以每月 1%～2%的速度进行脱氨反应，先转化成酸酐，再与水反应水解成酸。若在 26℃放置半年，则 90%的胰岛素转化成无活性的脱氨产物。在中性条件下，也可发生脱氨反应。

（二）胰岛素类代表药物

胰岛素是治疗糖尿病的有效药物。临床常用的胰岛素品种繁多，分类方法不一，可按来源、制备工艺、作用时间、制剂类型等分类。根据作用时间长短可将胰岛素分为：超短效胰岛素（门冬胰岛素、赖脯胰岛素）、短效胰岛素、中效胰岛素（低精蛋白锌胰岛素）、长效胰岛素（精蛋白锌胰岛素）、超长效胰岛素（甘精胰岛素、地特胰岛素）和双时相胰岛素（预混胰岛素）等。

普通胰岛素（Regular insulin）

别名：短效胰岛素、速效胰岛素、可溶性胰岛素、中性胰岛素。

本品为白色或类白色结晶性粉末。

在水、乙醇、三氯甲烷、乙醚中几乎不溶，在无机酸或氢氧化钠溶液中易溶。

其注射液为无菌水溶液，可加入一定量的甘油和苯酚，起到增溶和防腐作用。

普通胰岛素的来源包括动物胰岛素和人胰岛素。动物胰岛素的过敏反应发生率较人胰岛素高，剂量需要也较大。人胰岛素较动物胰岛素起效快（0.5h），作用时间长（8h）。普通胰岛素一般为餐前 30min 皮下注射，是糖尿病患者控制血糖特别是餐后高血糖最常用的剂型。人胰岛素皮下注射后形成六聚体，与单体形成聚合-解离平衡，单体入血需要一定的时间。人胰岛素是唯一可以静脉注射的胰岛素制剂，只有在急症（如糖尿病性昏迷）时才使用。

门冬胰岛素（Insulin aspart）

本品是将人胰岛素 B 链 28 位的脯氨酸用天冬氨酸代替，减弱了溶液中胰岛素分子间的结合强度，可迅速解离为单体。因此门冬胰岛素皮下注射后，能够快速入血，与普通短效胰岛素相比，吸收速度快，起效迅速，作用持续时间短，属超短效胰岛素。一般餐前注射，用药 10min 内须进食含糖类的食物。

赖脯胰岛素（Insulin lispro）

本品是将人胰岛素的 B 链 28 位和 29 位的脯氨酸和赖氨酸的位置互换，这一变化导致了 C 端构象的变化并抑制二聚体的形成，使其更易于分解成单体而迅速起效，也属于超短效胰岛素。皮下注射 15～20min 起效，30～60min 达峰，降糖作用持续 4～5h。本品可与精蛋白结合作为中效制剂。

低精蛋白锌胰岛素（Isophane insulin）

本品是由胰岛素和适量鱼精蛋白、氯化锌相结合而制成的中性灭菌白色混悬液，pH 为 7.1～7.4。由于人胰岛素含酸性氨基酸较多，等电点在 pH4 左右。与碱性蛋白（精蛋白或珠蛋白）结合后，等电点升高至与体液 pH 接近。皮下注射后在注射部位形成沉淀（蛋白质在等电点时带静电荷为零，此时溶解度最低，最容易形成沉淀），缓慢溶解吸收，作用时间延长。加入微量锌使其稳定。皮下注射低精蛋白锌胰岛素，平均 1.5h 起效，4～12h 达峰，作用持续时间 18～24h。低精蛋白锌胰岛素属中效胰岛素，优点是皮下注射后缓慢平急释放，引起低血糖的危险较短效制剂小。本品适合于血糖波动较大、不易控制的患者。

精蛋白锌胰岛素（Protamine insulin）

本品是在低精蛋白锌胰岛素基础上加大鱼精蛋白的比例，使更接近人的体液 pH，溶解度更低，释放更加缓慢，作用持续时间更长，为长效胰岛素，一般每日注射一次。皮下注射后 3～4h 起效，12～20h 达峰，作用维持 24～36h。

甘精胰岛素（Insulin glargine）

本品是以甘氨酸取代 A 链 21 位的天冬酰胺，在 B 链的 C 端增加两个精氨酸（31 位和 32 位）。因其等电点接近于 7，皮下注射后易产生沉淀，故可形成储库，缓慢释放药物，因此每天给药一次，在 24h 内持续释药而无峰值变化，属超长效胰岛素。

做一做

根据以上学习材料和网络上有关胰岛素类药物知识，完成表 13-3。

表 13-3　胰岛素类药物型学习讨论表

药　物	结构特点	影响血糖特点
普通胰岛素		
门冬胰岛素		
低精蛋白锌胰岛素		
精蛋白锌胰岛素		
甘精胰岛素		

活动 2　汇报展示学习成果

通过学生分组讨论、学习活动 1 的内容和网络上胰岛素类药物的相关知识，教师指导，每组均完成任务书。每组选出代表讲述任务书完成情况，并展示小组成果，教师点评，给予鼓励，并对学习过程、学习成果进行评价和考核。

任务三　常用的口服降糖药

任务目标　1. 掌握每类口服降血糖药物的作用靶点
2. 熟知临床上常用的降糖药作用特点

实施过程　1. 学生分组讨论口服降血糖药的作用靶点和作用特点
2. 学生通过课本、网络了解临床常用的降糖药有哪些，以及其结构、性质、特点、作用
3. 教师指导、讲解、总结
4. 学生完成任务书

教学准备　1. 教师准备任务书及学习材料
2. 学生预习学习材料，并利用网络资源了解降糖药的有关知识

任务书

序号	任务	实施过程	成果展示
1	每类降血糖药的作用靶点		
2	典型药物的结构、性质、特点		
3	比较每类降血糖药的作用特点		

本任务完成后，填写上述任务书，并以小组为单位及时交送老师。

活动1　学习口服降血糖药物的知识

学习材料

胰岛素分泌促进剂

胰岛素分泌促进剂可促使胰岛β细胞分泌更多的胰岛素，以降低血糖水平。按化学结构分为磺酰脲类和非磺酰脲类。

1. 磺酰脲类

磺酰脲类药物主要选择性作用于胰岛β细胞，促进胰岛素的分泌，发挥降糖作用。本类药物不适用于Ⅰ型糖尿病的治疗。

磺酰脲类口服降糖药具有苯磺酰脲的基本结构，苯环上及脲基末端带有不同的取代基则药物不同。这些取代基导致药物的作用强度及持续时间存在差别，因此治疗范围、适应人群和服药次数、剂量有所不同。

该类药自20世纪50年代以来，已由第一代药物甲苯磺丁脲（Tolbutamide D860）、氯磺丙脲（Chlorpropamide）、妥拉磺脲（Tolazamide）、醋磺己脲（Acetohexamide，乙酰磺环己脲）发展到第二代药物格列苯脲（Glibenclamide，优降糖）、格列吡嗪（Glipizide，美吡达、迪沙）、格列奇特（Gliclazide，达美康、甲磺吡脲）、格列波脲（Glibornuride，克糖利），以及第三代药物格列美脲（Glimepiride，亚莫利）、格列喹酮（Gliquidone，糖适平）等。

第一代磺酰脲类药物因易引发低血糖、粒细胞减少及心血管系统不良反应而较少应用于临床。第二代药物格列苯脲为长效制剂，因老年糖尿病患者可能导致严重而持久的低血糖而受限制。第三代药物格列美脲除降糖作用更强外，兼有胰岛素增敏作用，具有高效、长效、用量小、副作用少等优点，适用于单纯饮食控制和锻炼措施未能控制血糖的Ⅱ型糖尿病患者。

所有磺酰脲类药物都能引起低血糖，尤其长效磺脲类；对老年人和肾功能不全者选用短效类，因为短效类容易排泄，不易在体内蓄积。对轻中度肾功减退者，第三代药物格列喹酮更适合，因为格列喹酮的作用时间只有8h，远远低于其他磺酰脲类药物，且仅有5%的格列喹酮从肾脏排泄，大部分代谢产物随粪便排出体外。

格列吡嗪

格列苯脲

格列美脲

格列喹酮（Gliquidone）

本品与其他磺酰脲类降血糖药物不同的是95%经肝代谢，只有5%经肾脏排泄，因此适用于老年人和轻中度肾功能减退糖尿病患者，但严重肾功能减退者宜改用胰岛素。

本品半衰期短（1～2h），起效时间与餐后血糖达高峰时间一致，作用时间 8h，因此，引起严重低血糖的危险性小。

格列齐特（Gliclazide）

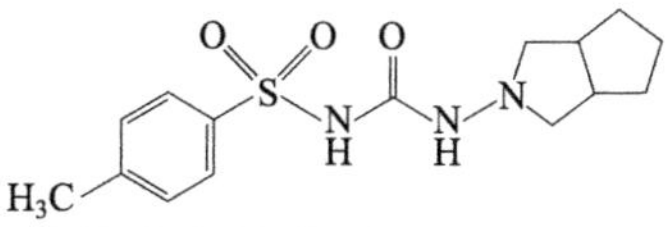

本品既有降血糖作用，还有降低血小板聚集及降血脂作用。因此，格列齐特既可治疗糖尿病代谢紊乱，又可防止血管病变，改善视网膜和肾功能。临床上用于成年型糖尿病、糖尿病伴肥胖者或有血管病变的糖尿病患者。

2. 非磺酰脲类（餐时血糖调节剂）

20 世纪 90 年代后期，非磺酰脲类胰岛素分泌促进剂降血糖药上市，这是一类具有氨基羧酸结构的新型口服降糖药。该类药物的显著作用特点是：起效迅速，作用时间短，使胰岛素的分泌达到模拟人体生理模式-餐时胰岛素迅速升高，餐后及时回落到基础分泌状态，夜间低血糖少的要求，避免了促胰岛素分泌对胰岛细胞的刺激。由于该类药物对餐后血糖的显著控制作用，被称为“餐时血糖调节剂”。

瑞格列奈（Repaglinide）

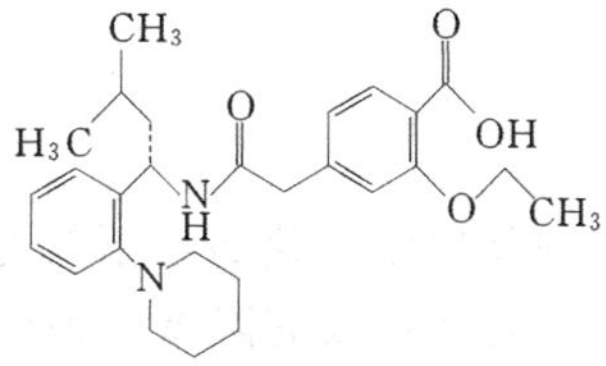

本品为白色或类白色结晶性粉末；无臭。该品在氯仿中易溶，在乙醇或丙酮中略溶，在水中几乎不溶，在 0.1mol/L 盐酸溶液中微溶。

本品是氨甲酰甲基苯甲酸的衍生物。该药作为餐时血糖调节剂，饭前 15min 服用，吸收良好，30～60min 达血浆峰值，起效快。本品大部分在肝脏快速代谢为非活性物质，随胆汁排泄，作用时间短。临床上主要用于Ⅱ型糖尿病、老年糖尿病病患者，并适用于糖尿病肾病者。本品与二甲双胍合用有协同降血糖作用。

那格列奈（Nateglinide）

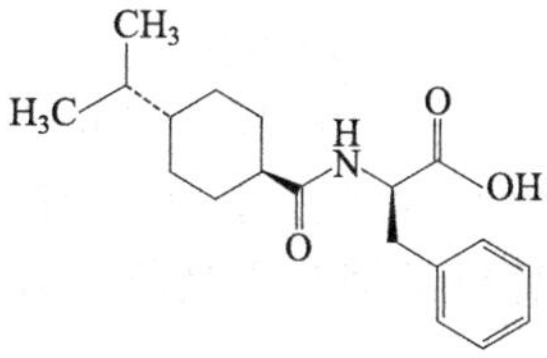

本品为 D-苯丙氨酸衍生物，其降糖作用是其前体 D-苯丙氨酸的 50 倍。由于基本结构中有氨基酸，决定了该药有良好的降糖作用，而且毒性很低。

本品餐前 10min 服用，20min 起效，消除半衰期 1.5h。适用于饮食、运动疗法和服用 α-葡萄糖苷酶抑制剂时不能控制的轻、中度非胰岛素依赖型（Ⅱ型）糖尿病的治疗。

本品主要由肝脏代谢，其代谢物主要由尿液和粪便排出。本品在体内广泛分布，能通过胎盘，孕妇慎用。

米格列奈（Mitiglinide）

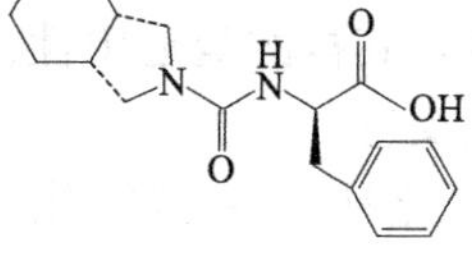

本品的降血糖作用较瑞格列奈和那格列奈更强、更迅速，而作用时间更短。其最大特点是：血糖可促进米格列奈刺激胰岛素释放，有葡萄糖存在时，促进胰岛素分泌量比无葡萄糖时增加50倍，故作用就像一个“体外胰腺”，只是在需要时提供胰岛素。临床上主要用于降低餐后血糖。

做一做

根据以上学习材料和网络上有关胰岛素分泌促进剂的知识，完成表13-4。

表13-4 胰岛素分泌促进剂学习讨论表

药 物	结构特点	影响血糖特点及适应证
格列喹酮		
格列齐特		
格列美脲		
瑞格列奈		
那格列奈		
米格列奈		

学习材料

胰岛素增敏剂

胰岛素增敏剂是降糖药物研究的新思路。胰岛素抵抗是指机体对胰岛素的敏感度下降。如果测定血液当中的胰岛素不少，可是血糖没有降低，说明体内的胰岛素没有发挥作用，这时候就要用胰岛素增敏剂了。胰岛素增敏剂通过增强机体对胰岛素的敏感性，促进胰岛素充分利用，达到降低血糖的目的。胰岛素增敏剂药物主要有双胍类和噻唑烷二酮类。

1. 双胍类

双胍类药物的化学结构主要由一个双胍母核连接不同侧链组成。侧链为苯乙基的药物有苯乙双胍；侧链为二甲基的药物有二甲双胍等。

$$C_6H_5-CH_2CH_2NH-\underset{}{\overset{NH}{\overset{\|}{C}}}-NH-\overset{NH}{\overset{\|}{C}}-NH_2$$

苯乙双胍

苯乙双胍（Phenformin，降糖灵）、二甲双胍（Metformin，降糖片、君力达）、丁双胍（Silubin）是肥胖或超重糖尿病患者的一线治疗药物。双胍类增加外周组织对葡萄糖的摄取利用，拮抗抗胰岛素因子，减少葡萄糖经消化道吸收，有轻度降低体重作用，肥胖患者降糖效果显著。

盐酸二甲双胍（Metformin hydrochloride）

$$(CH_3)_2N-\overset{NH}{\overset{\|}{C}}-NH-\overset{NH}{\overset{\|}{C}}-NH_2\cdot HCl$$

化学名称：1,1-二甲基双胍盐酸盐。

别名：降糖灵。

本品为白色结晶或结晶性粉末，无臭。易溶于水，溶于甲醇，微溶于乙醇，不溶于丙酮、乙醚和氯仿。熔点220～225℃。

本品含双胍基，具有较强的碱性，其盐酸盐近中性。

盐酸盐水溶液显示氯化物的鉴别反应。

盐酸盐水溶液加10%亚硝基铁氰化钠溶液-铁氰化钾试液-10%氢氧化钠溶液，3min内溶液显红色，以此进行鉴定。

盐酸二甲双胍是抗高血糖药，对正常人无降糖作用，还具有降低血脂、血压、控制体重的作用，成为肥胖伴胰岛素抵抗的Ⅱ型糖尿病患者的首选药。

本品吸收快，半衰期短（1.5～2.8h），很少在肝脏代谢，几乎全部以原形从尿中排出，所以肾功能损害者禁用，老年人慎用。本品副作用小，罕见乳酸酸中毒，也不引起低血糖，少数人有轻度胃肠道反应。

2. 噻唑烷二酮类

噻唑烷二酮类（thiazolidinediones）药物有罗格列酮（Rosiglitazone，文迪雅）、吡格列酮（Pioglitazone，瑞彤）、环格列酮（Ciglitazone），曲格列酮（Troglitazone）等。这类药物通过增加骨骼肌、肝脏、脂肪组织对胰岛素的敏感性，提高细胞对葡萄糖的利用，改善胰岛素抵抗，降低血糖。

盐酸吡格列酮（Pioglitazone）

O
S NH · HCl
H_3C N O
O

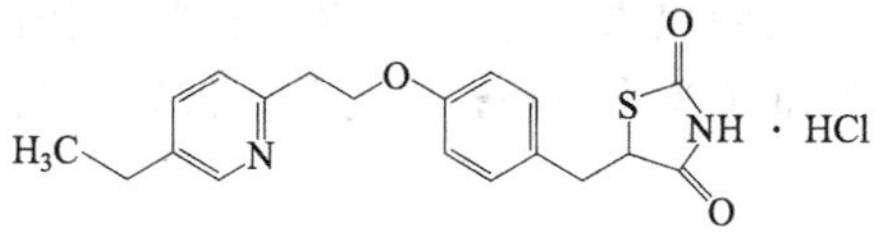

本品为高度选择性的过氧化物酶增殖体激活受体-γ（PPAR-γ）的激动剂，通过提高外周和肝脏的胰岛素敏感性而控制血糖水平。本品还能够改善血管内膜功能，降低心脑血管危险因素，有助于降低Ⅱ型糖尿病患者冠心病、脑卒中等心脑血管疾病发生的危险。

本品可用于Ⅱ型糖尿病患者，以饮食和运动改善血糖时的辅助治疗。本品可单独使用；在饮食与吡格列酮单独治疗不能满意控制血糖时，可与磺酰脲类、二甲双胍或胰岛素合用。

做一做

根据以上学习材料和网络上有关胰岛素增敏剂知识，完成表13-5。

表13-5 胰岛素增敏剂学习讨论表

药　物	结构特点	影响血糖特点及适应证
盐酸二甲双胍		
盐酸吡格列酮		
什么是胰岛素抵抗？		

学习材料

α-葡萄糖苷酶抑制剂

α-葡萄糖苷酶是水解食物中淀粉和蔗糖成单糖的催化剂，单糖才能被机体吸收利用。α-葡萄糖苷酶抑制剂抑制α-葡萄糖苷酶的活性，减少食物中淀粉和蔗糖的分解，延缓机体对葡萄糖的吸收，降低餐后血糖，并不影响胰岛素的分泌。此类药物对Ⅰ型、Ⅱ型糖尿病患者都适用。

阿卡波糖（Acarbose，拜糖平）、伏格列波糖（Voglibose，倍欣）和米格列醇（Miglitol）为α-葡萄糖苷酶抑制剂的代表药物。

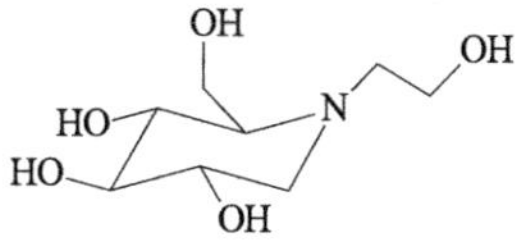

OH OH
HO N
HO OH
米格列醇

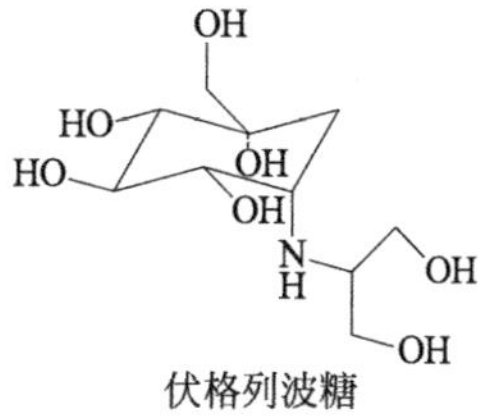

OH
HO
HO OH
OH
N H OH
OH
伏格列波糖

阿卡波糖（Acarbose）

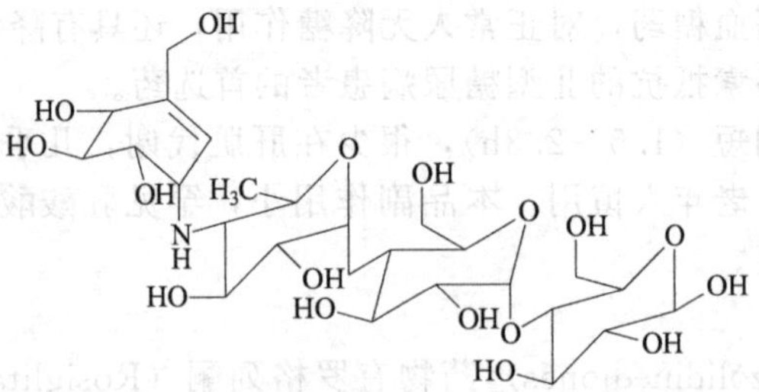

主要作用于淀粉、葡萄糖水解的最后阶段。通过降低单糖的吸收速率显著降低餐后的血糖水平以及血浆高胰岛素水平，减少三酰甘油和肝糖原的生成。

本品用于Ⅰ型、Ⅱ型糖尿病患者。口服后，大部分药物保留在胃肠道内发挥作用，并被肠内的酶和菌群所代谢，其主要副作用是引起胃肠道功能紊乱，导致腹胀、腹泻和腹痛。因此，阿卡波糖禁用于炎症性肠病的患者，也严禁用于有肝损伤的患者。治疗中若出现低血糖，需要给予葡萄糖，饮糖水和进食效果差，因为阿卡波糖抑制双糖的水解。

做一做

根据以上学习材料和网络上有关α-葡萄糖苷酶抑制剂的知识，完成表13-6。

表13-6 α-葡萄糖苷酶抑制剂学习讨论表

讨论主题	讨论结果
α-葡萄糖苷酶抑制剂的降糖机制是什么？	
阿卡波糖的作用特点是什么？有何副作用？	

活动2　汇报展示学习成果

通过学生分组讨论、学习活动1的内容和网络上口服降血糖药物的相关知识，教师指导，每组均完成任务书。每组选出代表讲述任务书完成情况，并展示小组成果，教师点评，给予鼓励，并对学习过程、学习成果进行评价和考核。

思　考　题

1. 根据作用机制，口服降血糖药物分几类？举例说明。
2. 非磺酰脲类药物有何结构特点？为什么称其为“餐时血糖调节剂”？
3. 阿卡波糖有哪些副作用？
4. 写出盐酸二甲双胍的结构和作用特点。
5. 什么是胰岛素抵抗？其治疗药物有哪些？

项目十四

药物的化学结构修饰

项目说明

本项目共完成四个学习任务。通过教师重点指导下的学生自学、小组合作学习、讨论等多边活动，使学生理解药物化学结构修饰的含义、对药效的影响和药物的结构修饰方法，并力求通过教师重点指导下的学生自主学习方式，了解前药、硬药、软药的定义和特点，并能举例说明，目的在于通过教师的重点指导和学生的自学、小组合作学习，进一步感受“药物化学结构演变”之神奇，体会“结构决定药效”之美，为今后更好地学习药学专业知识奠定良好的基础。

任务一 结构修饰的含义

任务目标 1. 了解阿司匹林应用时存在的主要问题
2. 学会阿司匹林结构修饰的方法
3. 理解结构修饰的含义

实施过程 1. 学生阅读教材，并在小组合作学习时，说出阿司匹林应用时存在的主要问题
2. 在教师重点指导下，学生阅读教材，并通过小组合作学习，学会阿司匹林结构修饰的方法
3. 教师指导学生进行归纳总结
4. 学生完成任务书

教学准备 1. 教师准备任务书及学习材料
2. 学生预习学习材料，并充分利用药品说明书、包装、网络等资源了解相关药品信息

任务书

序号	任务	完成过程说明	成果展示
1	阿司匹林的化学结构，并标出官能团		
2	阿司匹林应用时存在的主要问题		
3	阿司匹林的结构修饰方法，举例说明		
4	结构修饰的含义		

完成本任务的学习后，填写上述任务书，并以小组为单位及时交送老师，请教师阅示、纠正。

活动1 讨论阿司匹林用药中存在的问题

议一议

“百年老药”阿司匹林是一个优秀的解热镇痛及抗风湿药物，而且还有明显抑制血小板

聚集，防治血栓性疾病的新用途，至今已经使用了100多年。但其在临床应用上反映出一些毒性反应和不良反应，同学们讨论一下有什么毒性反应和不良反应，并完成表14-1。

表14-1　阿司匹林临床应用问题讨论表

讨论主题	讨论结果
阿司匹林临床应用问题一	
阿司匹林临床应用问题二	
……	

学习材料

阿司匹林的胃肠道反应

阿司匹林在临床应用上有胃肠道反应，原因之一是由于它是环氧化酶不可逆抑制剂，抑制了胃黏膜内前列腺素（PG）的生物合成，从而造成胃溃疡甚至胃出血；另一原因是阿司匹林及水杨酸酸性较强，易出现对胃肠道刺激的副作用。为克服阿司匹林的胃肠道毒副作用，需要对阿司匹林进行一系列的结构修饰。

活动2　学会阿司匹林的结构修饰

学习材料

阿司匹林的结构修饰

阿司匹林及水杨酸的结构修饰从以下几个方面进行，以寻找疗效更好，毒副作用更小的水杨酸衍生物，如将其制成盐、酯、酰胺。

（1）成盐　为了克服口服给药对胃肠道的刺激，可将阿司匹林与碱性赖氨酸成盐得到赖氨匹林，其水溶度增加，可配成注射剂使用，避免了胃肠道反应。

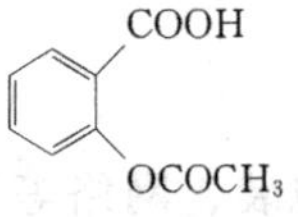

阿司匹林 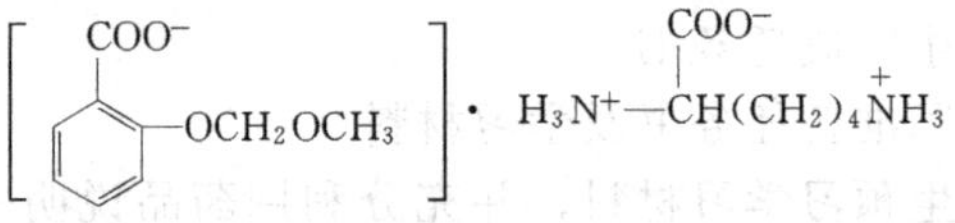　　赖氨匹林

阿司匹林与氢氧化铝形成阿司匹林铝，在胃中几乎不分解，进入小肠内才能分解成2分子的阿司匹林从而被吸收，所以对胃刺激性很小。

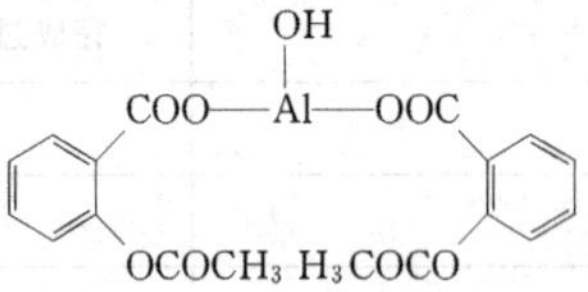

阿司匹林铝 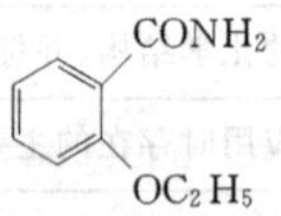　　乙氧苯酰胺

（2）成酰胺　水杨酰胺和乙氧苯酰胺为水杨酸的衍生物。由于具酰胺结构，近中性，水杨酰胺和乙氧苯酰胺对胃几乎无刺激性，解热、镇痛作用均强于阿司匹林，且毒副作用小。

（3）成酯　贝诺酯（扑炎痛）是阿司匹林与对乙酰氨基酚所形成的酯，系采用前药原理对阿司匹林进行结构改造而制得。本品对胃肠道刺激性较小，用于治疗风湿性关节炎及其他发热所引起的疼痛，尤其适用于儿童。双水杨酸酯口服后在胃中不分解，在肠道碱性条件下则逐渐分解成2分子水杨酸，故对胃肠道的副作用较小。

（4）其他　在阿司匹林的5位上引入含氟取代基，能明显增强消炎镇痛作用，且胃肠道刺激性小。氟取代水杨酸衍生物二氟尼柳为可逆的环氧化酶抑制剂，其消炎镇痛作用比阿司匹林强4倍，且作用时间长达12h，对血小板功能影响较小，胃肠道刺激小，可用于关节炎、手术后疼痛、癌症疼痛等。

$OCOCH_3$ COO $NHCOCH_3$

贝诺酯

$COOH$ OH F F

二氟尼柳

做一做

根据以上学习材料的学习，完成表14-2。

表14-2 阿司匹林结构修饰讨论表

讨论主题	讨论结果
阿司匹林结构哪个基团引起胃肠道不良反应?	
阿司匹林结构修饰的方法有哪些?	
结构修饰后的代表药物有哪些?其应用特点是什么?	

活动3 理解结构修饰的含义

议一议

比较一下阿司匹林和贝诺酯的特点，完成表14-3。

表14-3 阿司匹林和贝诺酯的比较

药物	结构特点	临床应用特点	二者关系
阿司匹林			
贝诺酯			

学习材料

结构修饰的意义

从阿司匹林结构修饰的实例，我们得出这样的结论：保持药物的基本结构，仅在某些官能团上作一定的化学结构改变的方法，称为结构修饰。而化学修饰的方式包括成盐、成酰胺、成酯和其他方式等。

药物的化学结构修饰是在保留药物原有基本结构的基础之上，仅对某些官能团进行改变。其目的是通过改变某些官能团，改善药物的某些理化性质和药代动力学性质，改善药物吸收性能，延长药物作用时间，增加药物对特定部位的选择性，降低药物的毒副作用，提高药物的稳定性，改善药物的溶解性能，消除药物的不适宜气味，以更好地体现药物的有效性和安全性。

活动4 汇报展示学习成果

通过学生分组讨论、学习以上内容和网络上药物结构修饰的相关知识，教师巡回指导，每组均完成任务书。每组选出代表讲述任务书完成情况，并展示小组成果，教师点评，给予鼓励，并对学习过程、学习成果进行评价和考核。

任务二 结构修饰对药效的影响

任务目标 1. 理解结构修饰对药效的影响，能够通过举例说明
2. 进一步理解结构修饰的含义

实施过程 1. 在教师重点指导下，学生阅读教材，并通过小组合作学习，理解结构修饰对药效的影响
2. 学生填写任务书，展示学习成果
3. 教师指导，归纳总结
4. 学生完善任务书，改正错误

教学准备 1. 教师准备任务书及学习材料
2. 学生预习学习材料，并充分利用药品说明书、包装、网络等资源了解相关药品信息

任务书

序号	任务	完成过程说明	成果展示
1	写出结构修饰的含义		
2	药物经过结构修饰，在哪些方面改善药物的药效？举例说明		

完成本任务的学习后，填写上述任务书，并以小组为单位及时交送老师，请教师阅示、纠正。

活动 1 理解药物结构修饰对药效的影响

学习材料

药物结构修饰对药效的影响

1. 改善药物的吸收性能

噻吗洛尔是β-肾上腺能受体阻滞剂，用于治疗青光眼，并降低眼压。由于其极性较强和脂溶性差，难以透过角膜，故将其结构中的羟基与丁酸反应形成酯，得到丁酰噻吗洛尔，使脂溶性增高，制成的滴眼剂透过角膜的能力增强了 4～6 倍。该药进入眼球后经酶水解再生成游离噻吗洛尔产生药理作用。

氨苄西林含有游离的氨基和羧基，极性较强，口服生物利用度较低，将其羧基制成新戊酰氧甲基酯，生成匹氨西林。由于羧基极性基团的酰化，增强了脂溶性，体内可被定量吸收，酯键在酶催化下水解，产生原药氨苄西林。

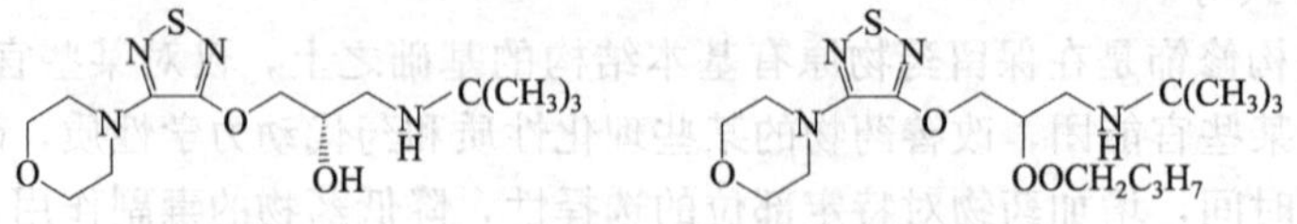

噻吗洛尔　　丁酰噻吗洛尔

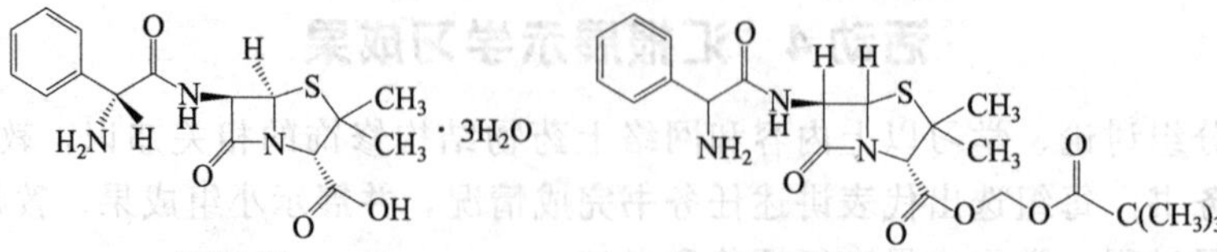

氨苄西林　　匹氨西林

2. 延长药物作用时间

将药物制成前药后，由于前药在体内需要转化成原药才能发挥作用，而这个转化过程是缓慢、渐进的，从而延长了药物的作用时间。例如：为了延长雌二醇在体内的存留时间，将雌二醇中的酚羟基酯化制成苯甲酸雌二醇，因不溶于水而储存在脂肪组织中成为长效制剂，在体内缓慢水解释放出游离雌二醇，可持续较长时间，发挥其雌激素作用。

3. 增加药物对特定部位的选择性

如果化合物具有良好的治疗作用，但却有较大毒性，则可以在药物分子中引入一个载体，使药物能顺利转运到靶位，再通过体内酶的作用使具有载体的药物在该靶位分解，释放出原来的药物，以达到治疗目的。例如：氮芥是一个有效的抗癌药，但其选择性差，毒性大，因此产生较大的毒副反应。由于发现肿瘤组织中酰胺酶含量和活性高于正常组织，于是设想合成酰胺类氮芥，期望它进入体内后在肿瘤组织中被酰胺酶水解，释放出氮芥发挥抗癌作用，环磷酰胺就是一个已被证明了的最常用且毒性较低的酰胺类氮芥抗癌药。它本身不具备细胞毒活性，是通过在体内的生物转化，经肝微粒体酶活化后生成磷酰氮芥和去甲氮芥，它们对肿瘤细胞的选择性极高，而对正常细胞没有选择性，因此具有较好的抗癌作用，且毒性较小。同样地，在氮芥结构中引入美法仑，使其以较高的浓度集中在肿瘤组织中，使之抗癌活性增高。

4. 降低药物的毒副作用

羧酸和酚类变成酯后，其毒副作用往往会减低，在体内又可以水解产生原药。例如，阿司匹林因较强的酸性，使其在产生作用的同时，对胃肠道产生刺激性，严重时可出现溃疡和消化道出血。将阿司匹林与对乙酰氨基酚利用拼合的方法成酯，得到贝诺酯。进入体内后，贝诺酯水解分别得到阿司匹林和对乙酰氨基酚，二药同时发挥作用，也降低了阿司匹林对胃肠道的刺激作用。

5. 提高药物的稳定性

前列腺素 E_2 化学性质不稳定，因为其分子结构中含有 β-羟基环戊酮和游离羧基结构，在酸催化下失水成不饱和环酮前列腺 A_2 而失效。若将前列腺素 E_2 的酮基制成乙二醇缩酮得到稳定的固体产物，可提高该药的化学稳定性。

6. 改善药物的溶解性能

药物发挥药效的重要前提是，首先药物要到达作用部位，并形成一定的浓度。而对于一些溶解性能不佳的药物，不仅影响其在体内的转运过程和作用部位的有效浓度，而且还影响其剂型的制备和使用，因此有必要通过成盐、成酯等方式改变其溶解性能，方便使用和增强药物作用。例如，双氢青蒿素的抗疟活性强于青蒿素，但其水溶性低，不利于注射使用。将其制成双氢青蒿素琥珀酸单酯钠，利用其双羧基官能团，一个羧基与双氢青蒿素形成单酯，另一个游离羧基可形成钠盐来增加水溶性，不仅可以制成注射剂，而且还提高了生物利用度，临床用于治疗各种疟疾。

7. 消除药物不适宜的异味

药物中的苦味和不良气味经常影响患者服药的顺应性，尤其是儿童。例如，口服氯洁霉素时，患者经常感觉到味道很苦。为了改变这一状况，将氯霉素制备成棕榈酸酯则可解决口服时味苦的缺陷；若将氯洁霉素形成磷酸酯，可将口服给药变成注射给药，并能解决氯洁霉素注射疼痛的问题。这两种氯洁霉素的酯进入体内后，都水解生成氯洁霉素而发挥作用。

做一做

根据以上学习材料，请同学们讨论并完成表 14-4。

表 14-4 结构修饰对药效影响学习讨论表

药物	临床应用缺点	结构修饰方法	修饰后的药物
氯霉素			
双氢青蒿素			
前列腺素 E_2			
阿司匹林			
雌二醇			
氮芥			
噻吗洛尔			

活动 2 汇报展示学习成果

通过学生分组讨论、学习以上内容和网络上药物结构修饰对药效影响的相关知识，教师巡回指导，每组均完成任务书。每组选出代表讲述任务书完成情况，并展示小组成果，教师点评，给予鼓励，并对学习过程、学习成果进行评价和考核。

任务三 药物结构修饰的方法

任务目标 理解药物结构修饰的方法，并能举例说明。

实施过程 1. 在教师重点指导下，学生阅读教材，并通过小组合作学习，理解药物结构修饰的主要方法
2. 学生填写任务书，展示学习成果
3. 教师指导，归纳总结
4. 学生完善任务书，改正错误

教学准备 1. 教师准备任务书及学习材料
2. 学生预习学习材料，并充分利用药品说明书、包装、网络等资源了解相关药品信息

任务书

序号	任务	完成过程说明	成果展示
1	药物结构修饰的主要方法		
2	举例说明酯化和酰胺化修饰		
3	举例说明成盐修饰		
4	举例说明成环和开环修饰		

完成本任务的学习后，填写上述任务书，并以小组为单位及时交送老师，请教师阅示、纠正。

活动 1 学习药物结构修饰的方法

学习材料

药物结构修饰方法

1. 酯化和酰胺化修饰

从阿司匹林及水杨酸的成酯、成酰胺的结构修饰，可以得出以下结论：

对于含有醇羟基、酚羟基或羧酸基团的药物，可将这些官能团与暂时转运基团通过酯化反应生成酯。新生成的酯进入体内，被体内多种酯酶作用水解释放出原来的药物。如阿司匹林含有羧基，与对乙酰氨基酚的酚羟基脱水缩合形成贝诺酯，而贝诺酯在体内被酯酶水解生成阿司匹林和对乙酰氨基酚，产生更强大的解热镇痛作用；噻吗洛尔结构中的羟基与丁酸反应形成酯，得到丁酰噻吗洛尔，使脂溶性增高，制成的滴眼剂透过角膜的能力增加了 4～6 倍，进入眼球后经酶水解生成游离噻吗洛尔产生药理作用；氨苄西林游离的羧基制成新戊酰氧甲基酯，生成匹氨西林，由于羧基极性基团的酰化，增加了脂溶性，体内可被定量吸收，酯键在酶催化下水解，产生原药氨苄西林。

胺类药物通过形成酰胺对药物进行结构修饰。酰胺修饰通常选择一些活性的羧酸制备酰胺，如制成苯甲酰胺或新戊酰胺，也可以将胺与氨基酸的羧基脱水缩合形成肽键，利用体内的肽酶进行水解。一般不使用普通的羧酸进行酰化制备酰胺，因简单的酰胺在体内酶转化时速度比较慢。例如，氮芥酰胺化生成环磷酰胺，其本身不具备细胞毒活性，而是通过在体内的生物转化，经肝微粒体酶活化后生成磷酰氮芥和去甲氮芥，增加了对肿瘤细胞的选择性，具有较好的抗癌作用，且毒性较小。

2. 成盐修饰

许多药物以成盐的方式改变其溶解性质，适应剂型和使用的需要。例如。阿司匹林与碱性赖氨酸成盐得到赖氨匹林，其水溶度增加，可配成注射剂使用，避免了胃肠道反应；双氢青蒿素的双羧基官能团，一个羧基与双氢青蒿素形成单酯，另一个游离羧基可形成钠盐来增加水溶性，不仅可以制成注射剂，而且还提高了生物利用度，临床用于治疗各种疟疾。阿司匹林铝则是阿司匹林与氢氧化铝形成的复盐，在胃中几乎不分解，进入小肠内才分解成 2 分子的阿司匹林从而被吸收，所以对胃刺激性很小。

3. 成环和开环修饰

地西泮口服给药时，在胃酸作用下，主要在 4,5 位间发生水解开环，特别是在 1,2 位和 7 位上有较强的吸电子基团（如—NO_2 或三氮唑）存在时，水解反应几乎都发生在 4,5 位，而 4,5 位开环水解是可逆性的，当开环产物进入肠道后，由于 pH 的升高，又闭环形成原来的药物，利用这一性质，将地西泮的开环产物和赖氨酸相连得到 Ro-7355，进入体内后经肽酶水解并环合形成地西泮而发挥作用，且生物利用度不受影响。硝西泮、阿普唑仑、三唑仑等其他苯二氮䓬类药物的镇静催眠作用之所以很强，可能与此有关。

做一做

根据以上学习材料，请同学们讨论并完成表 14-5。

表 14-5　药物结构修饰方法学习讨论表

基团	结构修饰方法	举例说明
含羟基、羧基的药物		
含氨基的药物		

活动 2　汇报展示学习成果

通过学生分组讨论、学习以上内容和网络上药物结构修饰方法相关知识，教师巡回指导，每组均完成任务书。每组选出代表讲述任务书完成情况，并展示小组成果，教师点评，给予鼓励，并对学习过程、学习成果进行评价和考核。

任务四 自主学习——前药、软药、硬药

任务目标 了解前药、软药、硬药的定义和特点

实施过程 1. 在教师重点指导下，学生阅读教材，并通过小组合作学习，了解前药、硬药和软药的定义、特点

2. 学生填写任务书，展示学习成果

3. 教师指导学生完善学习小结

4. 在教师指导下，学生通过小组合作学习，总结本教材中“前药”的种类

教学准备 1. 教师准备任务书及学习材料

2. 学生预习学习材料，并充分利用药品说明书、包装、网络等资源了解相关药品信息

任务书

序号	任务	完成过程说明	成果展示
1	前药的概念，设计前药的目的，请分别举例说明		
2	软药的概念，设计软药的目的，请分别举例说明		
3	硬药的概念		
4	比较前药、硬药、软药的特点		

活动1 学习前药、软药和硬药的有关知识

学习材料

（一）前药

前药是指一些无药理活性的化合物，在生物体内可经过代谢的生物转化或化学的途径，被转化为活性药物。

前药设计通常是以有活性的药物为修饰对象，通过结构改变使其成为无活性化合物，再经生物体内代谢转化为活性药物。前药设计的目的是：①改变药物溶解度，适应剂型的需要，或提高体内药物浓度，如氢化可的松丁二酸单酯钠盐、青蒿琥酯；②使药物定向靶细胞，提高作用选择性，如环磷酰胺；③增加药物的化学稳定性和代谢稳定性，如醋酸氢化可的松、雌二醇苯甲酸酯；④消除药物的副作用、毒性以及不适气味，如贝诺酯、烟酸肌醇酯、氯洁霉素。

（二）软药

软药是本身具有治疗作用且容易代谢失活的药物，在完成治疗作用后，在生物体内作用后经预先规定的和可控制的速率分解、失活并迅速排出，从而避免药物的蓄积毒性。软药设计的目的是：①减少药物的毒性代谢产物的产生，降低毒性反应对人体的影响，提高治疗指数；②可以避免体内产生活性的代谢产物；③减少药物的相互作用；④简化药物的药物代谢动力学问题。临床应用的软药有艾司洛尔、阿曲库铵、氯化筒箭毒碱。

（三）硬药

硬药是指具有发挥药物作用所必需的结构特征的化合物，该化合物在生物体内不发生代

谢或转化，可避免产生某些毒性代谢产物，以增加药物的生物活性。由于硬药不能发生代谢失活，因此很难从生物体内消除。临床应用的硬药为氯化十六烷基吡啶鎓，具有抗菌作用。

硬药经化学结构修饰可得到软药。如氯化十六烷基吡啶鎓是具有抗菌作用的硬药，具有较高的抗菌活性，主要制成溶液和片剂，用于治疗口腔和咽喉部感染等。该药在体内产生作用后难以代谢，并出现副作用。将其结构中的碳链改成电子等排体酯基取代后得到软药。该软药和氯化十六烷基吡啶鎓相比均具有相同的疏水性碳链，抗菌作用也相同。但由于该软药在体内容易发生水解失活，因而其毒性降低 40 倍，具有较高的治疗指数。

做一做

讨论三者的特点，完成表 14-6。

表 14-6　前药、硬药、软药的特点比较一览表

项目	前　药	硬　药	软　药
结构特点			
代谢特征			
应用特点			

活动 2　汇报展示学习成果

通过学生分组讨论、学习以上内容和网络上前药、软药和硬药相关知识，教师巡回指导，每组均完成任务书。每组选出代表讲述任务书完成情况，并展示小组成果，教师点评，给予鼓励，并对学习过程、学习成果进行评价和考核。

思　考　题

一、名词解释：结构修饰　前药　软药　硬药。

二、简答题

1. 药物经过结构修饰，在哪些方面能够改善药物的药效？举例说明。
2. 药物结构修饰的方法包括哪些？举例说明。
3. 前药设计的目的是什么？举例说明。

参 考 文 献

[1] 叶云华．药物化学基础．北京：化学工业出版社，2005.

[2] 王质明．实用药物化学．北京：化学工业出版社，2004.

[3] 国家食品药品监督管理局执业药师认证中心组织编写．药学专业知识（二）. 北京：中国医药科技出版社，2011.

[4] 国家药典委员会编．中华人民共和国药典·二部．2010 年版．北京：中国医药科技出版社，2010.

[5] 李志裕．药物化学．东南大学出版社，2008.

[6] 国家药典委员会．中国药品通用名称．北京：化学工业出版社，1997.